Robert Krämer

Theodoros Theodoridis

Jürgen Krämer

Die lumbale Spinalkanalstenose

Robert Krämer
Theodoros Theodoridis
Jürgen Krämer

Die lumbale Spinalkanalstenose

Unter Mitarbeit von:

- L. Aguilar, Barcelona
- T. Bendix, Kopenhagen
- C. Cano, Barcelona
- A. Chandler, Barcelona/London
- D. Dumke, Bochum
- P. Eysel, Köln
- P. Faustmann, Bochum
- J. Griebel, Bochum
- D. Grob, Zürich
- R. Gunzburg, Antwerpen
- M. Hasenbring, Bochum
- H. Kleinert, Bochum
- A. Mannion, Zürich
- M. Nordin, New York
- G. Schmid, Neuss
- C. v. Schulze Pellengahr, Bochum
- M. Szpalski, Brüssel
- W. Teske, Bochum
- J. Weinstein, Lebanon
- A. Wilcke, Berlin
- S. Zirke, Bochum

Mit 151 Abbildungen

Springer

Dr. med. Robert Krämer
Centro Médico Teknon
Marquesa de Vilallonga, 12
08017 Barcelona

Dr. med. Theodoros Theodoridis
Viktoria Klinik Bochum
Viktoriastr. 66-70
44787 Bochum

Prof. Dr. med. Jürgen Krämer
INWIFO
Institut für Wirbelsäulenforschung
Bochum
www.inwifo.de

ISBN 978-3-642-13842-3 Springer-Verlag Berlin Heidelberg New York

Bibliografische Information der Deutschen Nationalbibliothek
Die Deutsche Nationalbibliothek verzeichnet diese Publikation in der Deutschen Nationalbibliografie; detaillierte bibliografische Daten sind im Internet über http://dnb.d-nb.de abrufbar.

Springer Medizin
Springer-Verlag GmbH
ein Unternehmen von Springer Science+Business Media

springer.de

Planung: Antje Lenzen, Heidelberg
Projektmanagement: Barbara Knüchel, Heidelberg
Copy-Editing: Frauke Bahle, Karlsruhe
Zeichnungen: Esther Pitz, Edenkoben und Christa Krämer, Bochum
Layout und Einbandgestaltung: deblik Berlin
Satz: TypoStudio Tobias Schaedla, Heidelberg

SPIN: 11669258

Gedruckt auf säurefreiem Papier 2111 – 5 4 3 2 1 0

Unserem Vater und Schwiegervater

Vorwort

Obwohl die lumbale Spinalkanalstenose (LSS) nach den schon länger zurückliegenden Untersuchungen von Porter, die wir jetzt durch eigene Studien bestätigen konnten (D. Dumke), einen gutartigen Spontanverlauf zeigt und konservativ zufriedenstellend behandelt werden kann, entwickelt sich, angesichts wachsender Operationszahlen mit immer neuen Implantationstechniken, ein falscher Trend. Wir haben es uns zur Aufgabe gemacht, mit Darstellung der Grundlagen und klinischen Beobachtungen, diesem Trend entgegenzuwirken, um eine abwartende konservative Haltung gegenüber der LSS zu rechtfertigen.

Das vorliegende Buch ist kein Herausgeberbuch, sondern wurde von drei Autoren verfasst, die sich in der konservativen wie operativen Behandlung der LSS gleichermaßen gut auskennen und täglich praktizieren. Dazu zählen vor allem wirbelsäulennahe Injektionen und Dekompressionsoperationen, die eingehend beschrieben werden.

Der Text stammt durchgehend aus einer Feder nach Absprache mit den beiden anderen Autoren. Zusätzlich wurden Informationen und Abbildungen von anderen ausgewiesenen Fachleuten eingeholt. Am meisten waren Physiotherapeuten sowie Rehabilitations- und Sportmediziner (A. Chandler, C. Cano, M. Nordin, T. Bendix, J. Griebel) für die Abschnitte konservative Therapie und Prävention gefragt. Biomechanische und anatomische Untersuchungen, insbesondere zur Bedeutung der aszendierenden Facette für die LSS, fanden im Klinisch-Anatomischen Forschungs- und Fortbildungszentrum der Ruhr-Universität Bochum statt. Beteiligt waren neben den drei Autoren aus der Anatomie P. Faustmann und aus der Orthopädischen Universitätsklinik H. Kleinert, W. Teske und die Doktoranden N. Fahim, R. Boudelal, P. Bastians, H. Haak. Weitere Fachberatungen betreffen die Psychologie (M. Hasenbring, S. Zirke), die orthopädische Chirurgie mit Fallbeispielen (C. v. Schulze Pellengahr, P. Eysel, L. Aguilar) und die Radiologie (G. Schmid).

Aufschlussreiche Behandlungsergebnisse entnahmen wir den SPORT-Studien, inauguriert von J. Weinstein, den SPINE-Tango-Studien von D. Grob und A. Mannion sowie den Kongressresultaten von R. Gunzburg und M. Szpalski.

Abschließend bedanken wir uns für die instruktiven Zeichnungen der wirbelsäulennahen Injektionstechnik bei Esther Pitz und der mikrochirurgischen Dekompressionsoperation bei Christa Krämer.

Barcelona und Bochum im Herbst 2011
Robert Krämer
Theodoros Theodoridis
Jürgen Krämer

Inhaltsverzeichnis

Einleitung

1.1 Definition und Terminologie

Eine Spinalkanalstenose ist eine Wirbelkanaleinengung (griech. stenos = eng). Die Einengung ist entweder anlagebedingt wie bei der Achondroplasie oder erworben, z. B. durch degenerative Veränderungen. Skoliosen, isthmische Spondylolisthesen, Bandscheibenvorfälle, Entzündungen oder Tumoren, die auch zu einer Einengung des Wirbelkanals führen, sind definitionsgemäß keine Spinalkanalstenosen. Die Einengung des Wirbelkanals ist bei diesen Erkrankungen eine begleitende Deformität.

Eine Einengung des Wirbelkanals kann an der ganzen Wirbelsäule eintreten. Am häufigsten ist sie an der Lendenwirbelsäule als degenerative lumbale Spinalkanalstenose zu finden. Wenn heute in Klinik, Praxis und Literatur von lumbaler Spinalkanalstenose die Rede ist, handelt es sich immer um die erworbene Wirbelkanaleinengung auf degenerativer Basis. Stenosen anderer Genese spielen an der LWS eine untergeordnete Rolle. Sie betreffen meist die ganze Wirbelsäule.

> **Lumbale Spinalkanalstenose (LSS) ist die symptomatische Wirbelkanaleinengung durch degenerative Veränderungen im lumbalen Bewegungssegment.**

Pathogenetisch wirksam ist die Bandscheibenerniedrigung mit Vorwölbung des Anulus fibrosus und des Ligamentum flavum sowie die Arthrose der Wirbelgelenke mit knöchernen und kapsulären Vorwölbungen in den Wirbelkanal.

> **Das degenerative Wirbelgleiten (Pseudospondylolisthese) ist eine Begleitdeformität der lumbalen Spinalkanalstenose.**

Nach Verbiest (1973, 1975) handelt es sich um eine lumbale Spinalkanalstenose, wenn der Sagittaldurchmesser des Wirbelkanals weniger als 12 mm beträgt. Eisenstein (1976) bezieht die Interpedikulardistanz, Postacchini (1989) alle osteoligamentären Strukturen mit ein. Hierbei handelt es sich um morphologisch-radiologische bzw. -kernspintomographische Feststellungen ohne eine zwangsläufige klinische Relevanz. Die Diagnose lumbale Spinalkanalstenose als Krankheit ist erst dann gerechtfertigt, wenn typische Symptome damit verbunden sind, die als **Claudicatio spinalis** bezeichnet werden. Die Klassifikation der LSS erfolgt deswegen nach klinischen Kriterien und Schweregraden, was für den Gebrauch in der Praxis am günstigsten ist (▶ Kap. 4).

1.2 Geschichte

Nach Postacchini (1989) erfolgte die Erstbeschreibung einer Enge des Wirbelkanals durch Portal (1803) im Zusammenhang mit einer Rachitis. Weitere Einzelbeobachtungen mit unterschiedlichen Ursachen für die Wirbelkanaleinengung liegen u. a. vor von Ollivier (1826), Gowers (1891), Lane (1893), Sachs u. Fraenkel (1900), Oppenheim u. Krause (1909), Sumita (1910) und Parker (1925).

Sie beginnt mit der Beschreibung von Arthrosen der Wirbelgelenke und degenerativem Wirbelgleiten mit neurologischen Symptomen ohne ausdrückliche Verwendung der Begriffe Wirbelkanaleinengung bzw. Spinalkanalstenose. Putti (1927) berichtete von degenerativen Veränderungen der Wirbelgelenke im Zusammenhang mit Fehlstellungen als Ursache für die Kompression der Spinalnerven im Foramen intervertebrale. Bei der Beschreibung der Pseudospondylolisthese, dem degenerativen Wirbelgleiten, das definitionsgemäß eine Begleitdeformität der Spinalkanalstenose ist, wiesen Schmorl u. Junghanns (1932) erstmalig auf die Bedeutung arthrotischer Zacken am oberen Gelenkfortsatz hin, die in das Zwischenwirbelloch des nächst höheren Segmentes ragen (◘ Abb. 1.1). Der arthrotischen Deformierung des oberen Gelenkfortsatzes der sog. aszendierenden Facette wurde 70 Jahre später eine entscheidende Bedeutung bei der Ätiologie und Pathogenese der degenerativen Spinalkanalstenose eingeräumt (▶ Abschn. 3.5).

Weitere Berichte zur Nervenwurzelkompression durch unterschiedliche degenerative Veränderungen im lumbalen Bewegungssegment liegen vor von Ghormley (1933), Craig u. Ghormley (1934), Spurling et al. (1937), Van Gelderen (1948), Hirsch (1948), MacNab (1950). Verbiest (1954, 1955, 1973, 1975) fasste alle Einzelbeobachtungen zusammen und propagierte den Begriff lumbale Spinalkanalstenose. Er beschrieb den Zusammenhang zwischen der sich im Laufe des Lebens entwickelnden Einengung des lumbalen Wirbelkanals durch degenerative Veränderungen (»developmen-

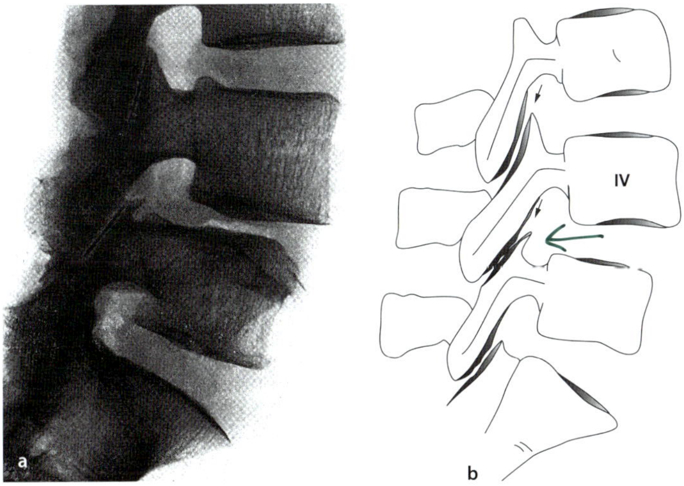

Abb. 1.1a, b Bei der Pseudospondylolisthese (degeneratives Wirbelgleiten) ragt eine kleine Zacke (Pfeil) vom oberen Gelenkfortsatz (aszendierende Facette) des 5. Lendenwirbels in das Zwischenwirbelloch. Höhenabnahme der Bandscheibe L4/5. (Aus: Schmorl u. Junghanns 1932)

tal narrowing«) mit der neurogenen intermittierenden Claudicatio. Damit war die degenerative lumbale Spinalkanalstenose definiert. Davor und auch noch einige Jahre danach sah man Einengungen des Wirbelkanals eher im Zusammenhang mit Achondroplasie, Rachitis und Morbus Paget. In älteren Lehrbüchern sucht man vergeblich nach der degenerativen lumbalen Spinalkanalstenose.

Operationen wegen degenerativer lumbaler Spinalkanalstenose gibt es erst seit einigen Jahrzehnten. Das Krankheitsbild Rücken- und Beinbeschwerden, verbunden mit einer Gehbehinderung und Claudicatio-Symptomatik, wurde früher als neurologische Erkrankung behandelt oder der vaskulären Claudicatio zugeordnet, obwohl objektiv keine Durchblutungsstörungen bestanden. Die Therapie war immer konservativ. Es wurden die gleichen Mittel wie heute eingesetzt: Bewegungstherapie, Massagen, schmerzstillende Medikamente, physikalische Therapie usw. Die Behandlung war unproblematisch, d. h. wenig invasiv und riskant, dabei kostengünstig und wirksam, da sich der Zustand aufgrund des günstigen Spontanverlaufs nicht wesentlich verschlechterte, sondern eher besserte.

Mit den verbesserten Möglichkeiten zur transversalen Darstellung auch der Weichteile im Wirbelkanal (Postacchini 1980) im CT und später im MRT konzentrierte sich das Interesse in den folgenden Jahren immer mehr auf die degenerative lumbale Spinalkanalstenose. Benini (1986: »Ischias ohne Bandscheibenvorfall«) und Postacchini (1989: »Lumbar Spinal Stenosis«) widmeten der Thematik zusammenfassende Darstellungen. Inzwischen vergeht keine Wirbelsäulentagung, bei der nicht auch die degenerative lumbale Spinalkanalstenose abgehandelt wird. Dabei gilt das Interesse vor allem den operativen Behandlungsmöglichkeiten mit unterschiedlichen Implantaten bei einer Krankheit, die noch bis vor 30 Jahren weitgehend unbekannt war. Nur Porter et al. (1984) wiesen schon frühzeitig auf den gutartigen Spontanverlauf der degenerativen lumbalen Spinalkanalstenose mit den konservativen Behandlungsmöglichkeiten hin (Tab. 1.1).

Tab. 1.1 Zeittafel – Beschreibung der degenerativen lumbalen Spinalkanalstenose

Autor	Jahr	Titel
Putti	1927	Wurzelkompression durch Wirbelgelenke
Schmorl/Junghanns	1932	Wurzelkompression durch aszendierende Facette bei Pseudospondylolisthese
Ghormley	1933	Facettensyndrom
Verbiest	1954/55	Degenerative lumbale Spinalkanalstenose (Erstbeschreibung)
Benini	1986	Ischias ohne Bandscheibenvorfall
Postacchini	1980	Spinalkanalstenose im CT
Porter	1984	Benigner Verlauf der degenerativen lumbalen Spinalkanalstenose

1.3 Epidemiologie

1.3.1 Häufigkeit

Die Häufigkeit **asymptomatischer Wirbelkanaleinengungen** ist unbekannt. Bei den diagnostizierten symptomatischen lumbalen Spinalkanalstenosen stehen degenerative Veränderungen an erster Stelle. Andere Ursachen mit generalisierter Wirbelkanaleinengung, wie z. B. bei Achondroplasie oder Morbus Paget, spielen zahlenmäßig keine Rolle und liegen z. B. in unserer Wirbelsäulenambulanz unter 1 %.

Wenn man allein die MRT-Befunde ohne entsprechende klinische Symptome zugrunde legt, haben 20 % der Menschen über 60 Jahre einen engen lumbalen Wirbelkanal (Boden et al. 1990). Definitionsgemäß handelt es sich nicht um das Krankheitsbild der lumbalen Spinalkanalstenose – entsprechend der Spondylose/Osteochondrose und den bandscheibenbedingten Erkrankungen. Die Angaben über die Häufigkeit **symptomatischer degenerativer lumbaler Spinalkanalstenosen** in der Literatur sind uneinheitlich. Es existieren nur wenig verwertbare Daten auch aufgrund vieler verschiedener Definitionen des Krankheitsbilds (Richter et al. 1999). Die Inzidenz wird mit 2–10 % angegeben:

- Hilibrand u. Rand 1999: 1,7–8 %
- Sheehan et al. 2001: 1,7–10 %

Aufgrund der bisherigen Datenlage und der Vermutung, dass viele ältere Patienten mit mäßiger LSS-Symptomatik entweder unbehandelt bleiben oder in anderen Fachbereichen mitbehandelt werden, liegt die Inzidenz der symptomatischen LSS in der Bevölkerung über 60 Jahre bei etwa 6 %.

Die Zahl **operativer Maßnahmen** bei Patienten mit LSS nimmt in den letzten Jahren ständig zu. Die Angaben sind je nach Jahr und Registriermethode unterschiedlich. Dementsprechend schwanken die Zahlen über die jährliche Inzidenz zwischen 4 und 11,5 (Johnsson et al. 1995) und 60 (Ciol et al. 1996) auf 100.000 Einwohner, mit steigender Tendenz. In unseren Kliniken gibt es inzwischen weitaus mehr lumbale Nervenwurzeldekompressionen wegen Spinalkanalstenose als wegen eines Bandscheibenvorfalls.

1.3.2 Alter

Die degenerative lumbale Spinalkanalstenose ist eine Alterskrankheit. Während das Durchschnittsalter bandscheibenbedingter Nervenwurzelkompression bei 45 Jahren liegt, treten die neurologischen Symptome bei der LSS erst 20 Jahre später auf. Übereinstimmend wird in der Literatur der Häufigkeitsgipfel zwischen dem 60. und 70. Lebensjahr angegeben (Richter et al. 1999, Johnsson et al. 1995, Martinelli u. Wiesel 1992).

1.3.3 Geschlechterverteilung

Männer und Frauen sind bei unseren Untersuchungen etwa gleich häufig von der degenerativen Lumbalkanalstenose betroffen – sowohl bei den konservativen (Giera 2010) als auch bei den operierten Patienten (Braunsfurth 2009). In der Literatur wird ein leichtes Überwiegen der Männer beschrieben (Postacchini 1989, Martinelli u. Wiesel 1992, Chen 2003). Degeneratives Wirbelgleiten vorwiegend bei L4/5 mit symptomatischer Spinalkanalstenose kommt bei Frauen 4- bis 5-mal häufiger vor als bei Männern (Epstein et al. 1976, Cauchoix et al. 1976, Jacobsen et al. 2007).

> **Die nicht eindeutigen Angaben über die Geschlechtverteilung mit einem Überwiegen der Frauen bei degenerativem Wirbelgleiten lassen die Spekulation über eine mögliche Entstehung der LSS durch körperliche Schwerarbeit nicht zu.**

1.3.4 Lokalisation

Obwohl sich eine LSS in den bildgebenden Verfahren meistens als sog. multisegmentale Stenose in mehreren Etagen zeigt, gehen die Symptome in der Regel vom Segment L4/5 aus, gefolgt von L3/4. Die übrigen Abschnitte verursachen eher selten Beschwerden. Dies hat biomechanische und topographisch anatomische Gründe (◘ Abb. 1.2, ◘ Abb. 1.3).

Eindeutige Aussagen zur Lokalisation der für die Symptomatik verantwortlichen Etagen finden

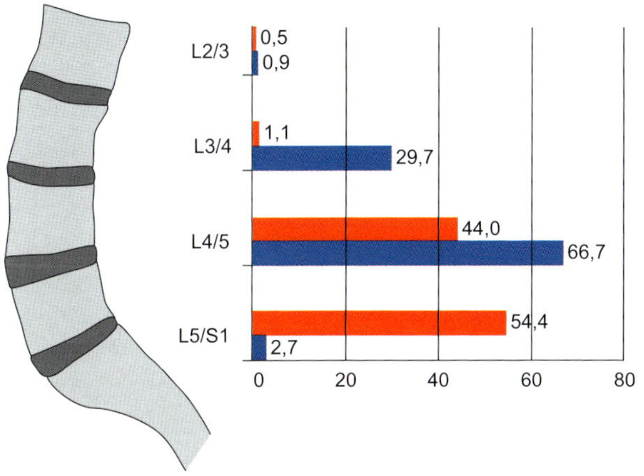

Abb. 1.2 Beteiligung der Segmente bei bandscheibenbedingten Erkrankungen und symptomatischer lumbaler Spinalkanalstenose im Vergleich [%]

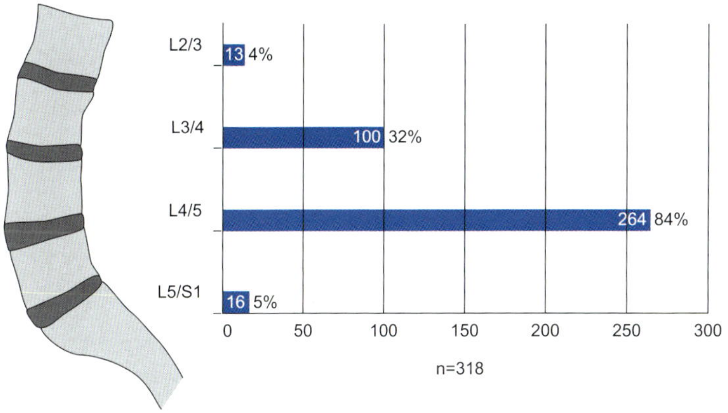

Abb. 1.3 Segmentverteilung bei mono- und multisegmentaler Mikrodekompression, n=318 (Nach Haane 2002, Flor 2011)

sich in den Statistiken der operierten Etagen. Während früher zur Dekompression Laminektomien über mehrere Segmente üblich waren, beschränkt man sich heute bei der Mikrodekompression auf die Freilegung und Entlastung nur der hauptsächlich betroffenen Nervenwurzelabschnitte. Das sind bei der degenerativen LSS die unter der aszendierenden Facette L5 liegenden extrathekalen Anteile der L5-Wurzel und der intrathekalen S1-Wurzel. Die gleiche Konstellation ergibt sich – wenn auch weniger ausgeprägt – eine Etage höher bei L3/4. In den übrigen Segmenten, insbesondere bei L5/S1, liegen trotz vergleichbarer degenerativer Veränderungen an Bandscheiben und Wirbelgelenken andere topographische Verhältnisse vor, sodass sie bei der Aufstellung operierter Etagen seltener vorkommen.

Aus Tab. 1.2 und Abb. 1.2 und Abb. 1.3 geht die Dominanz der Etage L4/5 bei der symptomatischen LSS hervor, sowohl bei monosegmentalem als auch bei multisegmentalem Befall. Auffallend ist der geringe Anteil des Segments L5/S1, das

Tab. 1.2 Epidemiologie der LSS, Übersicht

Häufigkeit der symptomatischen LSS	6 %
Häufigkeit der LSS im MRT	20 %
Alter	60–70 Jahre
Geschlecht	Männer häufiger deg. Wirbelgleiten, Frauen häufiger Segmente L4/5, L3/4, L2/3, L1/2
Operationen/Jahr auf 100.000 Einwohner	60, zunehmend

bei bandscheibenbedingten Erkrankungen deutlich häufiger betroffen ist. Der geringere Befall der oberen LWS ist für beide Krankheitsbilder in etwa gleich. Der vorwiegende Befall der Etage L4/5 und mit absteigender Häufigkeit L3/4, L2/3, L1/2 und L5/S1 wird auch so in der Literatur beschrieben: Epstein (1976), Postacchini (1989), Martinelli u. Wiesel (1992), Ciol (1996).

Bei lokaler Behandlung der LSS, sei es durch periradikuläre Infiltration (▶ Abschn. 8.3) oder operative Dekompression und/oder Fusion, empfiehlt es sich immer, ein Hauptaugenmerk auf das Segment L4/5 zu richten und in die operativen Maßnahmen mit einzubeziehen.

Anatomie und Pathologie

2.1 Anatomie des lumbalen Wirbelkanals

2.1.1 Wirbelloch (Foramen vertebrale)

In der vertikalen Aufsicht findet sich in jedem Lendenwirbel ein Wirbelloch zwischen Wirbelkörper und Wirbelbogen. Die Reihe der 5 Lendenwirbel mit ihren Wirbellöchern bilden die festen unverformbaren Wandabschnitte des lumbalen Wirbelkanals. Dazwischen finden sich weiche verformbare Strukturen, bestehend aus Bandscheiben, Bändern und Gelenken. Man unterscheidet eine vordere (ventrale) von einer hinteren (dorsalen) Wand und einen ventrolateralen Abschnitt mit dem Recessus lateralis. Da man bei Präparationen und Operationen von hinten in den Wirbelkanal blickt, bezeichnet man die ventrale Wand auch als Boden und die dorsale Wand als Dach des Spinalkanals.

Die Form der Wirbellöcher in der Aufsicht ändert sich im Verlauf von kranial nach kaudal, von rund bei L1 über queroval bei L2 und L3 zu immer mehr dreieckig ab L4 bis zum Sakrum (◘ Abb. 2.1). Nur im unteren Teil des Wirbelkanals ab L3 erge-

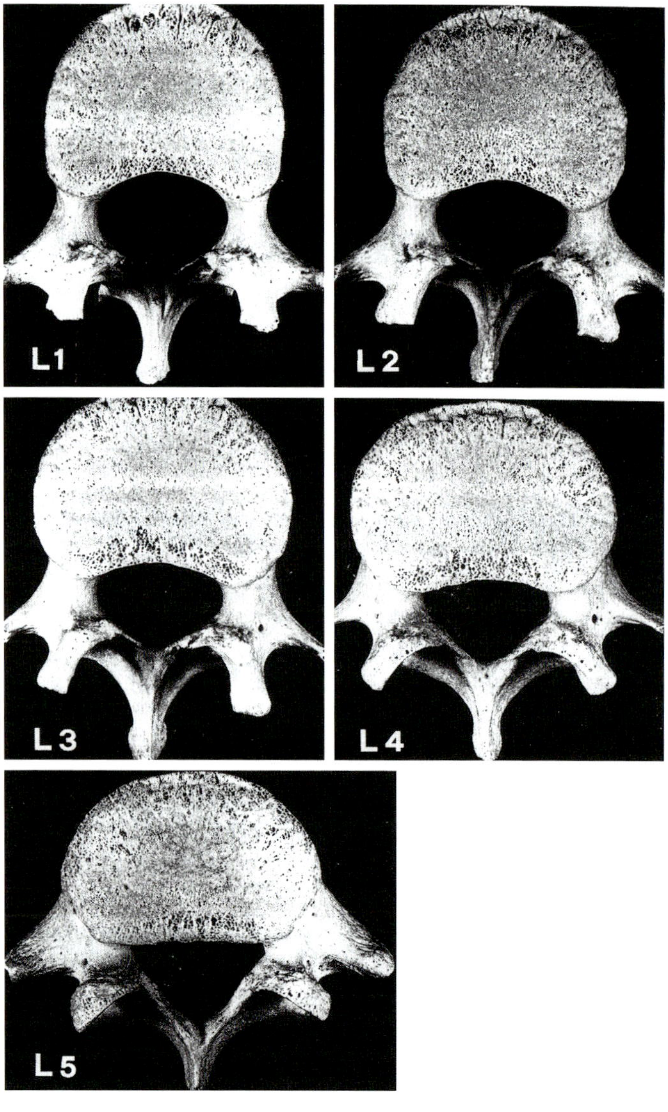

◘ **Abb. 2.1 a–e** Aufsicht auf die Wirbellöcher von L1 bis L5. (Aus: Postacchini 1989)

ben sich außen mit dem lateralen Rezessus Voraussetzungen für eine knöcherne Einengung. Runde und querovale Wirbellöcher haben keinen Recessus lateralis im engeren Sinne (Kubik u. Romer 1986).

2.1.2 Wirbelkanalboden (ventrale Wand)

Die ventrale Wand des Spinalkanals wird von der Hinterfläche der Wirbelkörper und der dorsalen Begrenzung der Bandscheiben gebildet. Die anatomische Einteilung der ventralen Wand des Wirbelkanals erfolgt durch die vertikale Reihenfolge der Strukturen mit der Bandscheibe als Mittelpunkt (Krämer 1995, Willburger et al. 2005). Von kranial nach kaudal spricht man von Ebenen und von medial nach lateral von Zonen (◻ Abb. 2.2).

Die diskale Ebene wird von der Deck- bzw. Bodenplatte der benachbarten Wirbel begrenzt. Über der diskalen findet sich die supradiskale Ebene, die bis zum Pedikelunterrand reicht, was etwa der Wirbelkörpermitte entspricht. Unter der diskalen findet sich die infradiskale Ebene, die bis zum Pedikel des darunterliegenden Wirbels reicht. **Verformbar in der ventralen Wand des Spinalkanals ist in erster Linie die hintere Bandscheibenbegrenzung** durch Protrusionen, Prolapse und Höhenminderung, verbunden mit einer abnormen Beweglichkeit als Instabilität.

Die ventrale Wand des lumbalen Wirbelkanals weist durch die Konkavität der Wirbelkörperrückflächen Mulden auf, die den Spinalkanal in diesem Bereich erweitern und groß genug sind, um z. B. auch Bandscheibensequester aufzunehmen (Ludwig 2004), ohne dass sie nennenswerte Druckerscheinungen auf Dura oder Nervenwurzeln verursachen.

Der **ventrale Epiduralraum** befindet sich zwischen der ventralen Wand des Spinalkanals und der ventralen Dura. Die Wirbelkörperhinterfläche ist von einer dünnen mit reichlich Venen durchzogenen Periduralmembran bedeckt (Wiltse et al. 1993). Der Füllungszustand der Venen in der Periduralmembran ist maßgeblich an den Druckverhältnissen im Spinalkanal beteiligt. Bei der Spinalkanalstenose mit Einengung in den diskalen Ebenen kommt es zum Venenstau (»venous pooling« nach Porter 1996, 2000), vor allem hinter der Wirbelkörperrückwand (s. unten).

Das **Lig. longitudinale posterius** liegt medial im ventralen Epiduralraum und ist auf breiter Basis fest mit der Bandscheibenrückfläche und den Hinterkanten der Wirbelkörper verbunden (◻ Abb. 2.3). Es verschmälert sich bei der Überbrückung der Konkavität der Wirbelkörperrückfläche. Der darunter befindliche Hohlraum wird durch eine Mittellinienmembran in eine rechte und linke Hälfte geteilt.

Die Membran zieht vom Wirbelkörper zum Lig. longitudinale posterius. Am Wirbelkörper besteht sie teilweise aus einer dünnen Knochenlamelle, der **Crista vertebralis mediana posterior**. Diese Crista (lat. Kamm, Leiste) lumbalis wurde

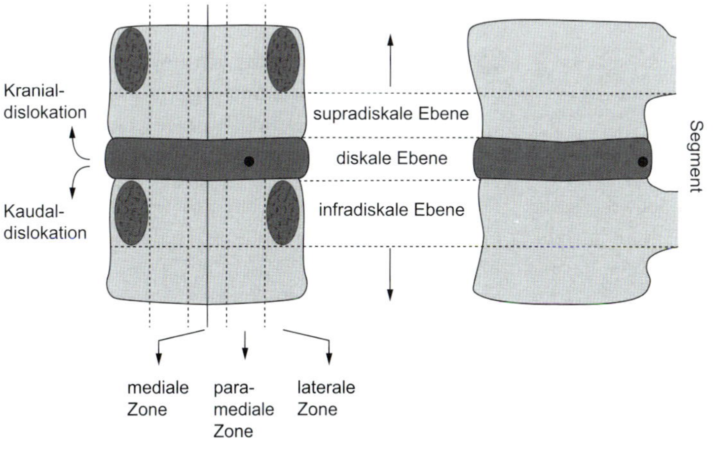

◻ **Abb. 2.2** Aufteilung der ventralen Wand des lumbalen Wirbelkanals

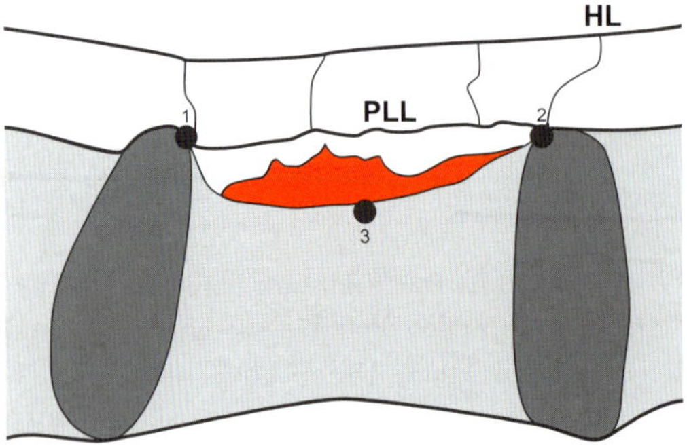

Abb. 2.3 Mittlerer Abschnitt des ventralen Epiduralraums hinter dem Wirbelkörper. Das hintere Längsband (posteriores longitudinales Ligament, PLL) überbrückt die Wirbelkörperkonkavität. Zwischen der Ausdehnung bzw. Tiefe der Wirbelkörperkonkavität (1, 2 und 3) befindet sich die Mittellinienmembran, die teilweise als Knochen besteht (Crista vertebralis mediana posterior, gepunktete Linie). Dorsal vom hinteren Längsband ziehen bindegewebige Stränge(Hofmann-Ligamente, HL) zur Dura

von Krämer, Bastians, Theodoridis und Mitarbeitern erstmals beschrieben und systematisch für alle lumbalen Segmente untersucht. Dorsal des Lig. longitudinale posterius finden sich bindegewebige Stränge, sog. Hofmann-Bänder, die Dura und Ligament miteinander verbinden. Lateral fixieren diese meningovertebralen Bänder Dura und z. T. Nervenwurzeln am Periost des lateralen Rezessus und der Pedikel.

2.1.3 Wirbelkanaldach (dorsale Wand)

Die **dorsale Wand**, das Dach des Wirbelkanals, wird durch die Wirbelbögen, durch das zwischen den Wirbelbögen im Foramen interarcuale gespannte Lig. flavum und die medialen Anteile der Wirbelgelenke gebildet. Das Lig. flavum zieht an der dorsalen Wand des Wirbelkanals von einer Lamina zur anderen. Es weist 2 Schichten auf, die durch eine präparatorisch darstellbare Spalte getrennt sind (Grifka et al. 1997).

> **Verformbar in der dorsalen Wand sind in erster Linie die Ligg. flava und die Wirbelgelenke mit ihren Kapseln.**

2.1.4 Nervenwurzelkanal, Recessus lateralis

Der Recessus lateralis befindet sich seitlich am Boden des Wirbelkanals und ist Teil des **Wurzelkanals**, in dem die austretenden Nervenwurzeln entlanglaufen. Der Wurzelkanal stellt keinen eigenständigen abgeschlossenen Raum dar. Er besteht aus 3 anatomischen Segmenten (Abb. 2.4).

Das **suprapedikuläre Segment** des Wirbelkanals liegt oberhalb des Pedikels hinter der Bandscheibe und wird deswegen auch als retrodiskales Segment bezeichnet. Dorsal befindet sich der kraniale Teil der aszendierenden Facette (Processus articularis superior). Lateral besteht mit dem Foramen intervertebrale und medial mit dem Duralsack keine feste Begrenzung.

> **Mit dem oberen Gelenkrand der aszendierenden Facette und der Bandscheibenaußenwand ist die ausgetretene Nervenwurzel im suprapedikulären Wurzelkanalabschnitt 2 wesentlichen verformbaren Bestandteilen des lumbalen Wirbelkanals ausgesetzt.**

Das **parapedikuläre Segment** des Wurzelkanals befindet sich neben dem Pedikel, der die Wurzel lateral begrenzt. Ventral liegt die Wirbelkörperhinterwand, dorsal die Lamina mit der anteromedialen Ecke der aszendierenden Facette (Processus articularis superior).

Das **infrapedikuläre Segment** des Wurzelkanals wird durch den äußeren oberen Rand des Foramen intervertebrale gebildet. Ventral erfolgt die Begrenzung durch den Wirbelkörper und nach kranial durch den darüberliegenden Pedikel.

> **Die rein knöcherne Umgebung der Nervenwurzel im para- und infrapedikulären Abschnitt des Wurzelkanals weist nur wenig akut verformbare weiche Bestandteile auf.**

Die Form des Recessus lateralis wird im Wesentlichen bestimmt durch die aszendierende Facette, im suprapedikulären Abschnitt durch ihren Oberrand und im parapedikulären Abschnitt durch ihren medialen Rand. Entstehen die Veränderungen allmählich über Jahre, hat die Nervenwurzel ausreichend Adaptationsmöglichkeiten, sodass nur wenige bis keine Beschwerden auftreten.

Wurzelkanal und Recessus lateralis existieren nur für die unteren beiden Segmente der Lendenwirbelsäule. Neben der runden bis ovalen Form des Wirbelkanals im oberen LWS-Abschnitt verlassen die Nervenwurzeln nach ihrem Austritt aus dem Duralsack auch unmittelbar den Wirbelkanal durch das Foramen intervertebrale.

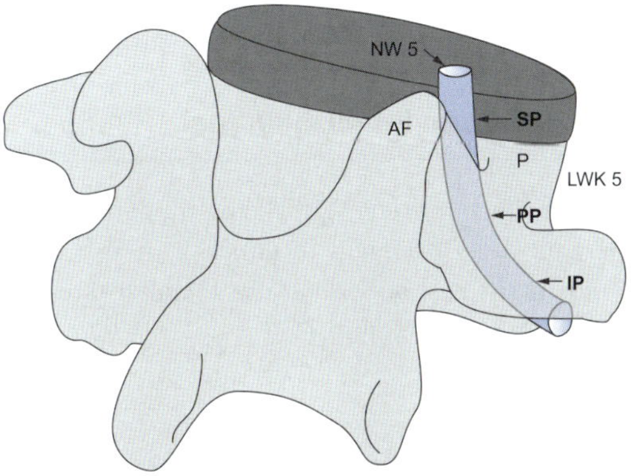

Abb. 2.4 Abschnitte des Nervenwurzelkanals am Beispiel der Nervenwurzel L5 (NW5) suprapedikulär (SP) zwischen Bandscheibe L4/5 und aszendierender Facette (AF), parapedikulär (PP) zwischen Pedikel (P) und Wirbelkörper (LWK5), infrapedikulär (IP) unterhalb des Pedikels im Foramen intervertebrale. (Mod. nach Pheasant 1986).

2.1.5 Zwischenwirbelloch (Foramen intervertebrale)

In der seitlichen Aufsicht findet sich zwischen 2 Lendenwirbeln das Zwischenwirbelloch (Abb. 2.5). Der ventrale Teil des Zwischenwirbellochs ist begrenzt vom infrapedikulären Teil des oberen Wirbelkörpers, der Bandscheibe und dem suprapedikulären Teil des unteren Wirbelkörpers. Nach kranial hin befindet sich der Unterrand des nächst höheren Pedikels und nach kaudal der Oberrand des nächst tieferen Pedikels. Die dorsale Begrenzung erfolgt bei L4/5 und L5/S1 durch den medialen Teil und den Oberrand der aszendierenden Facette (oberer Gelenkfortsatz) des nächst tieferen Wirbels. Bei den mehr sagittal stehenden Wirbelgelenken der dar-

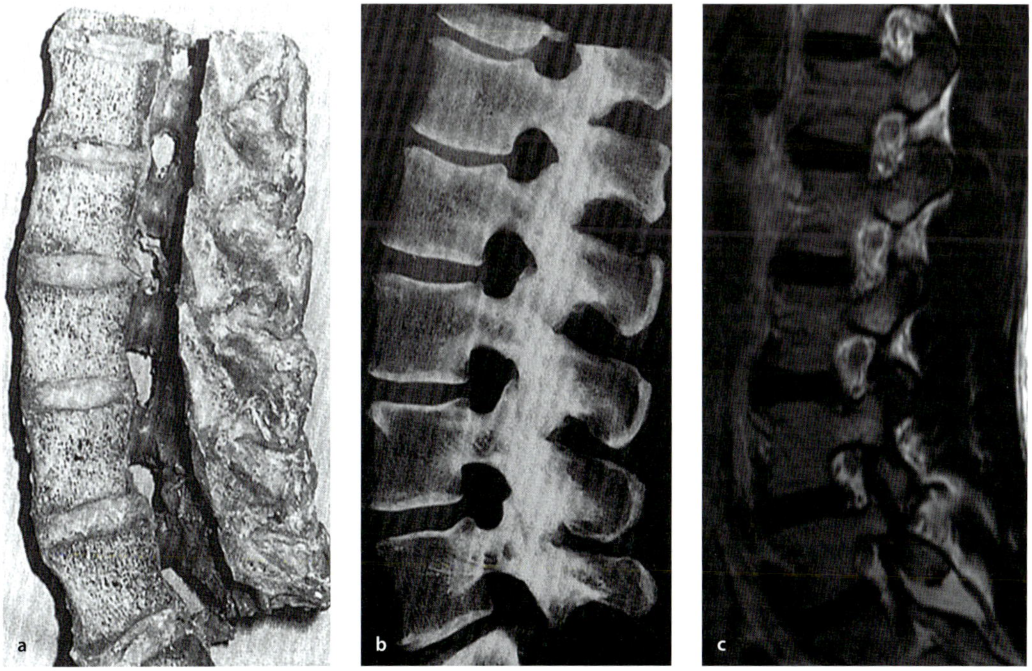

Abb. 2.5a–c Seitansicht der LWS. a, b Die Foramina intervertebralia befinden sich auf der Höhe der Bandscheibe (Krämer 2006). **c** Im MRT im paramedianen Sagittalschnitt sieht man im kranialen Abschnitt der Foramina intervertebralia die Querschnitte der austretenden Nervenwurzeln

überliegenden Segmente begrenzt der Spalt beider Gelenkpartner das Foramen intervertebrale von dorsal her. Überzogen sind die Gelenke von ihrer Kapsel sowie von einer dünnen Schicht des nach lateral auslaufenden Lig. flavum. Die Größe der Foramina intervertebralia hängt von der Länge der Pedikel und der Dicke der aszendierenden Facette ab.

Die austretenden Nervenwurzeln L1 bis L4 nehmen 7–22 %, die Wurzel L5 etwa 25–30 % des Foramen intervertebrale ein und verlaufen im proximalen Abschnitt (Bose et al. 1984, Rauschning 1985, Postacchini 1989). Der übrige Raum enthält Gefäße und epidurales Bindegewebe.

Unsere Kompressionsversuche am Präparat haben gezeigt, dass bei Verschmälerung des Zwischenwirbelabschnitts sich der foraminale Kanal für Nerven und Gefäße lateral besonders proximal und medial kaudal einengt (Krämer 1973).

2.1.6 Nerven im Wirbelkanal

Nerven im lumbalen Wirbelkanal finden sich innerhalb des Duralsacks intrathekal im Subarachnoidalraum und außerhalb des Duralsacks extrathekal im Epiduralraum.

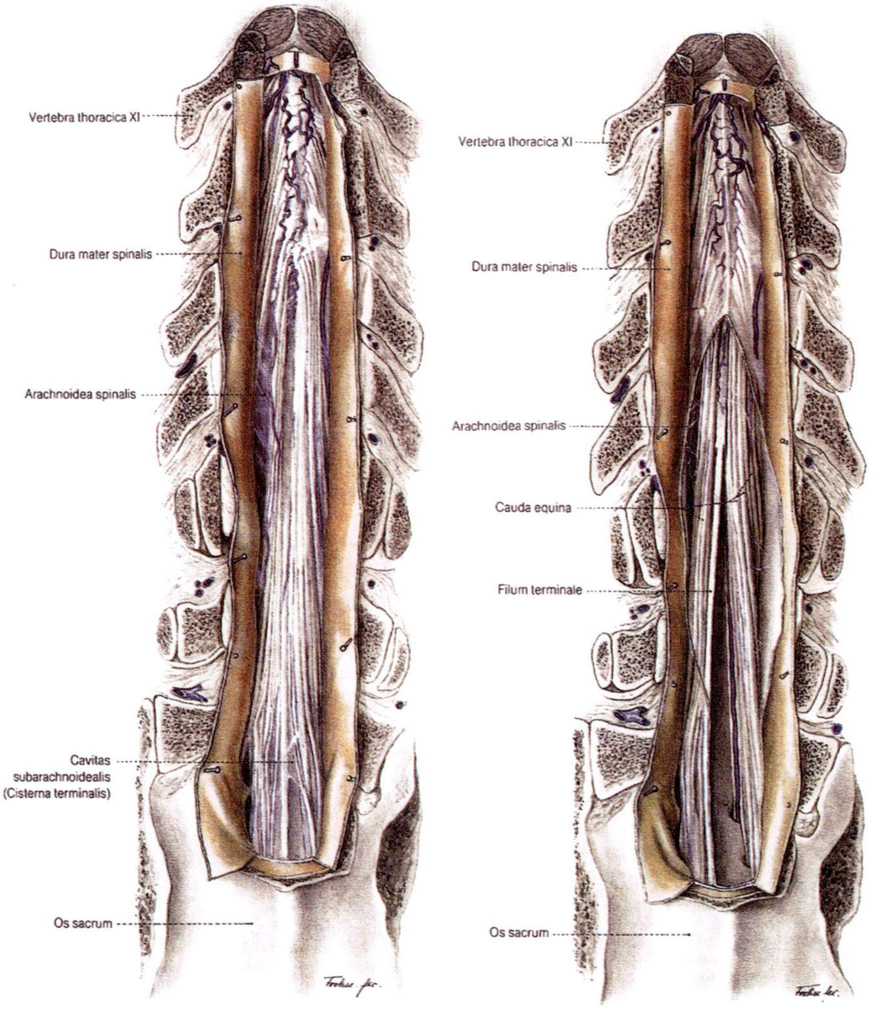

Abb. 2.6 Intrathekaler Nervenverlauf an der Lendenwirbelsäule. (Aus: Rauber u. Kopsch, 1987)

Nerven im Duralsack (intrathekal)

Die **intrathekal** verlaufenden Spinalnerven sind von den Rückenmarkhäuten umgeben, mit der äußersten Schicht als Dura mater, die, wie der Name sagt, äußerst stabil ist (▪ Abb. 2.6). Dura und umgebender Liquor schützen die Nervenstränge weitgehend vor äußeren Einwirkungen wie Bandscheibenvorwölbungen oder Gelenkkapselverdickungen und Wölbungen des Lig. flavum bei der Spinalkanalstenose.

Unter **Cauda equina** versteht man das dicke intrathekal verlaufende pferdeschweifförmige Nervenfaserbündel im unteren Teil des Duralsacks, in dem die paarigen Fila radicularia verlaufen. Kurz vor Verlassen des Duralsacks liegen die Nervenfasern lateral und formieren sich zum austretenden Spinalnerven.

Fasern, die weiter kaudal austreten, wie die Sakralnerven S2 bis S5, liegen medial und können ihre Lage im Duralsack je nach Körperposition ändern, was man im MRT beobachten kann, wenn z. B. die Aufnahmen in Bauch oder Rückenlage angefertigt werden. Die lateral liegenden Spinalnerven kurz vor ihrem Austritt bleiben in ihrer Lage unverändert. Die Mobilität der medialen und die relative Fixierung der lateralen Nervenfasern lassen sich auch am Präparat nachvollziehen und messen. Die medialen Nervenfasern lassen sich im Durchschnitt 5-mal mehr in der Horizontalebene anheben als die lateralen (Fahim 2011). Diese Beobachtungen sind wichtig für das Verständnis polyradikulärer Symptome bei einer monosegmentalen Raumenge. Es kann sowohl die ausgetretene Nervenwurzel des betroffenen Segments als auch die noch intrathekal lateral verlaufende des nächst tieferen Segments komprimiert werden. Garfin (1988) weist in diesem Zusammenhang darauf hin, dass sich die intrathekal verlaufenden Nervenstränge in der Reihenfolge ihres Austritts aus dem Duralsack von außen nach innen anordnen.

Die Ausweichmöglichkeiten der lateral intrathekal verlaufenden Spinalnerven sind umso geringer, je weiter sie sich ihrer Austrittsstelle nähern. Der Lateralisierung intrathekal verlaufender Spinalnerven kommt bei der Spinalkanalstenose in bestimmten Abschnitten der Wirbelsäule eine pathogenetische Bedeutung zu. Immer dann, wenn der lateral relativ immobile intrathekal verlaufende Spinalnerv sich in Höhe der Bandscheibe und/oder des Wirbelgelenks befindet, besteht Kompressionsgefahr. Diese topographische pathologisch-anatomische Konstellation ist nur in den Segmenten L3/4 und L4/5 gegeben. In der diskalen Ebene verlaufen lateral intrathekal bei L3/4 die Spinalnerven L4, L5 und S1 und bei L4/5 die Spinalnerven L5 und S1 (▪ Abb. 2.7, ▪ Abb. 9.2). Die weiter medial gelegenen tiefer austretenden Nervenfasern wie die von S2 bis S5 haben auch bei starker lateraler Einengung genügend Platz. Sie sammeln sich in den dorsalen Duralsackanteilen. Die Fasern liegen mitunter so dicht gedrängt, dass kaum Flüssigkeit passieren kann. Im MRT-Myelogramm sieht man dort eine Flüssigkeitsaussparung, die nicht unbedingt einer Querschnittskompression entspricht.

Nerven außerhalb des Duralsacks (epidural)

Nach dem Austritt aus dem Duralsack werden die Nervenwurzeln von sich verdünnender Dura bis

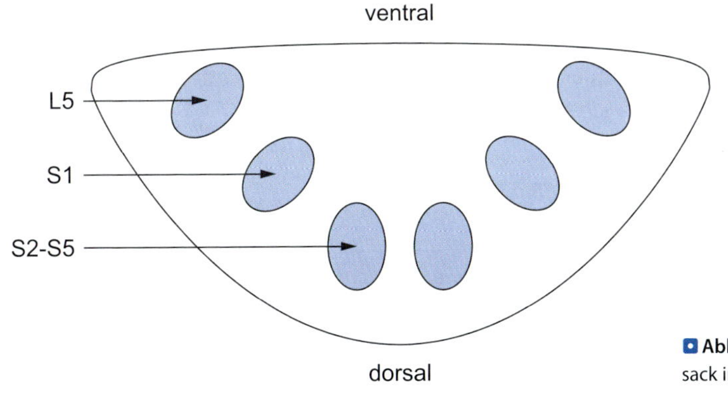

▪ **Abb. 2.7** Verlauf der Spinalnerven im Duralsack in Höhe L4/5 in der diskalen Ebene

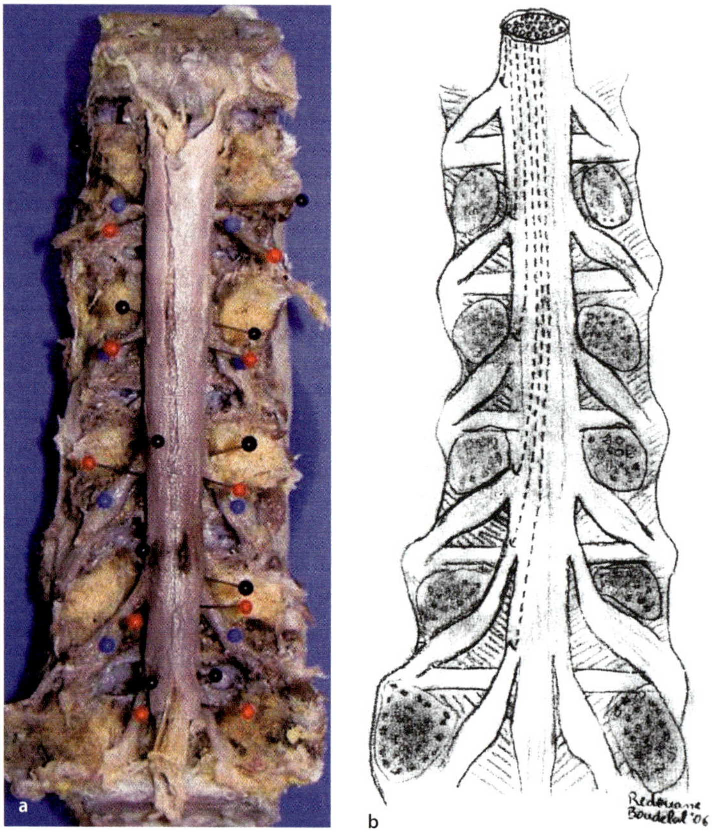

Abb. 2.8 Lendenwirbelsäule nach dorsaler Präparation. **a** Präparat, **b** Skizze. Schwarz: Nervenschulter, rot: Nervenachsel, blau: Ganglionmitte (Aus: Boudelal 2009)

zum Ganglion spinale umscheidet (Lang 1984). Diese Nervenwurzeltaschen ragen unterschiedlich in das Foramen intervertebrale hinein und z. T. darüber hinaus, wie unsere anatomischen Untersuchungen gezeigt haben (Bouhjar 2011). Liquorhaltige Wurzeltaschen mit Verbindung zum Innenraum des Duralsacks sind bedeutungsvoll für periradikuläre Infiltrationen in die foraminale Region mit möglicher intrathekaler Applikation.

Aus dem Duralsack **austretenden Nervenwurzeln** mit vertikalem Verlauf im Wirbelkanal finden sich nur in der unteren Lendenwirbelsäule ab L3/4. Die darüberliegenden Nervenwurzeln verlassen direkt den Wirbelkanal. Dementsprechend vergrößert sich die sog. präganglionäre Wurzelstrecke mit Wurzeltasche gemessen vom Duralsackabgang bis zum Ganglion von kranial nach kaudal (Lang 1984). Die Nervenwurzeln werden von kranial nach kaudal umfangreicher, bei kleiner werdenden Foramina intervertebralia (Abb. 2.8).

Der Winkel, in dem jedes Paar Nervenwurzeln den Duralsack verlässt, verkleinert sich in der sog. Achsel zwischen Dura und Nervenwurzel. Er wird bei L1, L2 mit 80°, bei L3 und L4 mit 60°, bei L5 mit 45° und bei S1 mit 30° angegeben (Lang 1984, Bose et al. 1984, Ludwig 2004).

Zusammenfassend finden sich biomechanische und anatomische Voraussetzungen für das spätere Auftreten von neurologischen Störungen, Bandscheibenvorfällen und Spinalkanalstenosen, vor allem an der unteren Lendenwirbelsäule. Die Ursachen sind:

- Stärkere Belastung der Bandscheiben und Wirbelgelenke im untersten Wirbelabschnitt, der zudem noch lordotisch eingestellt ist
- Unmittelbare Nachbarschaft von Bandscheiben und Wirbelgelenken zu den Nervenwurzeln im Wirbelkanal
- In Wurzelkanälen des Wirbelkanals verlaufende epidurale Nervenwurzeln

- Dreieckige Form der Wirbellöcher mit lateralem Rezessus
- Relativ kleine Foramina intervertebralia bei relativ großen Nervenwurzeldurchmessern

Umgekehrt ist die obere Wirbelsäule ab L3 aufwärts gerade eingestellt und nicht so stark belastet. Die Nervenwurzeln verlassen sofort den Wirbelkanal durch ein relativ großes Foramen intervertebrale, ohne Kontakt mit Bandscheiben und Wirbelgelenken. Die Wirbellöcher sind rund oder oval und haben keinen lateralen Rezessus. Dementsprechend gehen von der oberen LWS deutlich weniger Beschwerden bei degenerativen Erkrankungen aus.

> **Bei der Indikationsstellung zu invasiven Maßnahmen, wie z. B. Fusionen oder künstlichen Bandscheiben, sollte man in diesem Bereich zurückhaltend sein und die Zugehörigkeit und Schwere der Symptome kritisch werten.**

2.1.7 Blutgefäße im Wirbelkanal

Die **Venen** im Wirbelkanal sind klappenlos und bilden eine von der Schädelbasis bis zum Kreuzbein durchgehende Anastomosenkette (◘ Abb. 2.9). Der Füllungszustand der Venen ist von der Körperposition abhängig. In Vertikalstellung der Wirbelsäule sind die Venen prall gefüllt. Wie unsere intraoperativen Venendruckmessungen bei Bandscheibenoperationen gezeigt haben, ist der Füllungszustand der lumbalen epiduralen Venen vom zentralen Venendruck abhängig. In der Kniehocklage, die auch Bestandteil im Übungsprogramm bei lumbaler Spinalkanalstenose ist, sind zentraler Venendruck und Füllungszustand der epiduralen Venen am niedrigsten.

Die **Arterien** des lumbalen Wirbelkanals entstammen den Aa. lumbales und iliolumbales. Sie geben unterschiedlich starke Rami spinales ab, die sich in Äste für den vorderen Epiduralraum und die Wirbelkörper sowie für die hinteren epiduralen Abschnitte und Wirbelbögen und vor allem in die Aa. radiculares aufgliedern (Lang 1984). Alle lumbalen Nervenwurzeln sind von einer Wurzelarterie versorgt, mit Auswirkungen auf die Nervenfunktion bei lokalen und allgemeinen arteriellen Durchblutungsstörungen (▶ Abschn. 3.3).

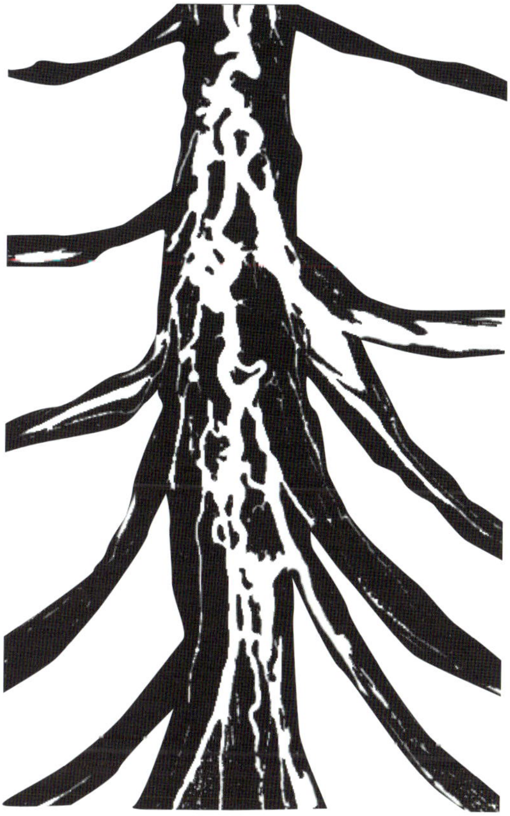

◘ **Abb. 2.9** Intrathekales Venensystem im Wirbelkanal (Nach Crock et al. 1986)

2.2 Anatomie der lumbalen Wirbelgelenke

Wirbelgelenke sind echte Gelenke mit hyalinknorpeligen Oberflächen, Synovialis, Synovia und Gelenkkapsel. Die Wirbelgelenke sind verzapfte Scharniergelenke, die je nach Stellung im Raum bzw. Ausrichtung ihrer Gelenkflächen nur bestimmte Bewegungseinrichtungen des Wirbelsäulensegments zulassen.

Die Wirbelgelenkpartner, auch Gelenkfacetten genannt, sind jeweils über einen Gelenkfortsatz mit dem Wirbelbogen verbunden. Am Fuß des Wirbelbogens, dem Pedikel (Pediculus arcus

Tab. 2.1 Topographische Anatomie der Facetten an der unteren Lendenwirbelsäule

Aszendierende Facette	Deszendierende Facette
Ragt vom Wirbelbogen nach oben	Ragt vom Wirbelbogen nach unten
Liegt ventral mit Kontakt zu Dura und Nervenwurzeln	Liegt dorsal auf der aszendierenden Facette ohne Kontakt zu Dura und Nervenwurzeln
Gelenkfläche von dorsal einsehbar (nach Entfernung von Teilen der deszendierenden Facette)	Gelenkfläche von dorsal nicht einsehbar

vertebrae), befindet sich kranial der obere Gelenkfortsatz (Processus articularis superior) mit dem aufsteigenden Anteil des Wirbelgelenks, der **aszendierenden Facette**. Nach kaudal verlängert sich der Wirbelbogen zum unteren Gelenkfortsatz (Processus articularis inferior) mit dem absteigenden Anteil des Wirbelgelenks, der **deszendierenden Facette**. Die aszendierende Facette liegt ventral in unmittelbarer Nachbarschaft zu Dura und Nervenwurzeln und ist Teil der dorsalen Wirbelkanalwand. Die deszendierende Facette befindet sich dorsal über der aszendierenden Facette des nächst tieferen Segments und hat keinen Kontakt zu Dura und Nervenwurzeln.

In den unteren lumbalen Segmenten sind die Gelenkflächen der aszendierenden Facetten nach dorsal gerichtet, sodass man sie im Operationssitus erkennen kann, sobald Teile der deszendierenden Facette entfernt sind. Die Gelenkflächen der deszendierenden Facette sind nach ventral ausgerichtet und in der Aufsicht nicht zu erkennen. Die Gelenkflächen sind leicht gebogen mit einer konvexen Oberfläche der deszendierenden Facette und einem entsprechenden konkaven Gegenüber der aszendierenden Facette (Tab. 2.1).

2.3 Pathologie der lumbalen Wirbelgelenke

2.3.1 Fehlbildungen

Anomalien der lumbalen Wirbelgelenke sind häufig. Die meisten finden sich im lumbosakralen Übergangsbereich, mit Asymmetrien und ein- oder doppelseitigen Verblockungen in Verbindung mit den verschiedenen Formen lumbosakraler Übergangswirbel (Benini 1986). Aus asymmetrischen Fehlbildungen resultieren häufig ungleichmäßige Belastungen der Zwischenwirbelabschnitte und damit auch der Wirbelgelenke mit nachfolgenden Arthrosen und Spinalkanalstenosen. Die Einengungen des Wirbelkanals sind meistens einseitig und bestehen aus den Fehlbildungen selbst sowie aus degenerativen Appositionen an den Gelenkrändern, die zur Dekompensation der seit der Geburt bestehenden Anlagestörung mit zunehmender klinischer Symptomatik führen. Genaue Zahlen über den Zusammenhang zwischen Fehlbildungen und symptomatischen Spinalkanalstenosen liegen nicht vor. Die bisherigen Erkenntnisse beruhen auf Beobachtungen und Berichten in der Literatur (Benini 1986, Postacchini 1989, McCulloch u. Young 1998).

2.3.2 Degenerative Veränderungen – Spondylarthrose

Degenerative Veränderungen im Bereich der (kleinen) Wirbelgelenke werden als Spondylarthrose bzw. Facettenarthrose bezeichnet. Röntgenologisch findet sich die für Arthrosen typische Gelenkspaltverschmälerung mit Sklerosierung des subchondralen Knochens. In fortgeschrittenen Stadien bilden sich an den Gelenkrändern arthrotische Randwülste aus mit verdickter Gelenkkapsel und Osteophyten. Im Normalzustand übernehmen die Wirbelgelenke 3–25 % der segmentalen Belastung. Der Wert steigert sich auf bis zu 47 % bei Degeneration vor allem durch Bandscheibenverschmälerung (Yang u. King 1984, Tischer et al. 2006). Aufgrund der vermehrten Belastung sind die unteren Segmente der Lendenwirbelsäule häufig von der

Arthrose betroffen (Wang et al. 1989) mit einer Prävalenz im höheren Lebensalter.

Tischer et al. (2006) fanden bei ihren anatomischen Analysen, dass die Gelenkflächen nicht gleichmäßig arthrotisch verändert sind, sondern gewisse Lokalisationsschwerpunkte zeigen. Die aszendierenden Facetten haben die stärkeren Veränderungen am oberen Gelenkrand, die deszendierenden Facetten am unteren Gelenkrand. Osteophyten sind bei 30 % der älteren Menschen vorhanden, und zwar meist am laterodorsalen Kapselanteil der aszendierenden Facette. Die Gelenkflächen sind im unteren LWS-Bereich größer als im oberen und vergrößern sich im Alter.

Wie bei der Arthrose großer Gelenke gibt es auch bei der Spondylarthrose Verläufe mit gleichmäßiger Progredienz, die klinisch relativ unauffällig sein können, und akute Phasen der sog. aktivierten Arthrose. Kennzeichen sind Kapselschwellung, Synovialitis und Ergussbildung, unter Umständen Synovialzysten und entsprechende Symptomen. Die mit dieser sog. Facettitis einhergehenden Erscheinungen, die im MRT gut zu verfolgen sind, wurden u. a. von Schulitz u. Assheuer (1993), Chaput et al. (2007), Doyle et al. (2004) beschrieben.

Pathogenese der degenerativen Spinalkanalstenose

Die degenerative lumbale Spinalkanalstenose ist durch eine interlaminäre Taillierung des Duralsacks charakterisiert, die im Myelogramm und im MRT zu erkennen ist. In Höhe des Wirbelbogens ist der Wirbelkanal normal weit (◘ Abb. 3.1, ◘ Abb. 3.2).

Die Einengung hat verschiedene Ursachen, an denen mehrere anatomische Strukturen aus verschiedenen Richtungen beteiligt sind. Dorsal wölbt sich das Lig. flavum vor und dorsolateral die arthrotisch vergrößerte aszendierende Facette. Gegebenenfalls kommen von ventral eine Bandscheibenprotrusion oder ein Hinterkantenosteophyt hinzu. Gestaute epidurale Venen finden sich vorwiegend ventral.

Multifaktorielle Pathogenese der degenerativen Spinalkanalstenose

- Vorwölbung des Lig. flavum
- Bandscheibenprotrusion
- Gefäßfaktor
- Wirbelverschiebungen
- Arthrose der aszendierenden Facette

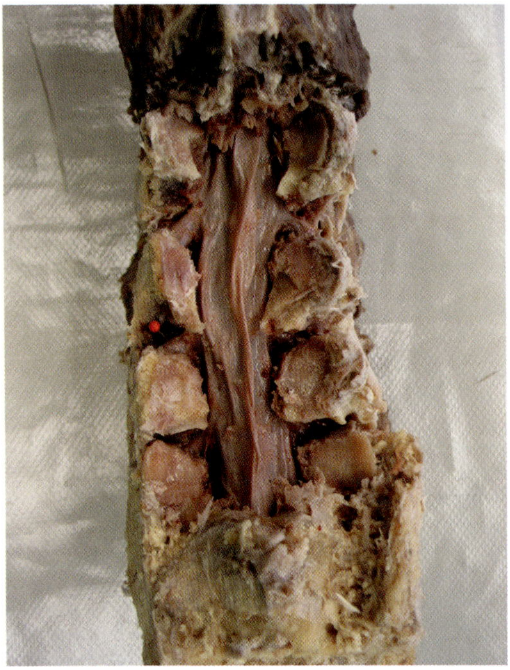

◘ **Abb. 3.1** Lumbales Wirbelsäulenpräparat nach Entfernung der Wirbelbögen einschließlich der deszendierenden Facetten mit Darstelllung der aszendierenden Facetten

3.1 Vorwölbung des Lig. flavum

Bei der Vorwölbung des Lig. flavum handelt es sich nicht um eine Verdickung, sondern um eine Fältelung durch Verkürzung des interlaminären Abstands aufgrund der Bandscheibenverschmälerung. Diese **Pseudoverdickung des Lig. flavum** ist reversibel und hebt sich bei Ausgleich der Lendenlordose durch Flexion wieder auf. Tajima u. Kawano (1986) fanden bei ihren anatomischen Untersuchungen bei L4/5 eine Dicke des Lig. flavum von 1,9–3,3 mm bei Flexion und 4,5–5,9 mm bei Extension (Lordosierung).

Das Lig. flavum wölbt sich vorwiegend medial gegen den Duralsack vor. Eine Hypertrophie des gelben Bands allein ist selten und führt nicht zu Wurzelkompressionen (Benini 1986). Der Druck des dünnen Lig. flavum auf die Nervenwurzeln in den lateralen Anteilen des Wirbelkanals bei Spinalkanalstenose ist indirekt und wird durch die dahinter befindliche Wirbelgelenkkapsel und

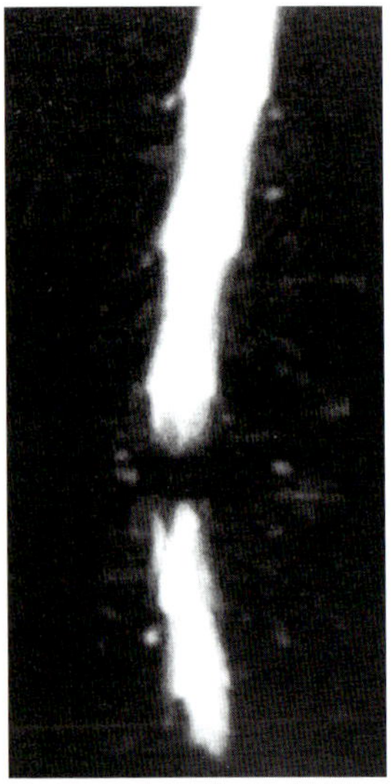

◘ **Abb. 3.2** Das MRT in Myelographietechnik ersetzt die früher übliche Myelographie mit Punktion des Duralsacks und Kontrastmittelinjektion. Befund: taillenförmige Einengung des Duralsacks in Frontalansicht bei lumbaler Spinalkanalstenose (Sanduhrphänomen), Hauptbefund bei L4/5

durch Osteophyten verursacht, die das Ligament vor sich herschieben.

3.2 Bandscheibenprotrusionen

Vorwölbungen der Bandscheiben in den Wirbelkanal sind mit zunehmendem Alter in gewissem Ausmaß normal. Sie entwickeln sich allmählich, der Bandscheibenring bleibt intakt. Im Zusammenhang mit Bandscheibenprotrusionen entstehen sehr selten Osteophyten als spondylotische Ausziehungen an der Wirbelkörperhinterkante. Bei der lumbalen Spinalkanalstenose verkürzen Bandscheibenprotrusionen zusätzlich den dorsoventralen Durchmesser des Wirbelkanals. Pathogenetische Bedeutung erlangen Bandscheibenprotrusionen bei gleichzeitiger Einengung von dorsal, wenn sie besonders groß sind oder sich durch nach dorsal verlagertes Bandscheibengewebe plötzlich vergrößern.

Klinisch finden sich dann gemischte Symptome aus diskogener Komponente, plötzlich auftretender Lumbago und Fehlhaltung, dazu die schon länger bestehenden Beschwerden vonseiten der Spinalkanalstenose mit Parästhesien in den Beinen und Gehbeeinträchtigung, die sich durch die Veränderungen an der Bandscheibe meistens noch verstärken.

3.3 Gefäßfaktor

An den Symptomen der degenerativen Spinalkanalstenose können die Blutgefäße sowohl auf der venösen als auch auf der arteriellen Seite beteiligt sein. Im Wirbelkanal gibt es ein ausgeprägtes Venensystem, das eingehend von Crock (1983) beschrieben wurde (▶ Abschn. 2.1.7). Bei Einengung des Wirbelkanals kommt es zum **venösen Stau** mit vermehrter Blutansammlung in den erweiterten Epiduralvenen, die ihrerseits den Reserveraum für Dura und Nervenwurzeln im Wirbelkanal einengen. Porter (2000) hat dafür den Begriff »venous pooling« geprägt, der eine wesentliche Ursache für die klinischen Symptome der lumbalen Spinalkanalstenose darstellt. Der Venenstau findet sich in der Regel zwischen 2 stenotischen Segmenten

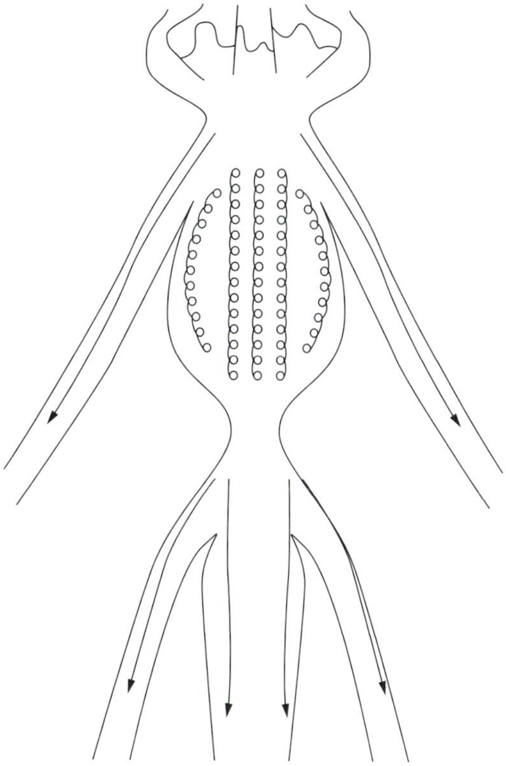

Abb. 3.3 Venenstau zwischen 2 stenotischen Segmenten. (Mod. nach Porter 1996)

(Abb. 3.3). Konservativ kann man den Blutabfluss durch Flexion und Bewegung fördern. Operativ bringt schon die Beseitigung einer engen Stelle Besserung.

Die Enge im Wirbelkanal führt auch zu einer Kompression der **Arterien**, die Nerven und Dura versorgen. Die radikulären Arterien sind Endarterien (Crock 1983, Benini 1993), sodass Versorgungsschwierigkeiten mit den Symptomen einer Claudicatio spinalis auftreten können. Die Blutzufuhr, die bei ruhender Nervenwurzel ausreicht, ist bei voller Tätigkeit unzulänglich (Benini 1993).

Postacchini (1989) weist in diesem Zusammenhang auf die Bedrängung der intrathekal verlaufenden Spinalnerven hin, die sich vor den engen Stellen im Wirbelkanal aufstauen und schlängeln. Bei Eröffnung des Duralsacks quellen sie heraus (Tsuji et al. 1985).

3.4 Wirbelverschiebungen

Wenn Wirbel sich gegeneinander verschieben, kann es zu einer Einengung des Wirbelkanals kommen. Im Rahmen der degenerativen Bandscheibenlockerung ist das Wirbelgleiten von L4 auf L5 in dorsoventraler Richtung am häufigsten. Bei L5/S1 wirkt die frontale Stellung der Gelenkflächen einem solchen Gleitvorgang entgegen. Die Wirbelbögen mit ihren Facettenanteilen sind im Gegensatz zur isthmischen Spondylolisthese intakt, können aber auch bei L4 auf L5 den Gleitvorgang bis zu einem gewissen Ausmaß nicht aufhalten. Aufgrund der Schrägstellung der Wirbelgelenke mit teils frontaler, teils sagittaler Ausrichtung erreicht der Gleitvorgang in der Regel nicht mehr als Schweregrad I, maximal II nach Meyerding.

Beim Gleitvorgang eines Wirbels nach vorn kommt es zur Bedrängung von Dura und Nervenwurzeln durch die deszendierende Facette des oberen Wirbels, also des Gleitwirbels, von dorsal her (▶ Kap. 6).

3.5 Syndrom der aszendierenden Facette

Hinweise zur Pathogenese der degenerativen Spinalkanalstenose, vor allem durch den oberen Gelenkfortsatz, finden sich in der Literatur bei Epstein et al. (1972), Kirkaldy-Willis et al. (1978), Benini (1986), Postacchini (1989) und Van Akkerveeken (1989). Genauere anatomische Untersuchungen zur Relation zwischen Facettenrand und Nervenwurzeln wurden an unserem anatomischen Institut von Haak (2011) durchgeführt. Osteophytäre Reaktionen von den Gelenkrändern, insbesondere vom medialen Rand der aszendierenden Facette (oberer Gelenkfortsatz des nächst tieferen Wirbels) mit entsprechender Kapselverdickung und mehr oder weniger ausgeprägter zystischer Erweiterung der Gelenkinnenhaut, schieben das (nicht verdickte) Lig. flavum medial gegen Dura und Nervenwurzeln. Laterale Gelenkrandveränderungen sind für die LSS pathogenetisch unbedeutend, wesentlich sind nur die arthrotischen Veränderungen an der aszendierenden Facette, weil diese im Wirbelkanal medial unmittelbar an Dura und Nervenwurzeln grenzt. Weil die aszendierende Facette maßgeblich an der Entstehung der LSS beteiligt ist, nennt man das Krankheitsbild auch **Syndrom der aszendierenden Facette.**

Arthrotisch veränderte aszendierende Facetten können an verschiedenen Stellen Spinalnerven und Nervenwurzeln komprimieren. Daraus resultieren polyradikuläre Symptome, selbst wenn nur ein Segment betroffen ist (■ Abb. 3.4). Drei Formen sind ursächlich:

- Eine Facette komprimiert eine Nervenwurzel und intrathekal lateral verlaufende Spinalnerven.
- Zwei Facetten komprimieren eine Nervenwurzel.
- Eine Facette komprimiert zwei Nervenwurzeln.

Kombinationen sind ebenfalls möglich.

3.5.1 Typ 1: eine Facette komprimiert eine Nervenwurzel und intrathekale Spinalnerven (■ Abb. 3.5)

Eine Facette komprimiert mit ihren Auflagen aus Kapsel, Synovialis und Lig. flavum die austretende Nervenwurzel im lateralen Rezessus und intrathekal lateral den Spinalnerven des nächst tieferen Segments, der, wie wir experimentell zeigen konnten (Fahim 2011), kurz vor ihrem Austritt aus dem Duralsack nur noch wenig Mobilität zeigt.

3.5.2 Typ 2: zwei Facetten komprimieren eine Nervenwurzel im Wirbelkanal und im Foramen intervertebrale (■ Abb. 3.6)

Im Wirbelkanal wird die Nervenwurzel vom medialen Rand einer Facette komprimiert. Beim Austritt aus dem Foramen intervertebrale wird diese Nervenwurzel zusätzlich durch die kraniale Spitze der Facette des nächst tieferen Wirbels komprimiert. Diese zweifache Wurzelkompression ist nur ab L4/5 aufwärts möglich, da die Facette S1 aufgrund der frontalen Ausrichtung keinen Druck nach medial ausübt. Aufgrund ihrer Ausrichtung

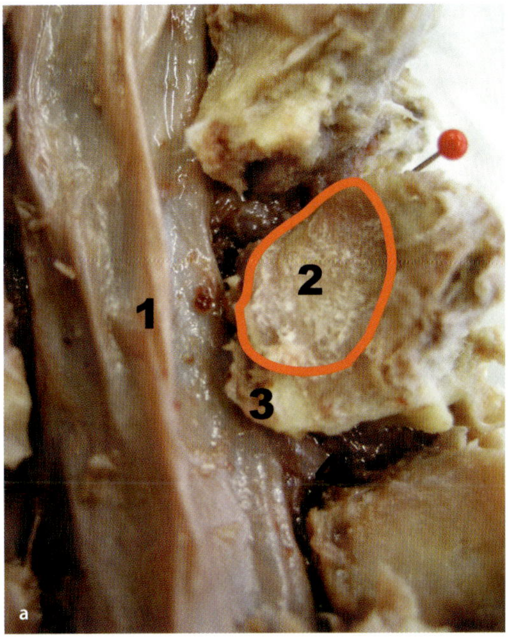

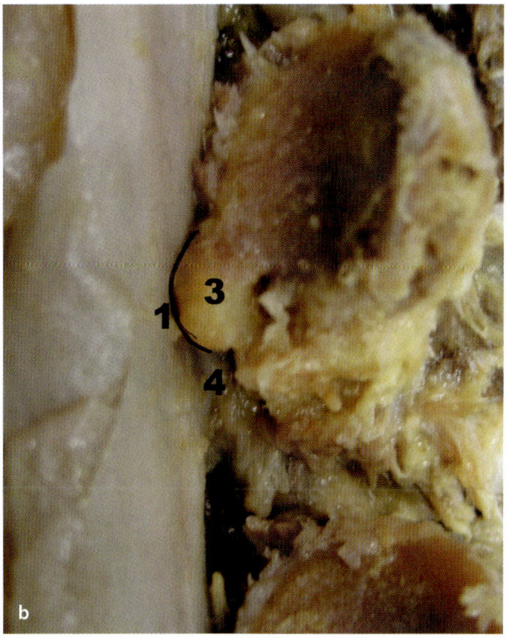

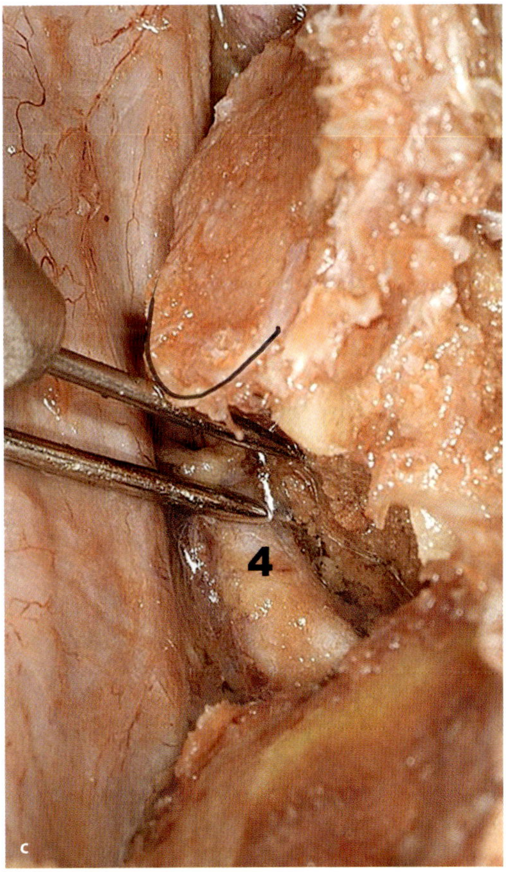

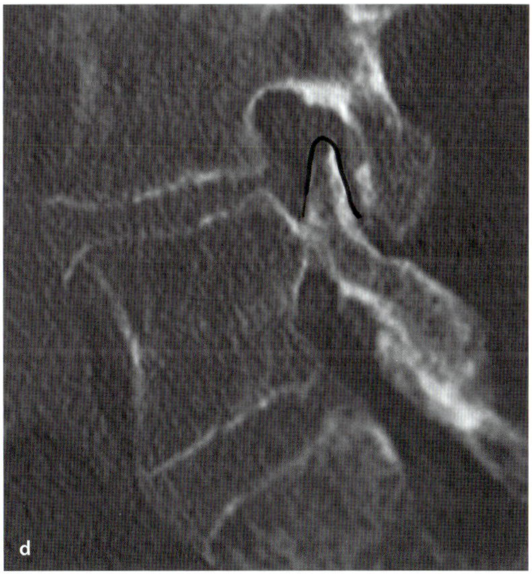

Abb. 3.4 a–d Blick auf den lateralen Rezessus L4/5 von dorsal nach Entfernung der Lamina L4 und der deszendierenden Facette L4. a Osteophyten am medialen und unteren Facettenrand überdecken größtenteils die Nervenwurzel L5, **b** Eindellung der Dura und der Nervenwurzel L5 durch mediale Osteophyten, **c** aszendierende Facette nach Resektion des medialen Randes (mit Instrument am lateralen Rand) der Nervenwurzel L5 im lateralen Rezessus, **d** CT einer lateralen Rekonstruktion mit hypertrophierter aszendierender Facette L5. *1* Dura, *2* Gelenkfläche, *3* Osteophyten, *4* Nervenwurzel L5

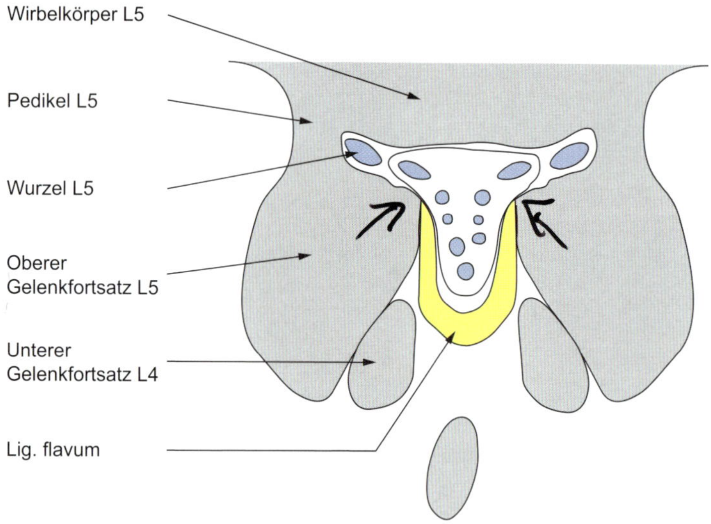

Abb. 3.5 Typ 1: Die aszendierende Facette L5 komprimiert die Nervenwurzel L5 im Recessus lateralis und den lateral verlaufenden intrathekalen Spinalnerven S1

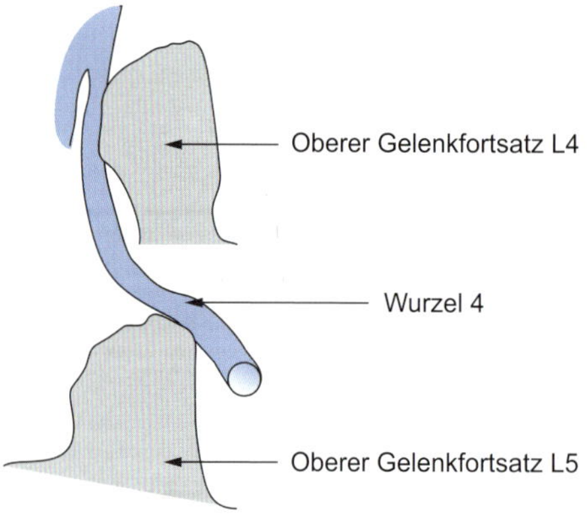

Abb. 3.6 Typ 2: zwei Facetten komprimieren eine Wurzel

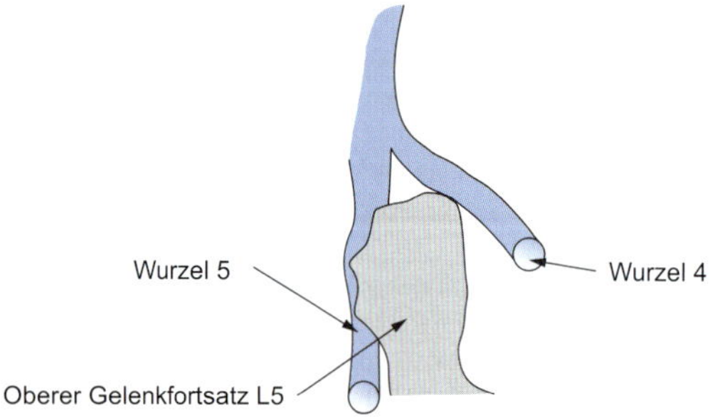

Abb. 3.7 Typ 3: eine Facette komprimiert zwei Wurzeln

und Kürze kontaktiert die Spitze der aszendierenden Facette S1 auch nicht die austretende Wurzel L5 im Foramen intervertebrale L5/S1.

3.5.3 Typ 3: eine Facette komprimiert zwei Wurzeln (Abb. 3.7)

Der mediale Rand der aszendierenden Facette komprimiert unmittelbar infradiskal die zum Teil noch intrathekal verlaufende traversierende Wurzel des gleichen Segments. Die Facettenspitze komprimiert im Foramen intervertebrale die austretende Wurzel des nächst höheren Segmentes.

3.6 Pathogenetische Konstellation bei symptomatischer LSS

Mehrfachkompressionen mit polyradikulärer Symptomatik sind dadurch möglich, dass neben dem Druck der arthrotisch verdickten Facette auf ausgetretene Nervenwurzeln medial und an der Spitze (Typ 2 und 3) zusätzlich noch eine Kompression intrathekal verlaufender Spinalnerven erfolgen kann (Typ 1). Hinzu kommt ggf. eine Protrusion der Bandscheibe, die Duralsack und Nervenwurzeln von ventral her bedrängt.

Diese pathogenetische Konstellation bei symptomatischer degenerativer Spinalkanalstenose ist am ehesten in den Segmenten L3/4 und L4/5 gegeben. Unmittelbar infradiskal bei L3/4 tritt die Wurzel L4 und bei L4/5 die Wurzel L5 aus dem Duralsack und läuft noch ein kleines Stück neben der Dura innerhalb des Wirbelkanals. Hier können diese Wurzeln durch den vergrößerten medialen Rand der jeweiligen aszendierenden Facette bedrängt werden. Weiter infradiskal, d. h. neben dem Pedikel unterhalb der Facette und unter dem Bogen, ist der Wirbelkanal wieder normal weit. Die jeweils austretende Wurzel L4 bzw. L5 neben dem Pedikel und alle intrathekal verlaufenden Spinalnerven haben ausreichend Platz. Im sog. Recessus lateralis ist nur der kraniale Teil von Bedeutung, der sich in Höhe der aszendierenden Facette befindet.

Die laterale Kompressionsstrecke für ausgetretene Nervenwurzeln im Wirbelkanal beträgt nach unseren Ausmessungen (Boudelal 2009) bei L4/5 im Durchschnitt 12 mm und bei L3/4 10 mm. Hier sind ggf. Bandscheibenprotrusionen wirksam. Durch zunehmendes Überlappen der Laminae von kaudal nach kranial schiebt sich bei L2/3 und höher der Gelenkkomplex relativ weiter nach kaudal, sodass ein Zusammentreffen von Bandscheibenprotrusion und lateraler Spinalkanalstenose nicht mehr gegeben ist (Boudelal 2009).

Bei L5/S1 befindet sich zwar der Gelenkkomplex in Bandscheibenhöhe, die im Wirbelkanal verlaufende und die Bandscheibe L5/S1 traversierende S1-Wurzel läuft wegen ihres vertikalen Verlaufs zum Foramen sacrale weiter medial und wird von den arthrotisch veränderten Facetten L5/S1 nicht tangiert. Außerdem sind die medialen Gelenkkanten durch die **frontale Ausrichtung der Gelenkflächen** nicht gegen Duralsack und Nervenwurzeln gerichtet, wie bei den darüberliegenden Segmenten L4/5 und L3/4. Insofern entfällt bei L5/S1 auch die Möglichkeit intrathekaler Spinalnervenkompressionen.

3.7 Facettenausrichtung

Von kranial und kaudal geht die sagittale Stellung der Gelenkflächen in eine frontale über. Die Flächen sind bogenförmig. Dabei ist der dorsale Teil der Gelenke an der oberen LWS mehr sagittal und der ventrale mehr frontal ausgerichtet (Putz 1976). In der oberen LWS sind nur Flexions- und Extensionsbewegungen, in der unteren LWS auch Torsionsbewegungen möglich. Kalichman et al. (2009) fanden einen signifikanten Zusammenhang zwischen sagittaler Ausrichtung der Facetten bei L4/5 und Arthrose sowie degenerativem Wirbelgleiten. Toyone et al. (2009) stellten bei ihren CT-Untersuchungen fest, dass bei degenerativem Wirbelgleiten besonders der kraniale Abschnitt der Facette sagittal ausgerichtet ist. Der Gelenkflächenwinkel zur Sagittalebene beträgt bei:

- L1/L2 und L2/3: 10°
- L3/4: 20°
- L4/5: 30°
- L5/S1: 60°

Die Wirbelgelenkflächen sind so ausgerichtet, dass der mediokraniale Teil der aszendierenden Facette nur bei L3/4 und L4/5 auf eine Nervenwurzel weist. Bei gelockertem Segment mit Ventralverschiebung des darüber gelegenen Wirbels (deg. Wirbelgleiten) wird der Wurzelkontakt mit der aszendierenden Facette noch intensiver.

Einige Hinweise zur pathogenetischen Wirkung der aszendierenden Facette bzw. des oberen Gelenkfortsatzes bei der lumbalen Spinalkanalstenose finden sich in der Literatur: Schmorl u. Junghanns (1932) zeigen bei der Beschreibung der Pseudospondylolisthese, dem degenerativen Wirbelgleiten, unter Hinweis auf die außerordentlich starke Arthrosis deformans im betroffenen Segment die in das Zwischenwirbelloch hineinragende Zacke des (oberen) Gelenkfortsatzes.

Epstein et al. (1972) beschreiben eine Nervenwurzelkompression im lateralen Rezessus durch den oberen Gelenkfortsatz und bezeichnen die daraus resultierende Ischialgie als »superior facet syndrome«.

In ihrer Übersichtsarbeit zur Pathogenese der lumbalen Spinalkanalstenose verweisen Kirkaldy-Willis et al. (1978) auf die Verschiebung des oberen Gelenkfortsatzes nach ventral und kranial bei degenerativer Segmentlockerung mit Wirbelverschiebung. Dabei kommt es zur Einengung des lateralen Rezessus medial des Foramen intervertebrale.

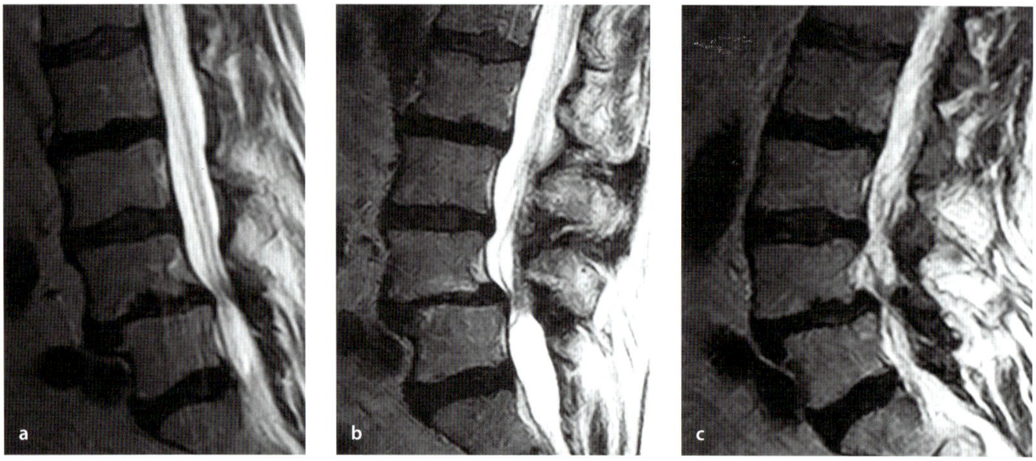

Abb. 3.8 a–c Upright-MRT bei LSS mit Spondylolisthese. **a** Flexion: der Wirbelkanal erweitert sich, **b** Neutralstellung, **c** Extension: Wirbelkanaleinengung. Trotz der eindrucksvollen Abbildungen ist für die Therapie nur die klinische Symptomatik entscheidend (Mit freundlicher Genehmigung von Dr. M. Schräder, Upright-MRT, Köln)

Hinweise zur Ausrichtung der Gelenkfacetten als Ursache der Nervenwurzelkompression finden sich bei Babin (1977) und Benini (1986): Nicht sagittal, sondern mehr frontal gerichtete Gelenke, die weit medial in den Spinalkanal reichen, sind in der Regel mit einem engen Recessus lateralis verbunden. Obere Gelenkfortsätze zeigen vor allem am kranialen Pol die meisten arthrotischen Veränderungen, weil dort der untere Gelenkfortsatz bei Flexion den größten Druck ausübt (Tischer et al. 2006). Die daraus resultierenden Osteophyten sind wesentliche Ursache der degenerativen lumbalen Spinalkanalstenose.

Form des Wirbelkanals, Pedikelbreite und -länge sowie Facettenausrichtung sind individuell verschieden und anlagebedingt, insofern ist für die Entstehung der lumbalen Spinalkanalstenose ein genetischer Faktor maßgeblich.

3.8 Flexion – Extension

Klinische und experimentelle Untersuchungen zeigen, dass sich der lumbale Wirbelkanal bei Flexion (Inklination, Kyphosierung, Vorneigung) erweitert und bei Extension (Reklination, Lordosierung, Rückneigung) verengt (Abb. 3.8).

Bei der funktionellen **Myelographie** lassen sich die Volumenverhältnisse im Wirbelkanal und in den Foramina intervertebralia bei Flexion und Extension darstellen (Mayoux-Benhamou et al. 1984, Schumacher 1986). Ooi et al. (1990) beobachteten in **myeloskopischen Untersuchungen** von Patienten mit lumbaler Spinalkanalstenose das Verhalten von intrathekalen Nerven und Gefäßen bei Körperpositionswechsel, u. a. auch bei Flexion und Extension.

Epidurale Druckmessungen von Takahashi et al. (1995) zeigten bei Patienten mit LSS einen erhöhten Druck bei aufrechter, extendierter Haltung, der sich bei leichter Flexion reduzierte. Inufusua et al. (1996) ermittelten bei ihren **anatomischen Untersuchungen**, dass sich Querdurchmesser, mittlerer Sagittaldurchmesser und lateraler unter dem Wirbelgelenk gelegener Sagittaldurchmesser bei Flexion signifikant vergrößerten. Eine Extension bewirkte eine signifikante Verkleinerung aller 3 Durchmesser.

MRT-Untersuchungen ergaben eine Vergrößerung des Wirbelkanals bei Flexion und Verkleinerung bei Extension (Chung et al. 2000, Wei et al. 2008).

Schwert (2009) führte in unserem biomechanischen Labor **intrathekale Volumenmessungen** an Wirbelsäulenpräparaten mit Spinalkanalstenose bei Flexion und Extension durch. Dabei zeigte es sich, dass der Volumeneffekt mit Erweiterung bei

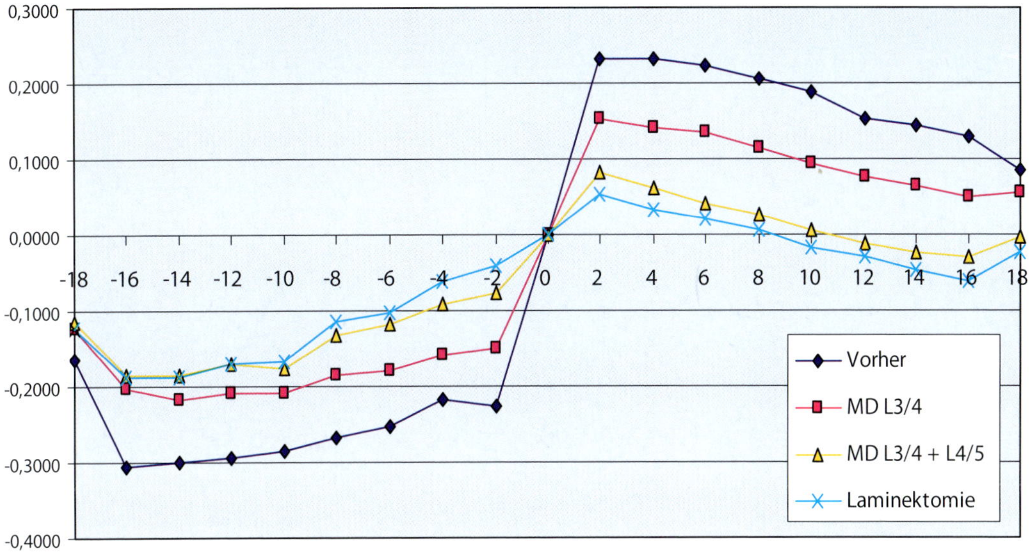

Abb. 3.9 Intrathekale Volumenmessungen an Wirbelsäulenpräparaten mit Spinalkanalstenose in verschiedenen Flexions- und Extensionsstellungen. Der Volumeneffekt mit Erweiterung bei Flexion und Verengung bei Extension tritt schon bei 2–4° auf. Dies gilt für nicht operierte Stenosen (dunkelblaue Kurve), nach Mikrodekompression (rosa und gelbe Kurve) und nach Laminektomie (hellblaue Kurve) (Nach Krämer et al. 2002)

Flexion und Verengung bei Extension gleich zu Beginn der Bewegung schon bei wenigen Graden (2–4°) eintritt und dann nachlässt (Abb. 3.9). Das heißt:

> **Schon geringe Haltungsänderungen zur Abflachung der Lendenlordose reichen aus, um Patienten mit Spinalkanalstenosesyndrom eine Erleichterung zu verschaffen. Umgekehrt führt schon eine geringe Akzentuierung der Lendenlordose (Stehen, Überkopfarbeiten) zu vermehrten Beschwerden.**

Mit Flexion und Extension ändern sich auch die **Stellung der Wirbelgelenkfacetten** und damit das Größenverhältnis im lateralen Rezessus. Bei Extension, der Lordosierung, nähert sich der mediokraniale Anteil der aszendierenden Facette der ausgetretenen Nervenwurzel in den Segmenten L3/4 und L4/5. Bei Flexion, der Kyphosierung, entfernt sich die Facette wieder von der Nervenwurzel. Arthrotisch vergrößerte Facetten und entzündlich verdickte Nervenwurzeln verstärken den Kontakt. Bei segmentaler Instabilität tritt neben der Kranialbewegung der aszendierenden Facette eine Ventralverschiebung ein (Kirkaldy-Willis 1978). Der Einfluss von Flexion und Extension auf die Stellung der Wirbelgelenkfacetten ist wesentliche Grundlage für die konservative und operative Therapie der lumbalen Spinalkanalstenose.

Diagnostik

4.1 Anamnese und Befunde

Die Diagnose degenerative lumbale Spinalkanalstenose stellt der Erfahrene schon nach kurzem Kontakt mit seinem Patienten:

- Älterer Mensch
- Leicht nach vorn gebeugte Haltung, kein Hinken
- Rücken- und Beinbeschwerden beim Stehen und Gehen
- Erleichterung beim Sitzen

Erhärtet wird der **Verdacht** durch weiteren Dialog. Gerade bei diesem Krankheitsbild muss man zum »Fanatiker der Anamnese« werden – speziell im Hinblick auf die Differenzialdiagnose: PAVK (periphere arterielle Verschlusskrankheit), Polyneuropathie und Koxarthrose. Hier hilft auch der Untersuchungsbefund: Fußpulse und Bewegungsprüfung der Hüfte. Für die Diagnose LSS ergeben sich kaum Befunde: der Lasègue-Test ist in der Regel negativ, der neurologische Befund normal.

Gesichert wird die Diagnose LSS im MRT oder CT mit den typischen Einengungen des Wirbelkanals. Bei eindeutigen Einengungen des Wirbelkanals in den bildgebenden Verfahren ist die Diagnose Spinalkanalstenoseerkrankung erst dann gegeben, wenn entsprechende klinische Symptome vorhanden sind. Selbst bei ausgeprägten Befunden im MRT oder CT, die evtl. bei anderen Untersuchungen zufällig entdeckt werden, kann ein unbegrenztes Stehen und Gehen ohne Rückenschmerzen möglich sein. Man spricht von einer kompensierten Spinalkanalstenose.

Die symptomatische bzw. dekompensierte lumbale Spinalkanalstenose ruft Beschwerden hervor, die sich weitgehend nach den pathologisch anatomischen Veränderungen (▶ Kap. 3) einordnen lassen. Danach ergeben sich mono- und multisegmentale Symptomverteilungen.

Monosegmentale Stenose L4/5 mit ein- oder beidseitiger L5- und S1-Radikulopathie ist die häufigste Form der LSS. In 10 % der Fälle besteht ein degeneratives Wirbelgleiten. Frauen sind häufiger betroffen. Die austretende L5-Wurzel und die laterale intrathekale S1-Wurzel sind symptomatisch. Schmerzen und Kribbelparästhesien strahlen ein- oder beidseitig über das Gesäß zur Hinteraußenkante des Ober- und Unterschenkels. Schmerz und Parästhesieband sind nicht immer komplett, sondern können sich auch **inselförmig**, z. B. nur am Unterschenkel oder Fuß, bemerkbar machen.

> **Kasuistik** (◘ Abb. 4.1)
> 75-jährige Patientin mit Rücken und Beinbeschwerden. Schmerzausstrahlung über die hintere Außenseite beider Beine. Schmerzfreie Gehstrecke 400–500 m. Stehen und Gehen verschlimmert, Sitzen erleichtert die Beschwerden. Medikamenteneinnahme gelegentlich.
> Nach konservativer Behandlung, einschließlich 3 epiduraler Injektionen, ist die Patientin nahezu beschwerdefrei. Weiterhin LSS-Rückenschule.
> **Kommentar**: Die dekompensierte LSS L4/5 wird durch lokale antiphlogistische Maßnahmen wieder in einen kompensierten Zustand versetzt. Die erreichte Besserung stabilisiert sich durch Verhaltenstraining und Flexionsgymnastik. Außerdem kann die Patientin aufgrund des günstigen Spontanverlaufs (▶ Kap. 5) mit einer weiteren Besserung rechnen.

Multisegmentale Stenose besteht meistens bei L4/5 und L3/4. Wegen Beteiligung mehrerer Nervenwurzeln intra- und extrathekal kommt es eher zu diffusen Beschwerden in den Beinen, evtl. auch nur der Vorderseite des Oberschenkels. Hauptsächlich werden Schmerzen und Gefühlsstörungen an der Hinteraußenseite des Oberschenkels und an der Vorderaußenseite des Unterschenkels angegeben, gefolgt von der Gesäß- und Fußaußenseite (◘ Abb. 4.2).

Dominierend bei den Beschwerdeangaben sind Rücken- und Beinschmerzen mit Gefühlsstörungen, Schwere- und Kraftlosigkeit in den Beinen verbunden mit einer entsprechenden Gehbehinderung. In fortgeschrittenen Fällen können auch nachts Beinbeschwerden als »Restless-legs«-Syndrom auftreten.

Die Summe der Symptome wird als **Claudicatio spinalis** bezeichnet, weil sie sich erst beim Zurücklegen bestimmter Wegstrecken bemerkbar machen. Sie ist ein spezifisches Zeichen der LSS. Ein Stehenbleiben lindert nicht wie bei der vaskulären Claudicatio die Beschwerden, sondern erst ein Vornüberneigen des Rumpfes. Durch Hinsetzen

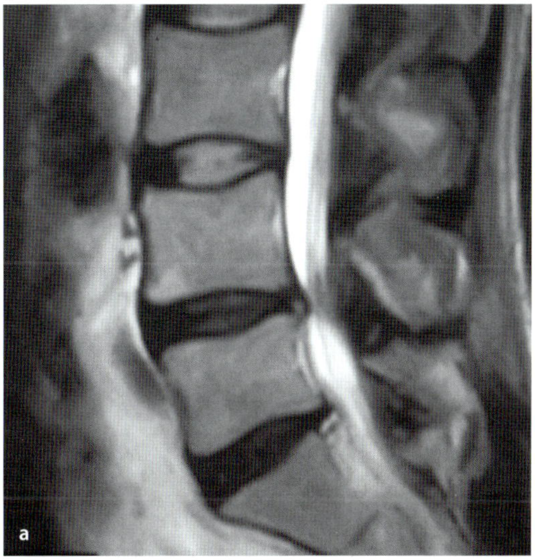

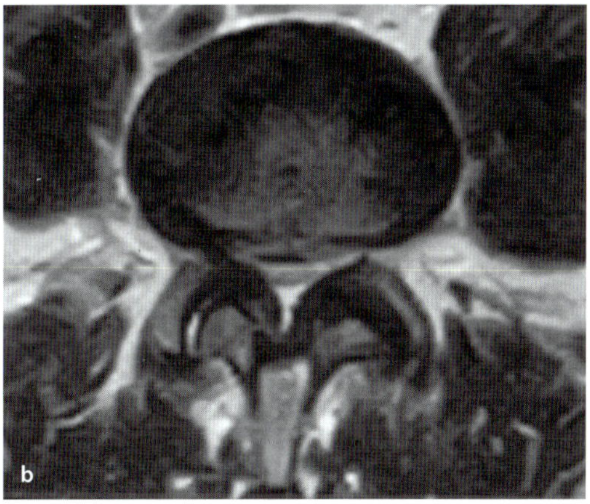

Abb. 4.1 a, b Monosegmentale Stenose L4/5 im MRT. **a** Sagittalschnitt, **b** Vergrößerung der aszendierenden Facette und der Gelenkkapsel (Kapsulitis) im Axialschnitt

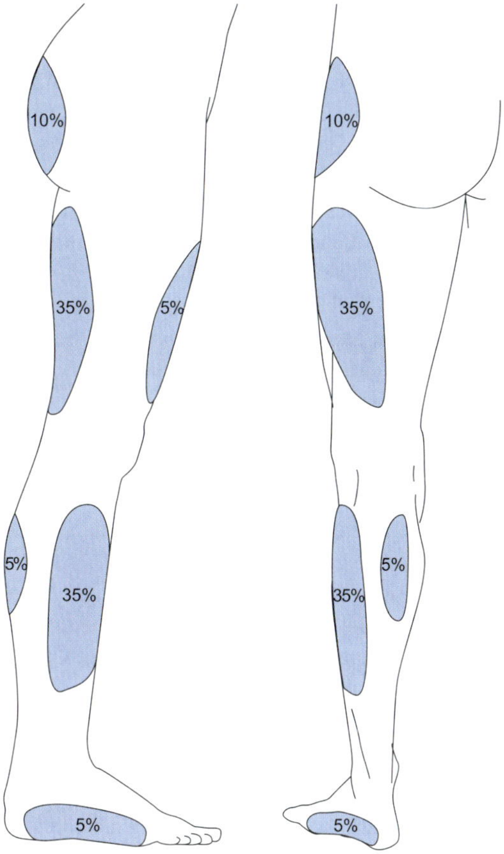

Abb. 4.2 Prozentuale Verteilung (Inseln) für Schmerzen und Gefühlsstörungen bei LSS. Betroffen sind vorwiegend die Segmente L5 und S1

verschwinden die Beschwerden sofort, daher merken sich die Betroffenen oft genau die Parkbänke oder andere Sitzmöglichkeiten auf ihren Wegstrecken. PAVK-Patienten erfahren eine Besserung ihrer Beschwerden, wenn sie einfach stehen bleiben (Schaufensterkrankheit), was bei Patienten mit Spinalkanalstenose nicht der Fall ist – es sei denn, sie nutzen die Gelegenheit, einmal in die tiefe Hocke zu gehen, was ihnen dann Erleichterung bringt.

Gehen mit leichter Rumpfvorneigung bringt Besserung. Schon beim beschleunigten Gehen tritt dieser Effekt ein. Langsames Gehen, Schlendern, Einkaufsbummel, Museumsbesuche (ohne Sitzgelegenheiten) sind ungünstig. Der in der Literatur viel beschriebene Unterschied zwischen bergauf (günstig) und bergab (ungünstig) gehen lässt sich bei den meisten Anamneseerhebungen nicht bestätigen. Eher findet sich die Aussage, dass treppauf angenehmer ist als treppab zu laufen.

Die schmerzfrei zurücklegbare Wegstrecke wird in Metern angegeben. Schulte et al. (2010) beschreiben einen Step Watch Activity Monitor (SAM), um die Wegstrecke zu dokumentieren, z. B. vor und nach einer Dekompressionsoperation.

Gehwagen und Rollator sind probate Hilfsmittel, weil sie neben der leichten Vorbeugung auch eine Abstützung des Rumpfes ermöglichen und meist eine Sitzgelegenheit bieten (▶ Abschn. 7.1.2).

Neurologische Ausfälle wie beim lumbalen Bandscheibenvorfall bestimmen nicht das Krankheitsgeschehen oder die Indikation zur Operation bei der lumbalen Spinalkanalstenose. Akut auftretende Paresen sind eher auf einen hinzugekommenen Bandscheibenvorfall oder auf eine Synovialzyste als auf die eigentliche LSS zurückzuführen. Wenn bei einer LSS **Blasenentleerungsstörungen** angegeben werden, so sind sie bei den meist älteren Menschen nicht auf die LSS, sondern auf andere Ursachen zurückzuführen (McCulloch u. Young 1998, Sheehan et al. 2001, Miyamoto et al. 2002). Die LSS-Patienten berichten nicht, dass Miktionsdrang und Inkontinenz mit den typischen Rücken- und Beinbeschwerden nach einer bestimmten Wegstrecke einhergehen.

Trotz der oft eindrucksvollen Einengung des Wirbelkanals im CT und MRT gehört eine **Conus-cauda-Symptomatik** nicht zum typischen Krankheitsbild der LSS (McCulloch u. Young 1998, Postacchini 1989, Richter et al. 1999, Porter 2000, Krämer u. Ludwig 2004, Schulte et al. 2006). Die Spinalnerven S2 bis S5 verlaufen zentral im Duralsack und werden von den meist lateralen Einengungen nicht tangiert. Die medialen Spinalnerven sind außerdem wesentlich mobiler als die lateralen, die sich kurz vor ihrem Austritt aus dem Duralsack befinden (Fahim 2011).

4.2 Klassifikation der lumbalen Spinalkanalstenose – Schweregrade

Für den praktischen Gebrauch mit Konsequenzen für die Therapie ist eine Klassifikation nach **morphologischen Kriterien** (Postacchini 1989, Benini 1993) nicht angebracht, weil keine Korrelation zur klinischen Symptomatik besteht. Selbst stärkste Einengungen mit kleinem Wirbelkanaldurchmesser können keine oder nur geringe Beschwerden verursachen.

Klinische Kriterien bestimmen den Schweregrad der lumbalen Spinalkanalstenose (◘ Tab. 4.2). Dabei dominieren die Symptome Schmerz, Kribbelparästhesien und die Wegstreckenbegrenzung. Seltener kommen neurologische Ausfälle hinzu. Zur Klinik gehören auch Komorbiditäten wie Diabetes, Durchblutungsstörungen, Arthrosen, die bei älteren Menschen häufig anzutreffen sind und in die Gesamtbeurteilung mit einbezogen werden müssen.

4.2.1 LSS Schweregrad 1

Bei der leichtesten Form der LSS bestehen nur mäßige Schmerzen (Visuelle Analogskala [VAS] 1–3, ◘ Tab. 4.1) mit gelegentlich auftretender Kraftlosigkeit und Kribbelparästhesien in einem oder beiden Beinen. Analgetika werden selten deswegen eingenommen. Die typischen Beschwerden treten nach über 500 m Wegstrecke auf und sind dann auch noch erträglich.

LSS Schweregrad 1

- Schmerzen mäßig (VAS 1–3)
- Analgetika selten
- Kribbelparästhesien und Kraftlosigkeit gelegentlich
- Symptomfreie Wegstrecke über 500 m

Die Möglichkeit, eine Wegstrecke von über 500 m noch beschwerdefrei zurücklegen zu können, ist das Ziel der konservativen und operativen Behandlung. Mit der LSS-Rückenschule soll dieses Beschwerdeniveau gehalten und möglichst noch verbessert werden.

◘ **Tab. 4.1** Visuelle Analogskala (VAS)

Schmerzen	Keine	Mäßig	Mittel	Stark	Unerträglich
Punkte	0	1–3	4–6	7, 8	9, 10

4.2.2 LSS Schweregrad 2

Mittelgradige Schmerzen (VAS 4–6) erfordern schon häufiger Analgetika, die symptomfreie Wegstrecke liegt unter 500 m. Schon nach kurzer Wegstrecke treten Schmerzen, Kribbelparästhesien und Kraftlosigkeit auf, die sich bei weiterem Gehen und Stehen steigern. Die Patienten sind dann gezwungen, sich hinzusetzen. Der Aktivitätsradius auch beim alten Menschen ist eingeschränkt. Die Betroffenen meiden Spaziergänge, Einkäufe, soziale Kontakte und erfahren eine Einschränkung ihrer Lebensqualität. LSS-2-Patienten sind eigentlich Operationskandidaten.

LSS Schweregrad 2

- Schmerzen mittelgradig, zeitweise stark (VAS 4–6)
- Analgetika häufig
- Kribbelparästhesien und Kraftlosigkeit häufig
- Symptomfreie Wegstrecke unter 500 m

4.2.3 LSS Schweregrad 3

Schmerzen, Parästhesien und Kraftlosigkeit in den Beinen treten sofort nach dem Aufstehen bei den ersten Schritten auf. Die Beschwerden sind damit unerträglich (VAS 9–10). Medikamentös lässt sich der Zustand nur wenig beeinflussen. CT und MRT zeigen bei dieser Symptomatik in der Regel eine hochgradige Einengung des Wirbelkanals. Bei Schweregrad 3 sind auch die eher selten vorkommenden neurologischen Ausfälle mit Paresen wichtiger Muskeln (z. B. akuter Fallfuß) einzuordnen.

LSS Schweregrad 3

- Schmerzen unerträglich
- Analgetika regelmäßig
- Kribbelparästhesien, Kraftlosigkeit sofort nach dem Aufstehen
- Symptomfreie Wegstrecke unter 5 m

Bei LSS-3-Patienten besteht eine absolute Indikation zur Operation. Eine Niveauverschiebung durch konservative Maßnahmen ist nicht zu erwarten.

4.2.4 Mischformen – Komorbiditäten

Nicht alle Krankheitserscheinungen der degenerativen lumbalen Spinalkanalstenosen lassen sich nach dem Schweregradschema einordnen. Mit der zahlenmäßigen Darstellung der Schmerzen nach der visuellen Analogskala und der Wegstreckenbegrenzung in Metern ergeben sich gewisse Anhaltspunkte.

> **Schmerzen und Wegstreckenbegrenzung müssen nicht immer korrelieren.**

Es gibt z. B. eine früh einsetzende Kraftlosigkeit oder Kribbelparästhesien ohne starke Schmerzen, die zum Hinsetzen zwingen. Die jeweils stärkere Symptomatik bestimmt die Eingruppierung: Schmerz unerträglich bei Wegstrecke über 5 m entspricht einem LSS 3, eine Wegstrecke unter 5 m wegen Kraftlosigkeit bei leichtem oder mittelgradigem Schmerz ist ebenfalls LSS 3.

Im Verlauf einer LSS (▶ Kap. 5) können sich **Symptomschwankungen** ergeben, z. B. durch Bandscheibenprotrusion oder aktivierte Arthrosen

Tab. 4.2 Schweregrade der LSS

Schweregrad	Schmerz (VAS)	Analgetika	Schmerzfreie Wegstrecke [m]
1	Mäßig (1–3)	Selten	>500
2	Mittelgradig bis stark (4–8)	Häufig	<500
3	Unerträglich (9–10)	Regelmäßig	<5

der Wirbelgelenke. Damit verschiebt sich vorübergehend der Schweregrad. Symptome von **Komorbiditäten** wie eine diabetische Polyneuropathie oder arterielle Durchblutungsstörungen können neben Schmerzen und Wegstreckenbegrenzung der LSS vorhanden sein und damit das Gesamtkrankheitsbild mitbestimmen.

4.3 Bildgebende Diagnostik

Zur Diagnose der lumbalen Spinalkanalstenose gehört der Nachweis im CT oder MRT. Nur auf Transversalschichten hat man Einblick in den Wirbelkanal. Eine Spinalkanalstenose liegt vor, wenn der Sagittaldurchmesser des Wirbelkanals weniger als 12 mm beträgt.

Röntgenaufnahmen der LWS stehen in der Routinediagnostik am Anfang und dienen in erster Linie der Differenzialdiagnose bei älteren Menschen mit Kreuzschmerzen zum Ausschluss von Tumoren, Entzündungen und Frakturen. Bei Verdacht auf Spinalkanalstenose sollten die Aufnahmen gleich im Stehen durchgeführt werden, um Segmentinstabilitäten und Wirbelverschiebungen zu erkennen. Flexions-/Extensionsaufnahmen können ggf. gleich angeschlossen werden. Bei Liegendaufnahmen der LWS werden 15 % der degenerativen Wirbelverschiebungen übersehen (Delank et al. 2004). Alternativ können zusätzlich zur Standardröntgenaufnahme a.p.- und seitliche Funktionsaufnahmen in Flexion und Extension im durchgeführt werden (◘ Abb. 4.3, ◘ Abb. 4.4).

Zur **radiologischen Diagnostik der Instabilität** gibt es zahlreiche Arbeiten immer mit dem Hinweis, dass damit noch keine Aussage zur Klinik bzw. OP-Indikation gegeben ist (Pope et al. 1980, Farfan 1996, Krismer et al. 1996). White und Panjabi (1978) sprechen von einer **klinischen Instabilität**, wenn die radiologisch feststellbare vermehrte Beweglichkeit in einem oder mehreren Segmenten mit entsprechenden Beschwerden verbunden ist. Dabei sind Instabilitätsbeschwerden schwer zu definieren. Nach Schulte et al. (2006) hat sich orientierend das Verhältnis der Kreuzschmerzkomponente im Vergleich zur Beinschmerzkomponente als hilfreich erwiesen: Der Kreuzschmerz ist eher der Segmentinstabilität, der Beinschmerz der Rezessusstenose zuzuordnen. Wiederum kann durch eine instabilitätsbedingte Wirbelverschiebung auch eine Nervenwurzel in Bedrängnis geraten. Bei der Beurteilung einer radiologisch gesicherten segmentalen Instabilität besteht nach wie vor eine erhebliche diagnostische Unschärfe (Delank et al. 2004), die vor allem die präzise Indikation zur Wahl zwischen reiner Dekompressionsoperation und Dekompression plus Fusion erschwert (▶ Kap. 9).

Die **Magnetresonanztomographie** (◘ Abb. 4.5) hat bei der bildgebenden Diagnostik der lumbalen Spinalkanalstenose die Computertomographie

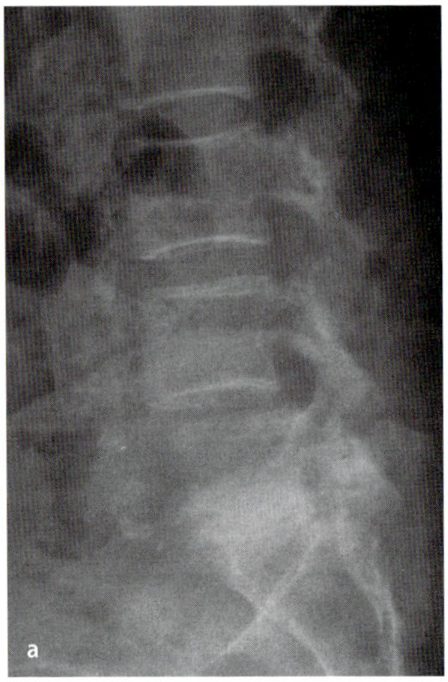

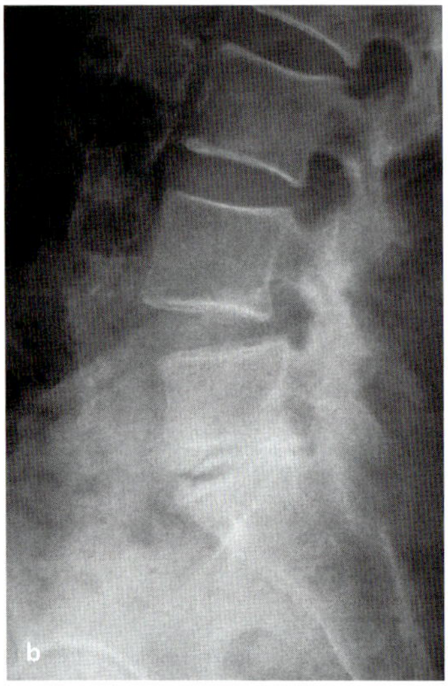

◘ **Abb. 4.3 a, b 68-jähriger Patient mit unerträglichen, therapieresistenten Kreuz- und Beinschmerzen, Wirbelverschiebung in den seitlichen Funktionsaufnahmen bei LSS 4/5. a** Flexion, **b** Extension. Disposition: Dekompression plus Fusion

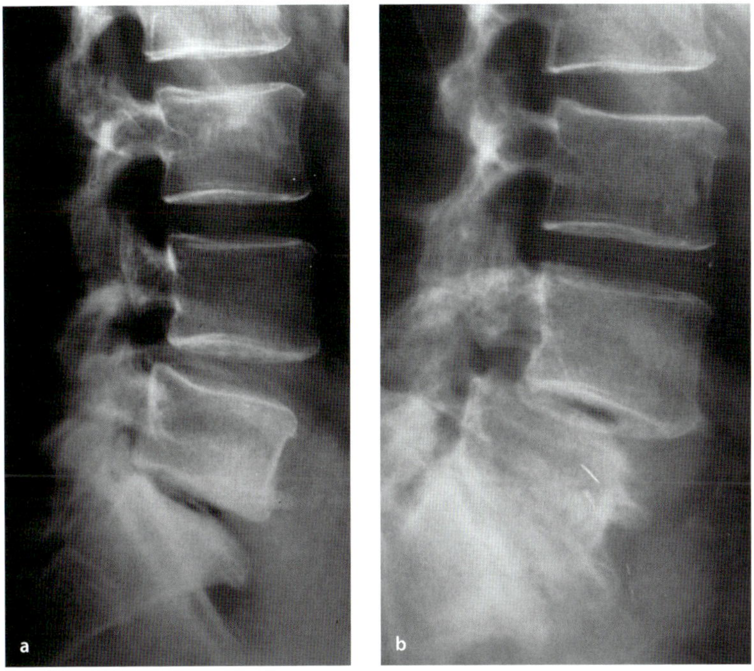

Abb. 4.4 a Patient mit 45 Jahren in Behandlung wegen bandscheibenbedingter Beschwerden, **b** derselbe Patient mit 62 Jahren hat jetzt ein degeneratives Wirbelgleiten mit Spinalkanalstenose

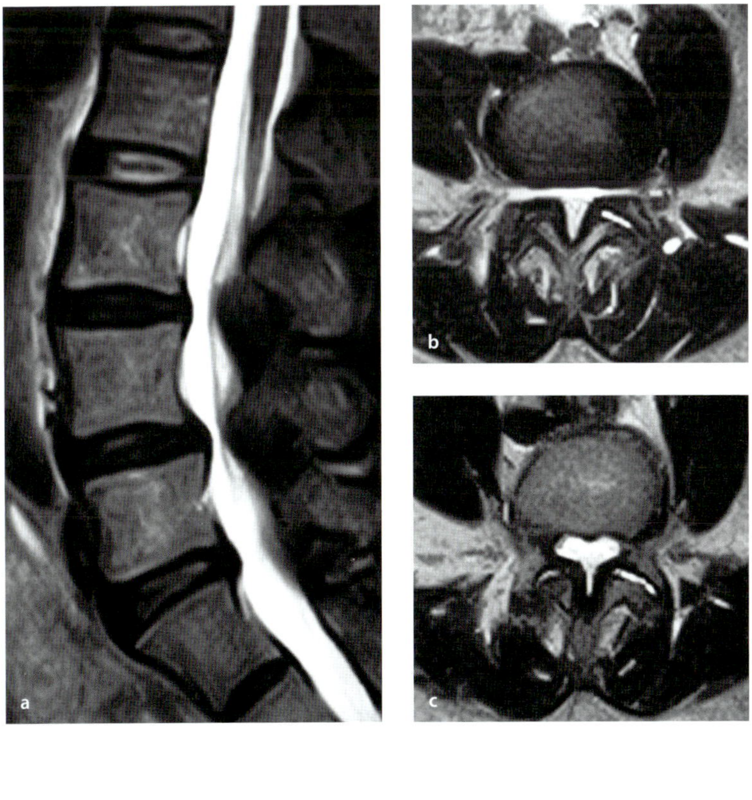

Abb. 4.5 a–c 68-jährige Patientin mit mäßiger Einengung in der diskalen Ebene L4/5 und L3/4. a Sagittalschnitt: das Segment L4/5 zeigt ein geringradiges Wirbelgleiten mit Facettitis, links ausgeprägter als rechts, **b** diskale Ebene(axial), **c** infradiskale Ebene(axial). Disposition: bei mäßiggradigen Beschwerden konservative Behandlung

einschließlich der kombinierten Myelographie und Computertomographie (MyeloCT) weitgehend verdrängt. Die praktischen Vorteile beim MRT sind offensichtlich:

- Umfassende Aussagekraft
- Keine Invasivität
- Keine Strahlenbelastung
- Inzwischen überall verfügbar
- Rasche Durchführung
- Knochen *und* Weichteile werden dargestellt
- Die ganze LWS wird abgebildet
- Möglichkeit zur MRT in Myelographietechnik

Dem stehen einige Nachteile gegenüber:

- Die Kosten sind immer noch zu hoch
- Nach Operation mit Metallimplantaten Probleme mit Artefakten
- Bei Herzschrittmacher bedingt einsetzbar
- Die Untersuchung erfolgt in der Regel im Liegen

Besonders wenn es um die Abgrenzung der zur Dekompensation der LSS führenden Gewebe geht, ist das MRT allen anderen Verfahren (CT, Myelographie) überlegen. Nur im MRT lassen sich darstellen:

- Verdickungen der Wirbelgelenkkapsel
- Fältelung des Lig. flavum
- Synovialitis im Wirbelgelenk mit Gelenkerguss
- Nervenwurzelödem, Radikulitis

Aus den Befunden im Weichteilbereich ergibt sich häufig der therapeutische Ansatz:

- Aktivierte Arthrose: Facetteninfiltration
- Synovialzyste: Punktion, Operation
- Radikulitis: gezielte periradikuläre Infiltration, ggf. Mikrodekompression

Mit der **MR-Myelographie** gelingt es, Abbildungen des Duralsacks und der Nervenwurzeltaschen zu erhalten, wie man sie von der konventionellen Kontrastmittelmyelographie kennt. Kontrastmittel sind bei der MRT in Myelographietechnik nicht erforderlich. Funktionsaufnahmen sind allerdings in der Routinediagnose nicht üblich.

Beim **MRT unter Belastung im Liegen** wird mit einem metallfreien Zuggurtungssystem ein axialer Druck vom halben Körpergewicht auf die unteren Wirbelsäulenabschnitte ausgeübt (Danielson et al. 1998, 2001, Willen et al. 1997, 2001). Bandscheibenprotrusionen wölben sich dann ggf. stärker hervor. Mit dem Ineinanderschieben der Gelenkfacetten verkleinert sich auch der Wirbelkanaldurchmesser. Die Verdickung des Lig. flavum durch Fältelung nimmt zu (► Abschn. 3.1). Hansson et al. (2009) stellten bei ihren MRT-Untersuchungen unter Belastung fest, dass die Einengung des Wirbelkanals bei Spinalkanalstenose mehr durch das sich vorwölbende Lig. flavum als durch eine Verstärkung der Bandscheibenprotrusion eintritt. Diese Beobachtung bestätigt das Vorgehen, bei der Mikrodekompression in erster Linie die dorsalen Strukturen zu entfernen und eine Bandscheibenprotrusion zu belassen (► Abschn. 9.3).

Das MRT mit stehendem Patienten, das sog. **MRT-Upright**, erlaubt neben der damit verbundenen axialen Belastung auch Funktionsaufnahmen bei Flexion, Extension, Seitneigung und Rotation. Es handelt sich um ein offenes Gerät mit geringer Magnetfeldstärke. Außer der fehlenden Strahlenbelastung besteht kein besonderer Vorteil gegenüber der radiologischen Funktionsdiagnostik bei Segmentinstabilität.

Bei Bandscheibenprotrusionen und Spinalkanalstenosen gibt es Möglichkeiten zur Darstellung des Befundes bei axialer Belastung mit Flexion/Extension. Über Erfahrungen berichten Ferreiro et al. (2007), Madsen et al. (2008) und Beyer et al. (2009). Aufwand und Kosten stehen einem routinemäßigen Einsatz entgegen.

4.4 Differenzialdiagnose und Komorbiditäten

4.4.1 Bandscheibenvorfall

Rückenschmerzen mit Beinausstrahlung und Gefühlsstörungen sind auch die führenden Symptome beim lumbalen Bandscheibenvorfall. Die Schmerzen treten eher plötzlich auf und verstärken sich im Gegensatz zur LSS beim Husten, Niesen und Pressen. Der wesentliche Unterschied ergibt sich beim Stehen, Gehen und Sitzen: LSS-Patienten können besser sitzen, Bandscheibenpatienten besser gehen und stehen. Die übrigen Unterschiede (■ Tab. 4.3) sind nicht immer so deutlich, ergeben aber in der

Tab. 4.3 Differenzialdiagnose: lumbale Spinalkanalstenose – Bandscheibenvorfall

	LSS	Bandscheibenvorfall
Alter	>60	30–50
Beginn	Schleichend	Plötzlich
Gehstrecke	Eingeschränkt	Normal
Stehen und Gehen	Schlecht	Normal
Sitzen	Angenehm	Unangenehm
Rumpfvorbeugung	Angenehm	Unangenehm
Husten, Niesen, Pressen	Ohne Wirkung	Verstärkt Schmerzen
Neurologische Ausfälle	Selten	Häufig
Lasègue-Test	Negativ	Positiv

Gesamtheit klinisch einen eindeutigen Verdacht, der dann im bildgebenden Verfahren, meistens im MRT, bestätigt wird.

Komorbidität: Bandscheibenvorfall und LSS

Bei einer bekannten Spinalkanalstenoseerkrankung kann auch bei älteren Menschen ein Bandscheibenvorfall hinzukommen. Eine bis dahin leichte Form der LSS mit erträglichen Rücken- und Beinbeschwerden steigert sich plötzlich zu stärksten Schmerzen, ischiatischer Fehlhaltung und positivem Lasègue-Test. Bei der relativen Raumenge im Wirbelkanal reichen schon kleine Bandscheibenvorfälle aus, um erhebliche Beschwerden zu verursachen. Bei der operativen Entfernung des Bandscheibenvorfalls erfolgt dann gleichzeitig die Erweiterung des Spinalkanals.

4.4.2 Arterielle Durchblutungsstörungen

Unter den nicht vertebragenen Erkrankungen sind die Symptome arterieller Durchblutungsstörungen in den Beinen als Claudicatio intermittens (vaskulär) denen der lumbalen Spinalkanalstenose als Claudicatio spinalis (neurogen) am ähnlichsten. Beide treffen ältere Menschen, die nach einer bestimmten Wegstrecke nicht mehr weitergehen können, weil sie Schmerzen und Kribbelgefühle in den Beinen verspüren. Patienten mit arteriellen Durchblutungsstörungen bleiben einfach stehen (Schaufensterkrankheit), um eine Besserung zu erfahren. Dies reicht bei LSS-Patienten nicht aus, sie müssen sich setzen oder in die tiefe Hocke gehen. Weitere Unterschiede ergeben sich beim Rückgang der Schmerzen, Körperhaltung, Radfahren und Änderungen der Körperposition. Vor- und Rückneigung lassen die Beschwerden bei Durchblutungsstörungen unbeeinflusst (Tab. 4.4).

Der Untersuchungsbefund ergibt Unterschiede beim Fußpuls, nur in fortgeschrittenen Fällen bestehen bei Gefäßpatienten trophische Störungen und Haarverlust in den distalen Beinabschnitten. Relevante Perfusionsstörungen der Beingefäße werden schließlich durch eine angiologische Untersuchung (Doppler-Sonographie) abgeklärt.

Ein gefäßchirurgisches Konsil ist auch erforderlich, wenn Verdacht auf ein **Aneurysma der A. iliaca communis** besteht. Es trifft ältere Menschen und verursacht auch Rücken- und Beinbeschwerden. Verdachtsmomente ergeben sich im MRT der LWS, welches wegen der LSS angefertigt wurde. Auch in den Röntgenaufnahmen gibt es Hinweise: Bei länger bestehendem Aneurysma finden sich Erosionen an Lendenwirbelkörpern.

Klinische Symptome sind: unspezifische abdominelle Schmerzen, bei schlanken Patienten unter Umständen ein pulsierender abdomineller Tumor. Die Sicherung der Diagnose erfolgt durch die Sonographie.

Tab. 4.4 Differenzialdiagnose: Claudicatio spinalis (neurogen) – Claudicatio intermittens (vaskulär). (Mod. nach: Delank et al. 2004, Dumke 2009)

	Claudicatio spinalis	Claudicatio intermittens
Schmerzausbreitung in den Beinen	Von proximal nach distal (häufig beidseitig)	Von distal nach proximal (häufig einseitig)
Schmerzrückgang	Im Sitzen und Liegen	Im Stehen
Schmerzrückgang nach Belastung	Schnelle Reduktion	Langsame Reduktion
Gehen	Leichter bergauf	Leichter bergab
Radfahren	Gute Toleranz	Schmerzen
Flexion der LWS	Linderung der Schmerzen	Keine Auswirkung
Extension der LWS	Zunahme der Schmerzen	Keine Auswirkung
Pulsstatus (peripher)	Unauffällig	Abgeschwächt
Hautstatus	Normal	Haarverlust, trophische Störungen
Körperhaltung	Nach vorn gebeugt	Unauffällig

Komorbidität: arterielle Durchblutungsstörungen und LSS

Die Häufigkeit degenerativer Wirbelsäulenerkrankungen und Gefäßerkrankungen bei älteren Menschen ergeben kombinierte Krankheitsbilder. Die in Tab. 4.4 gegebenen differenzialdiagnostischen Hinweise geraten durcheinander, MRT der LWS und Gefäßuntersuchungen zeigen jeweils ihren spezifischen Befund. Mit Operationen sollte man dann zurückhaltend sein, bis geklärt ist, welche Krankheit vordergründig ist und die meisten Beschwerden verursacht. Zum Ausschluss einer dominierenden LSS-Symptomatik empfiehlt sich eine probatorische konservative Therapie mit Flexionsgymnastik und epiduraler Injektion. Man muss den Patienten erklären, dass nur der LSS-Teil ihrer Beschwerden gebessert werden kann, die Symptome der arteriellen Durchblutungsstörungen bleiben unverändert.

4.4.3 Koxarthrose

Die Koxarthrose beginnt ebenfalls schleichend und betrifft meist ältere Menschen, die beim Gehen zunehmende Schmerzen im Becken und in den Beinen verspüren. Ähnlich wie bei den Stenosepatienten hilft stehen bleiben wenig, erst wenn sie sich setzen, geht es ihnen besser. Radfahren ist besser als laufen. Durch genaues Befragen stellt sich heraus, dass die Schmerzen sofort nach dem Aufstehen auftreten (Anlaufschmerz) und dann etwas nachlassen. Ein Hinken tritt nach längerer Wegstrecke auf bzw. verstärkt sich. Das betroffene Bein ist dünner geworden. Schwierigkeiten bestehen beim Anziehen der Schuhe und Socken. Früher (in der Jugend) war evtl. schon einmal etwas an der Hüfte. Der Untersuchungsbefund ist eindeutig: Die Bewegungseinschränkung der arthrotischen Hüfte besonders bei der Innenrotation zeigt sich schon frühzeitig und führt schließlich zum beweisenden Röntgenbild (Tab. 4.5).

Komorbidität: Koxarthrose und LSS

Beide Erkrankungen kommen häufig zusammen vor. MRT der LWS und Beckenübersicht zeigen typische Befunde. Die Bewegungseinschränkung der Hüfte überträgt sich auf die LWS. Mit zunehmender Beugekontraktur kommt es zur Hyperlordose der LWS mit zusätzlicher Einengung des Wirbelkanals. Die mit jedem Schritt auf die Lendenwirbelsäule einwirkenden abnormen Bewegungen führen zu einer Überbeanspruchung der

Tab. 4.5 Differenzialdiagnose: Koxarthrose – LSS

	Koxarthrose	LSS
Schmerzbeginn nach dem Aufstehen	Sofort (Anlaufschmerz)	Erst später (Wegstreckenbegrenzung)
Schmerzausbreitung in den Beinen	Nur Oberschenkel ventral, meist einseitig	Ober- und Unterschenkel dorsolateral, meist beidseitig
Kribbeln und Taubheitsgefühl	Keine	Häufig
Beinumfang	Ein Bein dünner (Oberschenkel)	Beide gleich
Gangbild	Hinken	Normal
Schuhe und Socken anziehen	Erschwert	Normal
Hüftbewegung	Eingeschränkt	Normal

Wirbelgelenke, die mit Aktivierung ihrer bereits vorhandenen Arthrose reagieren. Es kommt zur Dekompensation der Spinalkanalstenose.

> **Viele Koxarthrosepatienten leiden gleichzeitig unter Rückenschmerzen.**

Erst muss die Koxarthrose beseitigt sein – in der Regel durch eine Totalendoprothese – dann bessern sich die von der LWS ausgehenden Beschwerden. Umgekehrt wird sich eine bewegungseinschränkende Hüfte immer wieder ungünstig auf die evtl. operierte Wirbelsäule auswirken.

4.4.4 Osteoporose

Rückenschmerzen bei älteren Menschen kommen auch bei der Osteoporose vor. Wegen fehlender Gehbeeinträchtigung und Beinbeschwerden kommt die Osteoporose weniger differenzialdiagnostisch sondern eher als **Komorbidität** in Betracht, denn beide Erkrankungen sind häufig im Alter. In den bildgebenden Verfahren wird dann neben der Wirbelsäuleneinengung eine vermehrte Transparenz der Wirbelkörper als Zeichen einer Osteoporose beschrieben. Mit der Osteodensitometrie wird schließlich die Zusatzdiagnose gestellt.

Im klinischen Alltag ergibt sich immer wieder die Frage, ob osteoporotische Wirbelkörpersinterungen und -frakturen zu einer Einengung des Wirbelkanals führen bzw. bei bestehender LSS diese dekompensieren lassen. Die Wahrscheinlichkeit ist jedoch meistens nicht gegeben weil:

- osteoporotische Frakturen den Wirbelkörper ventral erniedrigen und zu einer Kyphosierung des Bewegungssegments führen, die sich eher positiv auf die LSS auswirkt;
- bei komplettem Zusammenbruch des Wirbelkörpers sich die Hinterkante tonnenförmig vorwölbt und allenfalls zu einer geringen Wirbelkanaleinengung in der mittleren vertebralen Ebene führt, während sich die LSS in der diskalen Ebene abspielt. Hinter dem Wirbelkörper ist der Wirbelkanal auch bei fortgeschrittener degenerativer Spinalkanalstenose normal weit (▶ Abschn. 9.3.1).

Bei der **Therapie** der LSS ist die medikamentöse Mitbehandlung der Osteoporose zu berücksichtigen. Operationsverfahren mit Implantaten sind wegen des osteoporotisch geschwächten Implantatlagers problematisch.

4.4.5 Polyneuropathie

Mit dem Altersdiabetes ist häufig auch eine Polyneuropathie verbunden. Bei der peripheren Form kommt es auch zu Beschwerden in beiden Beinen mit Kribbelparästhesien, Taubheitsgefühlen und den damit verbundenen Gehbehinderungen wie

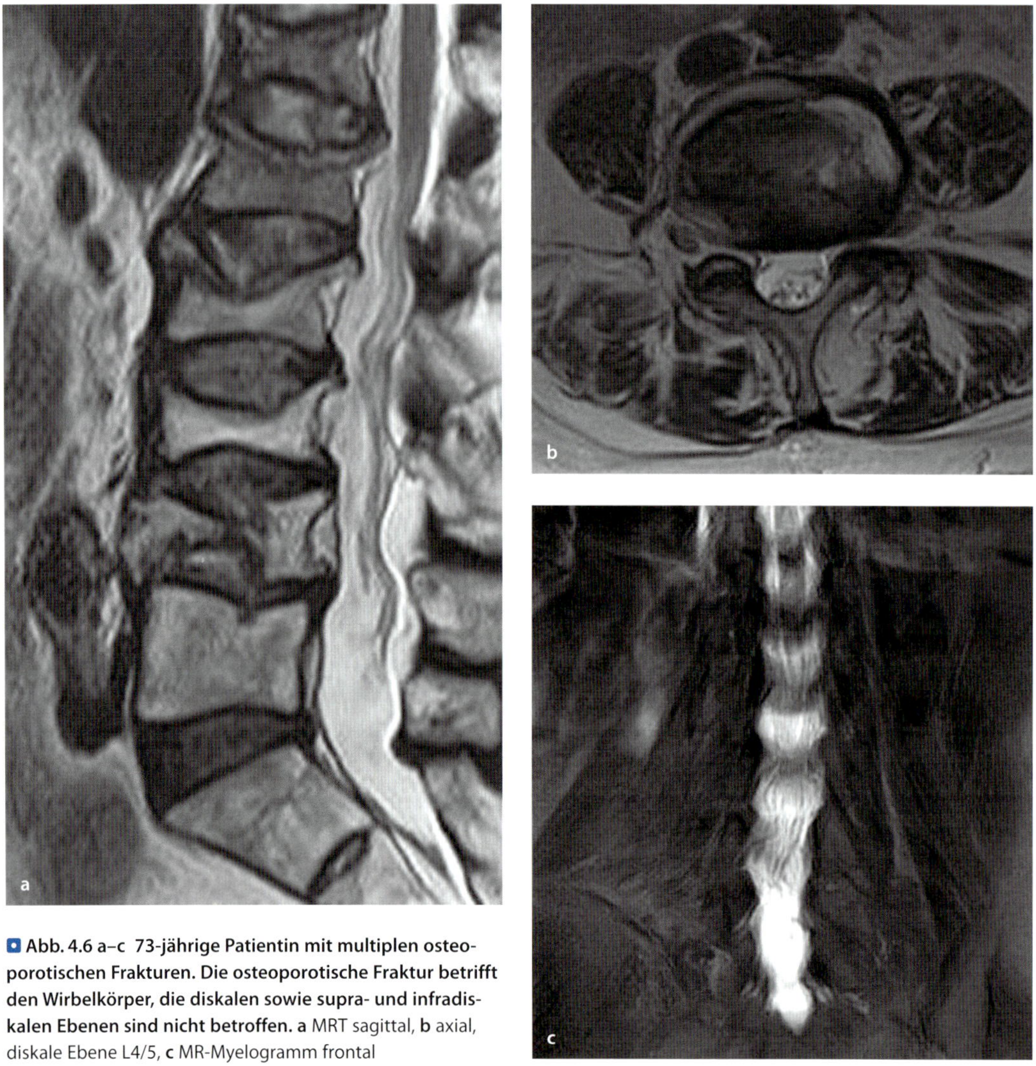

Abb. 4.6 a–c 73-jährige Patientin mit multiplen osteoporotischen Frakturen. Die osteoporotische Fraktur betrifft den Wirbelkörper, die diskalen sowie supra- und infradiskalen Ebenen sind nicht betroffen. a MRT sagittal, **b** axial, diskale Ebene L4/5, **c** MR-Myelogramm frontal

bei der lumbalen Spinalkanalstenose. Das Gefühl, »wie auf Watte zu gehen«, wird in beiden Fällen angegeben. Bei Verdacht auf Polyneuropathie empfiehlt es sich, eine elektrophysiologische Untersuchung durchführen zu lassen. Die praktische Bedeutung elektrophysiologischer Untersuchungen bei der LSS wurde in der Literatur bislang als eher gering eingestuft und galt lange lediglich zum Ausschluss anderer Erkrankungen, z. B. der Polyneuropathie (Schulte et al. 2006). Neuere Arbeiten betonen den Wert der neurophysiologischen Untersuchungen bei der LSS besonders im Hinblick auf die Differenzialdiagnose bei geringer Symptomatik (Haig et al. 2005).

Komorbidität: Polyneuropathie und LSS

Bei einer lumbalen Spinalkanalstenose mit **diabetischer Polyneuropathie als Komorbidität** sollte man mit invasiven therapeutischen Maßnahmen zurückhaltend sein: Kortisoninjektionen in und an den Wirbelkanal sind wegen des Diabetes problematisch. Nach einer operativen Dekompression der Spinalkanalstenose weiß man nicht, was übrig bleibt und sich ggf. noch verschlimmert.

4.4.6 Meralgia paraesthetica

Bei inselförmigen Schmerzen (◘ Abb. 4.2) und Taubheitsgefühlen an der Vorderseite des Oberschenkels muss man differenzialdiagnostisch an eine Meralgia paraesthetica denken. Es handelt sich um eine Irritation des N. cutaneus femoris lateralis. Nächtlicher Schmerz (»nocturna«), Positionsabhängigkeit und fehlende Gehbeeinträchtigung sprechen gegen eine LSS. Bestätigt wird die Diagnose durch die elektrophysiologische Untersuchung.

Spontanverlauf

5.1 Schleichender Verlauf

Die symptomatische degenerative lumbale Spinalkanalstenose ist durch einen allmählichen Beginn mit schleichendem Verlauf gekennzeichnet. Die Einengung des Wirbelkanals entwickelt sich langsam und lässt den Nerven ausreichend Ausweichmöglichkeiten. Ähnlich wie bei anderen langsam entstehenden Deformierungen der Wirbelsäule, wie z. B. der Skoliose, gehören gravierende neurologische Ausfälle im Spontanverlauf der LSS eher zu den Ausnahmen (Porter 1984, Johnsson et al. 1991, Richter et al. 1999, Benoist et al. 2000).

Der Wirbelkanal wird nie vollständig verlegt, eine komplette spontane Querschnittssymptomatik gehört nicht zum Krankheitsbild der lumbalen Spinalkanalstenose.

Wie bei den bandscheibenbedingten Erkrankungen unterscheidet man die Verlaufskurve der **morphologischen** Veränderungen vom Verlauf der Erkrankung. Die knöchernen Einengungen des Wirbelkanals und der Foramina intervertebralia nehmen durch appositionelles Wachstum kontinuierlich zu. Die Kurve steigt ständig an. Demgegenüber erreicht die Kurve der symptomatischen LSS einen Erkrankungsgipfel zwischen dem 60. und 70. Lebensjahr und fällt dann wieder ab.

Der Verlauf einer **symptomatischen** LSS ist unterschiedlich. Nach schleichendem Beginn mit Rücken- und Beinschmerzen können diese auf unterschiedlichem Niveau konstant weiterbestehen, ehe sie in höherem Alter wieder allmählich abklingen (Abb. 5.1). Häufig gibt es den Verlauf mit wechselnden Rücken- und Beinbeschwerden:

- Erst nur Rückenschmerzen
- Dann heftige Rücken- und Beinbeschwerden
- Gefolgt von Beinbeschwerden ohne wesentliche Rückenschmerzen

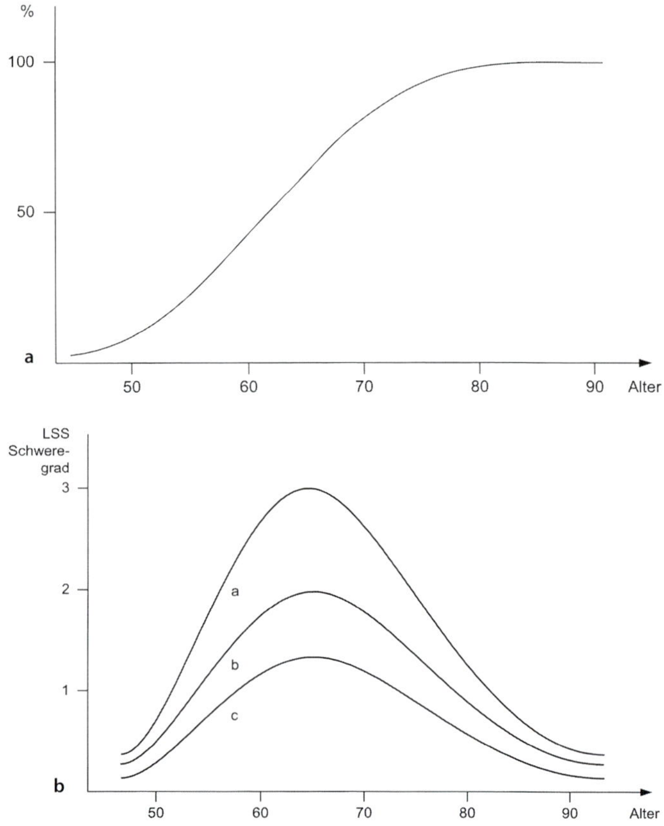

Abb. 5.1a,b Verlaufskurven bei der lumbalen Spinalkanalstenose. **a** Morphologische Veränderungen: Arthrose der Wirbelgelenke, Spondylose, Osteochondrose, **b** Krankheitsverläufe (a: stark, b: mittel, c: leicht) mit vorübergehend unterschiedlichen Schweregrade (1, 2 und 3)

- Übrig bleiben ein umschriebenes Taubheitsgefühl oder Schmerzareal im Bein, z. B. an der Außenseite des Unterschenkels als sog. Restinsel (▶ Abschn. 4.1).

In diesem Lebensabschnitt besteht die **biomechanische Konstellation** zur symptomatischen lumbalen Spinalkanalstenose:

- Der Wirbelkanal ist schon eng.
- Die Bewegungssegmente sind noch verformbar.

Nach dem 70. Lebensjahr besteht zwar weiterhin ein enger Wirbelkanal, die Verformbarkeit lässt jedoch allmählich nach. Im weiteren Verlauf kommt es zur spontanen Verfestigung der Wirbelsäule mit geringerer Erkrankungshäufigkeit. Symptomatische lumbale Spinalkanalstenosen werden nach dem 70. Lebensjahr immer seltener (Porter 1984, 1996). Es tritt wie bei den bandscheibenbedingten Erkrankungen die sog. »wohltätige Versteifung der Wirbelsäule« ein – nur etwas später. Die zunehmende Einsteifung der betroffenen Segmente führt zu einer Reduktion der bewegungsinduzierten Reizung nervaler Strukturen im engen Spinalkanal (Delank et al. 2004).

Im höheren Alter bestehen weiterhin die knöchernen Einengungen des Wirbelkanals. Nur die Zusatzimpulse durch die inzwischen verfestigten Bandscheiben und die inaktiv gewordenen Arthrosen der Wirbelgelenke fallen weg. Entsprechend einer Verteilungskurve gibt es immer wieder Einzelbeobachtungen mit symptomatischer lumbaler Spinalkanalstenose auch im höheren Alter.

5.2 Akuter Verlauf

Neben dem schleichenden Verlauf gibt es bei der lumbalen Spinalkanalstenose auch eine plötzliche Verschlimmerung mit akutem Verlauf. Ursache sind Verlagerungen von Bandscheibengewebe (Protrusion, Prolaps) oder aktivierte Arthrosen der Wirbelgelenke mit Kapselschwellung, Gelenkerguss und synovialen Vorwölbungen abgekapselt als Synovialzysten. In diesen Fällen lässt sich häufig die klinische Prädominanz einer Seite beobachten. Die z. T. starken Beschwerden (Schweregrad 3) klingen unter geeigneter Therapie ggf. Operation wieder ab.

5.3 Studienergebnisse und Beobachtungen

Beobachtungen zum Spontanverlauf der LSS ohne therapeutische Intervention finden sich in den Arbeiten von Porter (1984), Johnsson et al. (1992) und Dumke (2009). Den Verlauf nach konservativer Therapie, die vielfach dem Spontanverlauf gleichgesetzt wird, beschreiben Hawkes u. Roberts (1980), Wardlaw u. Macnab (1983), Hoogmartens u. Morelle (1987), Rosomoff (1987), Postacchini (1989), Onel et al. (1993), Simotas et al. (2000) Benoist et al. (2000), Haig et al. (2005). Weiterhin kann man die Arbeiten von vergleichenden Nachuntersuchungen zwischen operierten und nicht operierten Patienten heranziehen (Herno et al. 1996, Atlas et al. 1996, 2000, 2005, Amundsen et al. 2000). Die Gruppe der Nichtoperierten wurde nicht oder nur unwesentlich behandelt.

Der Begriff Spontanverlauf der LSS ist eng mit dem Namen Richard Porter verbunden, insbesondere was seine Schlussfolgerungen anbetrifft. In ihrer ersten Arbeit berichten Porter und Mitarbeiter (1984) über den natürlichen Verlauf bei 202 Patienten mit lumbaler Spinalkanalstenose. 169 Patienten wurden im Mittel nach 2,2 Jahren nachuntersucht. 78 % dieser Patienten klagten über unveränderte Beschwerden. Trotz ihrer weiterhin bestehenden Symptome waren 90 % aller Patienten mit ihrem Zustand zufrieden. Sie hatten sich mit den Beeinträchtigungen arrangiert und waren froh, dass sich ihr Zustand nicht weiterhin verschlimmert hat.

Porter leitete aus seinen Ergebnissen einen primär gutartigen Verlauf der gewöhnlichen degenerativen lumbalen Spinalkanalstenose ab, die mehrheitlich dem Schweregrad 1 und 2 entspricht (▶ Abschn. 4.2) und sich im Langzeitverlauf nicht weiter verschlechtert. Seine Schlussfolgerung aus der ersten Arbeit: »Symptoms do settle with time either completely or to manageable proportions.« (Porter 1984)

In weiteren Publikationen, in denen er sich hauptsächlich mit dem Venenstau (»venous pooling«, ▶ Abschn. 3.3) im Wirbelkanal beschäftigt, bestätigt er diese Ansicht mit der Feststellung: »Neurogenic claudication tends to reach a plateau of disability and then not to deteriorate further.« (Porter 1996, 2000).

Johnsson et al. (1992) verfolgten 32 Patienten mit LSS ohne systematische Therapie. Die Nachuntersuchung erfolgte im Mittel nach 49 Monaten. 15 % hatten sich verbessert, 15 % verschlechtert und 70 % waren unverändert. Eine deutliche Verschlechterung mit Operationsnotwendigkeit ergab sich in keinem Fall.

Benoist et al. (2000) kamen aufgrund der bis dahin vorliegenden Literaturergebnisse in ihrer Übersichtsarbeit zum natürlichen Verlauf der degenerativen lumbalen Spinalkanalstenose zu der Schlussfolgerung, dass sich die meisten Patienten mit LSS nicht automatisch verschlechtern, in ihrem Beschwerdeniveau gleich bleiben und sich eher verbessern, vor allem wenn ihnen medizinisch geholfen wird. Nur in wenigen Fällen mit gravierenden Ausgangssymptomen ist eine operative Dekompression erforderlich (Johnsson et al. 1992, Hurri et al. 1998, Krämer u. Ludwig 2004).

Dumke (2009) führte an unserer Klinik eine Langzeitstudie durch an 60 Patienten mit LSS, die einmalig stationär untersucht und behandelt wurden. Die Patienten wurden nach durchschnittlich 4 Jahren (2,9–5,2 Jahre) untersucht. 5 Patienten wurden gleich operiert und sind in der Studie nicht enthalten. Messinstrument für die Ein- und Ausgangsuntersuchung war der Oswestry Low Back Pain Disability Questionaire mit einem speziell auf die LSS abgestimmten Fragebogen.

Für die beiden dominanten Symptome der LSS-Schmerzentwicklung und Länge der schmerzfreien Wegstrecke gab es für die Messzeitpunkte keinen signifikanten Unterschied im linearen Zeitverlauf. Auch die übrigen Kriterien für die Lebensqualität – Pflege, Kraft, Sitzen, Stehen, Schlafdauer, Sozialverhalten und Reiseverhalten – ergaben im Langzeitverlauf keine wesentliche Änderung. Der ODQ-Score blieb gleich. Der Beschwerdeverlauf wurde von 23,3 % der Patienten als deutlich bis leicht gebessert angegeben, 53,3 % waren unverändert, 20 % leicht und 3,3 % stark verschlechtert. Hier wurde die Frage nach der OP-Indikation erneut aufgeworfen. Keiner der Patienten, auch die stark Verschlechterten, waren in ihrer Gehfähigkeit soweit behindert, dass sie sich nur noch im Rollstuhl fortbewegen konnten.

Bei einer aktuellen Befragungsaktion der im Jahre 2000 bis 2001 behandelten Patienten zeigte sich eine weitere Besserung bis zur völligen Beschwerdefreiheit. Einige (5) waren verstorben oder unbekannt verzogen (5). 2 Patienten waren operiert. Keiner war an einen Rollstuhl gebunden.

Schlussfolgerungen zum Spontanverlauf

- Die lumbale Spinalkanalstenose zeigt einen gutartigen Verlauf.
- Bei mäßigen bis mittelgradigen Beschwerden (Schweregrad 1 u. 2) bleiben Schmerzen und Wegstreckenbegrenzung weitgehend konstant.
- Die Lebensqualität verschlechtert sich nicht.
- Eine primär konservative Einstellung ist gerechtfertigt.
- Letztlich werden weniger als 10 % der Patienten operiert.
- Schwerste Krankheitsbilder mit vollständiger Gehunfähigkeit kommen nicht vor: »They rarely develope serious paraparesis or go off their feet.« (Porter 1984, 2000)

Degeneratives Wirbelgleiten

6.1 Definition und allgemeine Charakteristika

Als degeneratives Wirbelgleiten bezeichnet man die Ventraldislokation eines Wirbels gegenüber dem darunterliegenden Wirbel bei intaktem Wirbelbogen aufgrund degenerativer Veränderungen.

- Das degenerative Wirbelgleiten wird von Schmorl u. Junghanns (1932) auch als **Pseudospondylolisthese** bezeichnet, weil im Gegensatz zur isthmischen Spondylolisthese kein anlagebedingter Spalt im Wirbelbogen vorhanden ist.
- Das degenerative Wirbelgleiten ist erworben und stellt sich meist erst nach dem 60. Lebensjahr ein. Erste Symptome treten in der Regel schon in vorangegangenen Lebensdekaden auf, mit gelegentlichen Rückenschmerzen durch Hypermobilität bzw. Instabilität des Bewegungssegmentes, initial ohne gravierende Stenose.
- Die Wirbelverschiebung ist oft eine Begleitdeformität der lumbalen Spinalkanalstenose und tritt vorwiegend im Segment L4/5 auf, bei starker Facettenarthrose und degenerativer Lockerung des Zwischenwirbelabschnitts.
- Der Gleitvorgang ist begrenzt.
- Das degenerative Wirbelgleiten ist eher ein **altersbedingtes Erscheinungsbild** als eine Krankheit, weil es nur selten Beschwerden verursacht.
- Die Therapie des degenerativen Wirbelgleitens als Begleitdeformität erfolgt im Zusammenhang mit der Behandlung der lumbalen Spinalkanalstenose.

6.2 Pathogenese

Biomechanische Voraussetzungen für die Ventralverschiebung eines Lendenwirbels bei intaktem Wirbelbogen sind:

- Lockerung der Bandscheibe mit Instabilität
- Sagittale Ausrichtung der Gelenkfacetten
- Lordotisch eingestelltes Segment mit schräger Gleitebene (griech. olisthesis = Gleiten)

Diese Bedingungen sind vorwiegend bei L4/5 gegeben. Lockerungen gibt es auch in anderen Segmenten mit **sagittaler Ausrichtung der Gelenkfacetten** ab L3/4 aufwärts (◘ Abb. 6.1). Die Wirbel der oberen LWS stehen jedoch aufrecht übereinander ohne schräge Gleitebene. Die sagittale Ausrichtung der Gelenkfacetten ist bei L4/5 nur in bestimmten Fällen gegeben, eben solchen, die eine Spinalkanalstenose und/oder ein degeneratives Wirbelgleiten entwickeln (Grobler et al. 1993, Bendix 2006). Bei L5/S1 stehen horizontal ausgerichtete Gelenkfacetten einem stärkergradigen degenerativen Wirbelgleiten entgegen. Geringgradige Wirbelverschiebungen gibt es trotz horizontal ausgerichteter Gelenkfacetten sowohl bei L5/S1 als auch bei L4/5 aufgrund der Gelenkspaltverschmälerung bei fortgeschrittener Arthrose der Wirbelgelenke.

Verschiedene Beschwerdeursachen sind möglich: Beim Gleitvorgang eines Wirbels nach vorn kommt es zur Bedrängung des Duralsacks von dorsal her durch die Unterkante der Lamina und der deszendierenden Facette des Gleitwirbels. Von ventral drückt die hintere Oberkante des nächst tieferen Wirbels, Dura und Nervenwurzeln werden in die Zange genommen bzw. guillotiniert, wie es Postacchini (1989) nennt.

Farfan (1996) weist daraufhin, dass jeder Gleitvorgang nach ventral auch mit einer Rotation zwischen 6 und 10° einhergeht mit Zug an der Nervenwurzel durch den medialisierten Pedikel. Im Extremfall führt Ventraldislokation mit Rotation zum sog. **Drehgleiten** (◘ Abb. 6.2).

Die Ventralverschiebung mit dem Zangen- bzw. Guillotinemechanismus kommt nur dann zum Tragen, wenn der Wirbelkanal von vorneherein eng und die Dislokation erheblich ist. Da beides für das degenerative Wirbelgleiten nicht zutrifft, kommt es allein durch das Wirbelgleiten selten zu Beschwerden und so gut wie nie zu einer kompletten Verlegung des Wirbelkanals mit Querschnittssymptomatik.

Die Beschwerden sowohl beim degenerativen Wirbelgleiten als auch bei der degenerativen lumbalen Spinalkanalstenose kommen vom lateralen Gelenkkomplex.

> **Der gemeinsame Nenner der symptomatischen LSS und des degenerativen Wirbelgleitens ist die fortgeschrittene Arthrose der sagittal ausgerichteten Gelenkfacetten.**

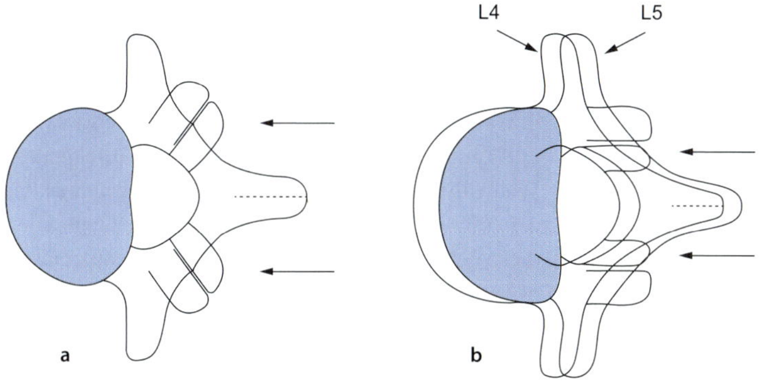

Abb. 6.1 **a** Schräg stehende Facetten (45°) verhindern normalerweise eine Ventraldislokation von L4 gegenüber dem darunterliegenden L5, **b** Sagittal stehende Facetten ermöglichen eine Ventraldislokation von L4 gegenüber L5. (Mod. nach Bendix 2006)

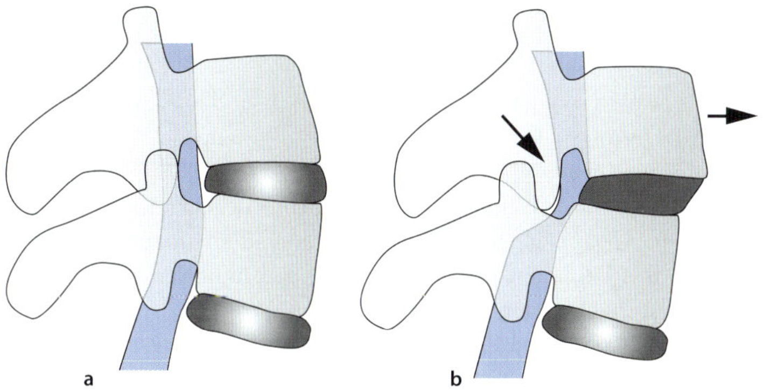

Abb. 6.2 **a** Normale Verhältnisse, **b** degeneratives Wirbelgleiten. Bedrängung des Duralsacks von dorsal durch die Unterkante der Lamina und die deszendierende Facette des Gleitwirbels. Von ventral drückt die hintere Oberkante des nächst tieferen Wirbels. Der Duraschlauch wird in die Zange genommen

Daraus resultieren vom Gelenk ausgehende lokale Schmerzen als Kreuzschmerzen und/oder Beschwerden in den Beinen, wenn Nervenwurzeln lateral komprimiert werden. Arthrotische Randzacken, verdickte Gelenkkapseln mit dem Lig. flavum drücken auf ausgetretene und intrathekal lateral verlaufende Nervenwurzeln, ausgehend vor allem von der aszendierenden Facette (Proc. articularis superior), die den Nervenwurzeln am nächsten sind.

Über die starke Arthrose der Wirbelgelenke in Segmenten mit degenerativem Wirbelgleiten wird in der Literatur vielfach berichtet: Schmorl u. Junghanns (1932), Epstein (1976), Benini (1986), Postacchini (1989), Wiltse u. Rothmann (1989), Farfan (1996). Schmorl u. Junghanns (1932) fanden bei ihren Untersuchungen an Wirbelpräparaten zwischen dem pseudospondylolisthetischen und dem darunterliegenden Wirbel eine »außerordentlich starke Arthrosis deformans«. Sie sahen eine mögliche Ursache der Arthrose in den ungewöhnlichen statischen Verhältnissen.

6.3 Statistik

Wirbelgleiten im Erwachsenenalter ist häufig und wird meistens zufällig entdeckt. Im Rahmen der Reihenuntersuchung an 4001 Personen der Kopenhagener Herzstudie, bei der unter anderem auch seitliche Röntgenaufnahmen der LWS angefertigt wurden, fanden Jacobsen u. Mitarbeiter (2007) bei 2,7 % der Männer und 8,4 % der Frauen ein degeneratives Wirbelgleiten. Die Angaben schwanken in der Literatur und gehen teilweise bis zu 28 % (Vogt et al. 1998), je nachdem, ob man 3 mm oder 5 mm Gleitstrecke zugrunde legt.

Das **Durchschnittsalter** von Personen mit festgestelltem degenerativem Wirbelgleiten liegt zwischen 68 und 71 Jahren. Das Verhältnis Männer zu Frauen beträgt in den meisten Statistiken etwa 1 : 5 (Herkowitz et al. 1991, Vogt et al. 1998, Jacobsen et al. 2007.

Am häufigsten ist das Wirbelgleiten nach vorne (Anterolisthesis), betroffen ist meist das Segment L4/5. Der Gleitvorgang ist begrenzt und beträgt nicht mehr als 15–20 % der Wirbelkörperlänge (MacNab 1950, Postacchini 1989, Farfan 1996), entsprechend Grad 1–2 nach Meyerding (Krämer u. Ludwig 2004).

Alle Reihenuntersuchungen an mehreren Tausend Personen haben gezeigt, dass ein zufällig entdecktes degeneratives Wirbelgleiten nach vorne nicht mit evtl. vorhandenen Rückenproblemen korreliert.

Die Arbeiten schließen mit der Schlussfolgerung: »Degenerative lumbar spondylolisthesis is not associated with the presence of back symptoms.« Diese Feststellung stimmt auch mit den Angaben in der Literatur überein (Epstein et al. 1976, Cauchoix et al. 1976, Benini 1997, Benoist 2000, Krämer u. Ludwig 2004, Mossaad 2004). Jacobsen et al. 2007 fanden lediglich eine Korrelation zwischen degenerativem Wirbelgleiten und Übergewicht sowie Hyperlordose. Berufliche Belastung ergab keinen Zusammenhang.

Die daraus resultierende Forderung nach Gewichtsreduktion und Lordose abflachenden Übungen steht auch im Mittelpunkt der Therapie und Prävention bei lumbaler Spinalkanalstenose mit und ohne begleitendes degeneratives Wirbelgleiten. Wenn Beschwerden beim Vorhandensein eines degenerativen Wirbelgleitens bestehen, so entsprechen diese den Symptomen der lumbalen Spinalkanalstenose. Wie bereits erläutert ist es nicht die Wirbelverschiebung als solche, die ein gewisses Ausmaß nicht überschreitet, sondern wie bei der lumbalen Spinalkanalstenose die Arthrose der Wirbelgelenke, insbesondere die Veränderungen an der aszendierenden Facette. Der Kneifzangen- bzw. Guillotinemechanismus mit eventueller Querschnittssymptomatik kommt in der Regel nicht zum Tragen.

6.4 Diagnostik

Wenn **Symptome** beim degenerativen Wirbelgleiten auftreten, dann sind sie **unspezifisch** und entsprechen denen einer lumbalen Spinalkanalstenose:

- Rückenschmerzen
- Ein- oder beidseitige Beschwerden im Bein mit Taubheit, Kraftlosigkeit
- Wegstreckenbegrenzung
- Stehen und Gehen schlechter als Sitzen

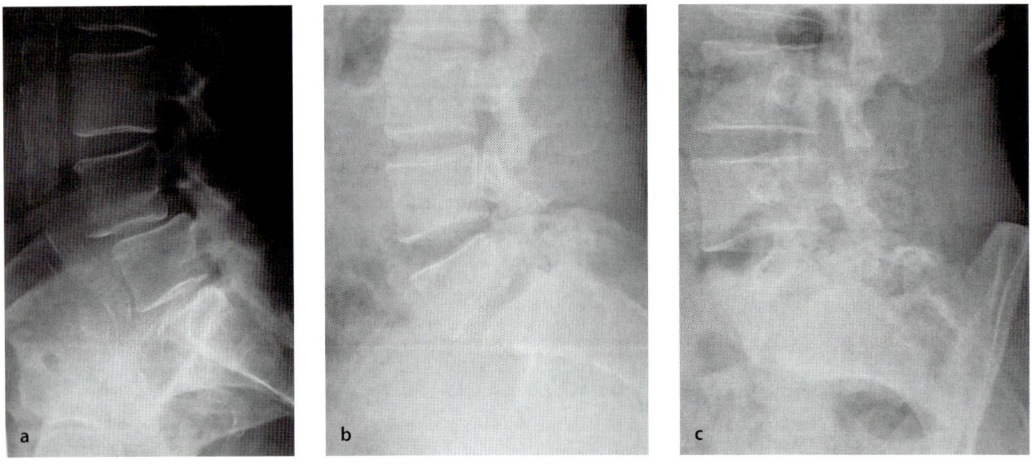

Abb. 6.3 a Degeneratives Wirbelgleiten L4/5, **b** isthmisches Wirbelgleiten L5/S1, **c** Schrägaufnahme bei isthmischem Wirbelgleiten L5/S1 mit Lysezone im Gelenkfortsatz L5

Bei schlanken Patienten ist mitunter eine Stufe in der unteren Dornfortsatzreihe zu sehen und zu tasten, ähnlich wie beim isthmischen Wirbelgleiten Jugendlicher. Während beim isthmischen Wirbelgleiten die Stufe aufgrund des »stehengebliebenen« Wirbelbogens (z. B. L5 bei isthmischem Wirbelgleiten L5/S1) im nächst höheren Segment (L4/5) zu tasten ist, entspricht die Stufe beim degenerativen Wirbelgleiten dem betroffenen Segment (◘ Abb. 6.3).

Die Diagnose degeneratives Wirbelgleiten wird in den **bildgebenden Verfahren** gestellt. In der Regel reichen Röntgenaufnahmen der Lendenwirbelsäule in 2 Ebenen aus. Um sicherheitshalber ein isthmisches Wirbelgleiten auszuschließen, kann man zusätzlich Schrägaufnahmen anfertigen, um sich von der Intaktheit des Wirbelbogens zu überzeugen.

Bei der **Differenzialdiagnose** sind andere Ursachen des Wirbelgleitens auszuschließen. Auf Schrägaufnahmen bzw. im CT kann man Fehlbildungen, Tumoren, posttraumatische Veränderungen etc. erkennen. Bei Rücken- und Beinbeschwerden im Zusammenhang mit einem degenerativen Wirbelgleiten gelten die gleichen differenzialdiagnostischen Erwägungen wie bei der lumbalen Spinalkanalstenose mit Ausschluss vaskulärer und neuropathischer Ursachen oder einer Arthrose des Hüftgelenks (► Abschn. 4.4.3). Ein besonderer Aspekt in der Differenzialdiagnose ist die Tatsache, dass ein degeneratives Wirbelgleiten in der Regel ein asymptomatischer radiologischer Zufallsbefund ist und in Unkenntnis der Ursache als eindrucksvoller Befund beim allgemeinen Screening für alle möglichen Krankheitsursachen verantwortlich gemacht werden kann.

Konservative Therapie

7.1 Physiotherapie

Die Physiotherapie, früher als Krankengymnastik bezeichnet, steht im Mittelpunkt der konservativen Therapie bei lumbaler Spinalkanalstenose. Behandlungsziele sind:

- Delordosierung der Lendenwirbelsäule
- Venöse Abflussförderung aus dem Wirbelkanal
- Stabilisierung der Wirbelsäule

7.1.1 Flexionsgymnastik

Mit der Delordosierung der Lendenwirbelsäule erweitert sich der Wirbelkanal, die Wirbelgelenke werden entlastet. Der Druck der aszendierenden Facette auf die Nerven im lateralen Rezessus lässt nach. Die Patienten mit LSS-Beschwerden nehmen spontan eine Rumpfbeugehaltung beim Stehen, Sitzen und Liegen ein, weil sie dabei eine Erleichterung verspüren. Bei der Physiotherapie wird diese Grundeinstellung übernommen und mit Gymnastik verbunden. Die Übungen fördern über die Bewegung den venösen Abfluss aus dem Wirbelkanal und führen über die Muskelkräftigung zur Stabilisierung des Rumpfes.

Flexionsgymnastik kann im Sitzen, Stehen und Liegen durchgeführt werden. Am besten ist die Rückenlage mit mehr oder weniger stark angewinkelten Knie- und Hüftgelenken zum Ausgleich der Lendenlordose (Abb. 7.1). Aus dieser Haltung heraus lassen sich Übungen für die geraden und schrägen Bauchmuskeln durchführen.

Die Flexionsgymnastik lässt sich steigern von einfachen Übungen im Liegen und Sitzen mit aktiv angewinkelten Knie- und Hüftgelenken bis zur passiven Hyperflexion durch die eigenen Arme oder durch den Therapeuten (Abb. 7.2). Die Übungen sind langsam durchzuführen und in der erreichten Flexionsstellung länger, d. h. mindestens 30 s und bis zu 3 min anzuhalten. Bedenken gegen die starke Kyphosierung der Wirbelsäule wegen einer möglichen Verlagerung des Bandscheibengewebes kommen nicht zum Tragen, weil bei älteren Menschen das Bandscheibengewebe weitgehend verfestigt ist.

Über Flexionsgymnastik (»flexion exercises«) berichten unter anderem Nordin (2006), Simotas (2000), Borenstein et al. (2004), Mossaad (2004). Whitman et al. (2006) empfehlen Hyperflexionsübungen, bei denen die Knie passiv zum Brustkorb gezogen werden: »Double-Knee to chest exercises« (Abb. 7.3). Todokoro et al. (2005) berichten von einer erfolgreichen Dauertraktion im Liegen über 8 h mit stark angewinkelten Hüft- und Kniegelenken: »In bed pelvic traction forcing patients into a jack-knife position.« Bedenken bestehen hier wegen der langen Immobilisierung und Thrombosegefahr.

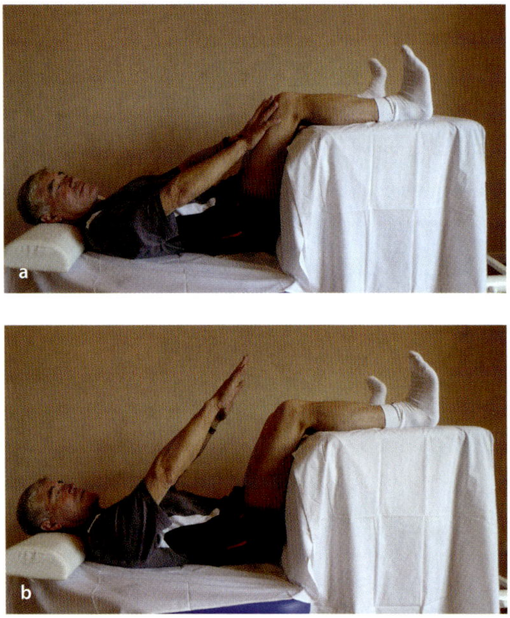

Abb. 7.1 a,b Stufenlagerung: Hüft- und Kniegelenke befinden sich im rechten Winkel und bilden die Form einer Stufe. In dieser Lagerung ist der Ischiasnerv maximal entspannt. Die Lendenlordose ist abgeflacht, dadurch erweitern sich die Foramina intervertebralia und auch der lumbale Wirbelkanal wird weiter. Die Wirbelgelenkkapseln werden entlastet

Kontraindikationen

Gymnastische Übungen bei älteren Menschen mit lumbaler Spinalkanalstenose sollten nicht übertrieben werden und nicht die bereits vorhandene Lockerung der Segmente weiter fördern. Deswegen sind Torsions- und Seitneigungsbewegungen kontraindiziert. Kontraindiziert ist daher auch die manuelle Therapie zur Mobilisierung der Wirbelsäule (Mossaad 2004).

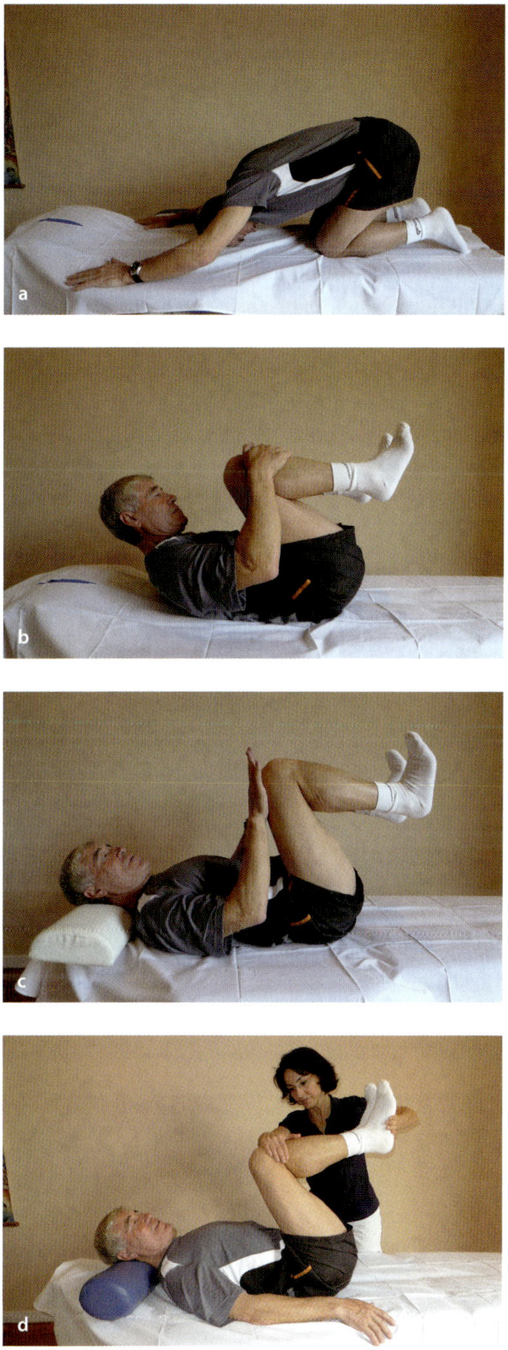

Abb. 7.2 a–d Übungen in Bauch- und Rückenlage mit größtmöglicher Flexion der Hüft- und Kniegelenke, mit und ohne Anleitung. Ziel ist die maximale Erweiterung des Wirbelkanals zur Förderung des venösen Abflusses und zur Entlastung der lumbalen Nervenwurzeln. Die maximale Flexionshaltung sollte jeweils mindestens 30 s eingehalten werden

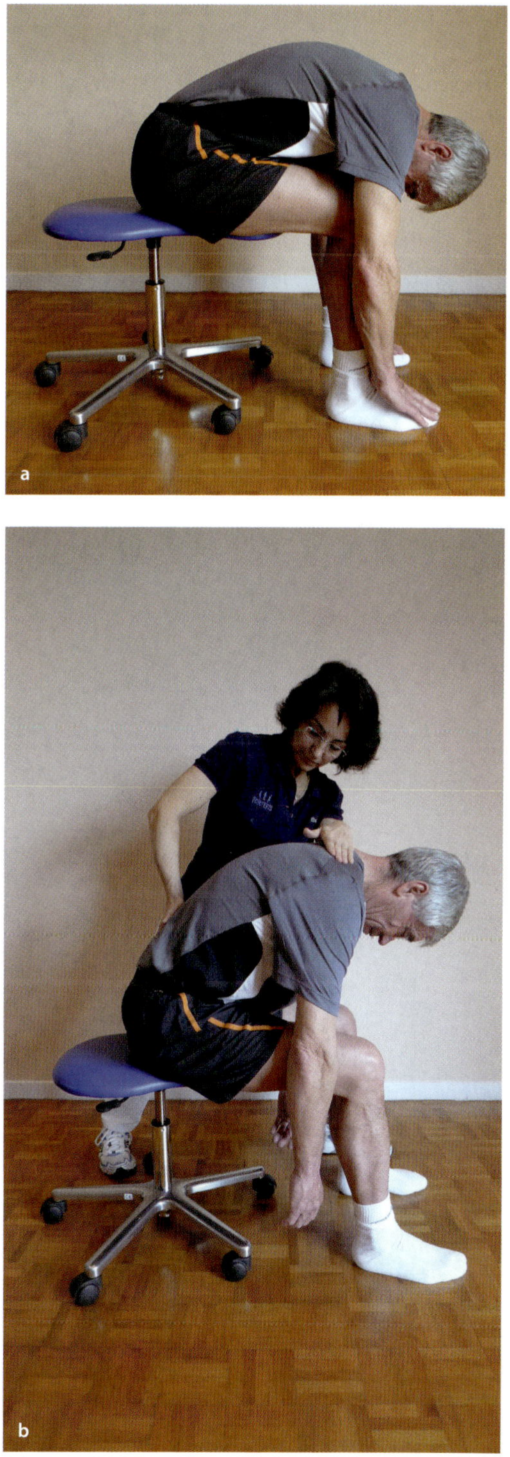

Abb. 7.3 a, b Übungen mit Hyperflexion im Sitzen. **a** Ohne, **b** mit Anleitung

7.1.2 Gehübungen

Langsames Gehen lordosiert die Lendenwirbelsäule, schnelles Gehen und Laufen ist mit einer leichten Rumpfbeugung nach vorn und einer Abflachung der Lendenlordose verbunden. Beschleunigtes Gehen muss auf flacher Strecke oder auf dem Laufband eingeübt werden (◘ Abb. 7.4). Hier besteht zudem die Möglichkeit, die Wirbelsäule durch seitliches Abstützen mit den Armen oder durch ein Gurtsystem zu entlasten (»treadmill body weight supported«, Whitman 2006). Das Gehen mit Stockunterstützung einseitig oder beidseitig als Nordic Walking muss anfangs unter Anleitung erfolgen, damit es tatsächlich auch zu einer Wirbelsäulenentlastung kommt. Beim Gehen mit leicht gebeugtem Oberkörper kann man auch die Lendenwirbelsäule mit der Streckbandage entlasten.

7.1.3 Stehübungen

Die Lordoseabflachung im Stehen in Kombination mit Beinmuskelübungen erfolgt an der Wand und/oder bei freiem Stehen durch leichtes Anwinkeln der Hüft- und Kniegelenke (◘ Abb. 7.5). Im angelehnten Stehen mit abgeflachter Lordose wird auch die Beckenvor- und -rückkippung eingeübt.

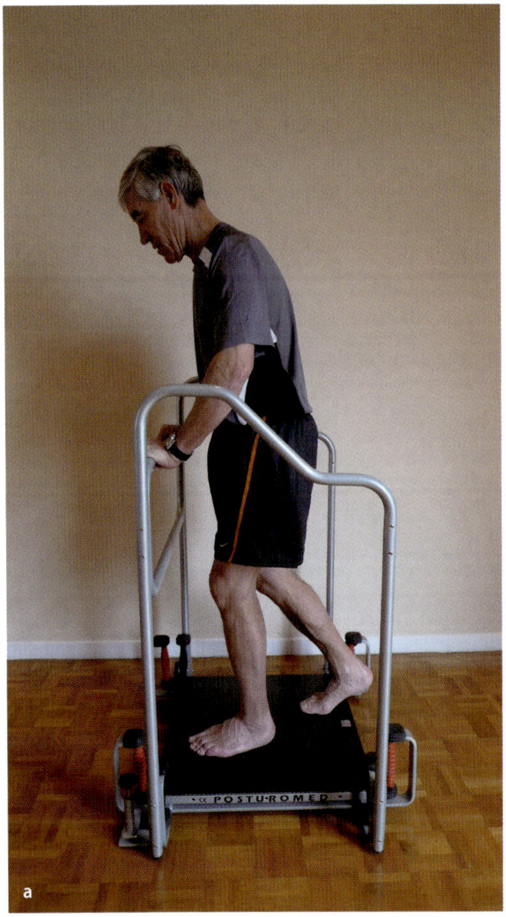

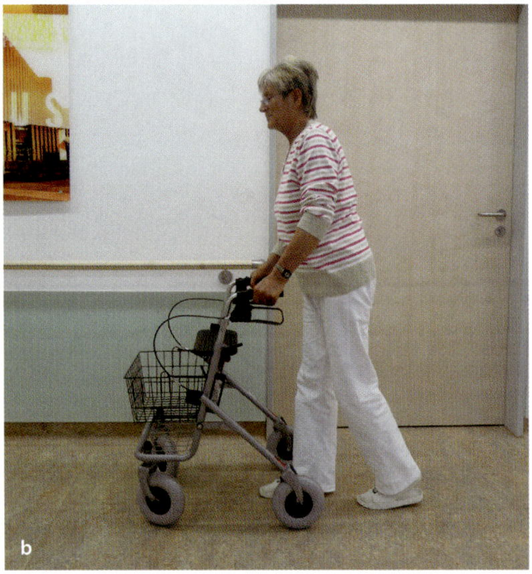

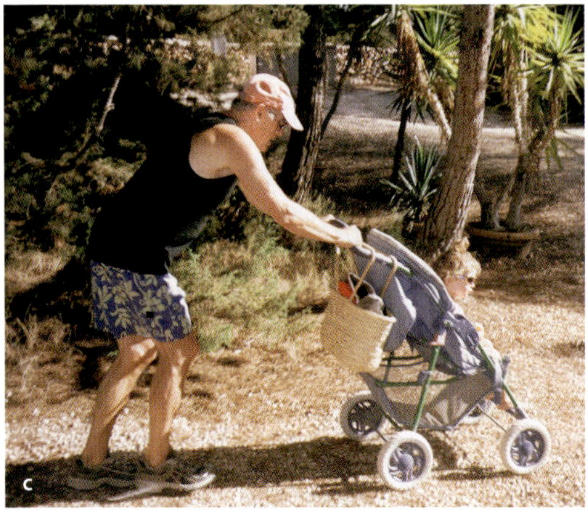

◘ **Abb. 7.4 a–c Gehübungen. a** Laufen auf der Stelle mit Abstützung des Oberkörpers und leichter Rumpfvorneigung, **b** Laufen mit Rollator oder **c** Kinderwagen

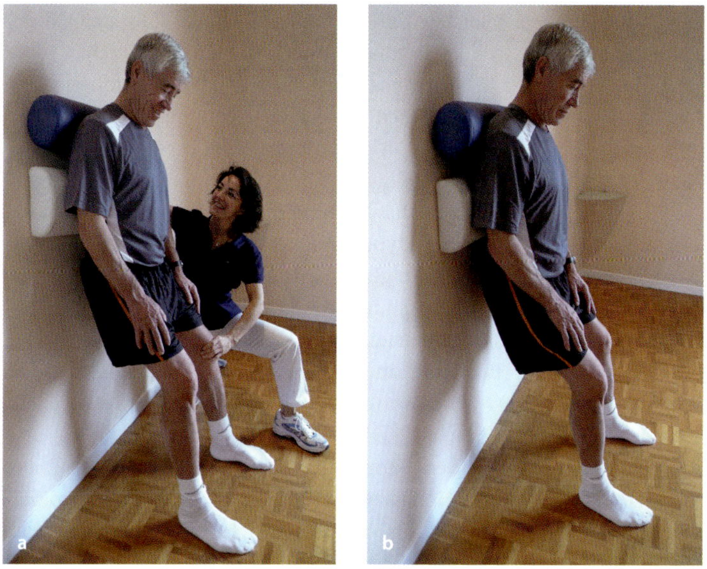

Abb. 7.5 a,b Lordoseabflachung im Stehen. Im angelehnten Stehen mit abgeflachter Lordose wird auch die Beckenvor- und -rückkippung eingeübt

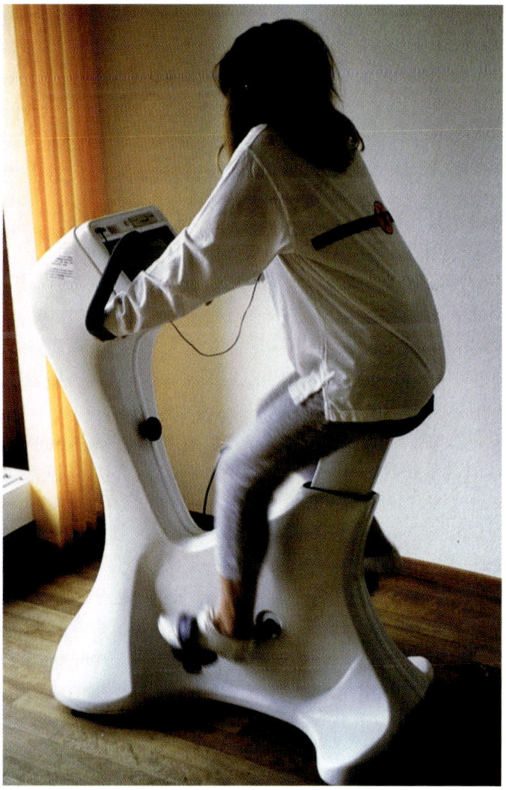

Abb. 7.6 Standradfahren: Oberkörper abgestützt, Rumpfvorneigung mit Lordoseabflachung

7.1.4 Anleitung auf dem Fahrradergometer

Das Radfahren gehört zum Standardprogramm bei der lumbalen Spinalkanalstenose. So geben die meisten Patienten an, nur kurzfristig gehen, aber stundenlang Rad fahren zu können. Die positiven Wirkungen ergeben sich aus der Entlordosierung der Wirbelsäule beim Sitzen im Sattel und aus der Wirbelsäulenentlastung durch Abstützen des Oberkörpers am Lenkrad. Vorteilhaft für ältere Menschen ist die Benutzung eines Standfahrrads wegen der Witterungsunabhängigkeit und Gefahrlosigkeit (Abb. 7.6). Die Aufgaben des Physiotherapeuten bestehen darin, die geeignete Lenkrad- und Sattelhöhe sowie den Widerstand zu bestimmen.

7.2 Entlastende Haltung, keine Bettruhe

Entlastende Haltung bei lumbaler Spinalkanalstenose bedeutet Abflachung der Lendenlordose, und zwar sowohl zur Besserung der Beschwerden bei symptomatischer LSS als auch zur Prävention, damit die Beschwerden nicht erst einsetzen. Die effektivste entlastende Haltung bei der LSS stellt das Sitzen dar. Hüftbeugung und Kyphosierung der Lendenwirbelsäule führen sofort zur Beseitigung der Beschwerden, die beim Stehen und Gehen entstanden sind. Längeres Sitzen ist als entlastende Haltung wegen der Immobilisierung jedoch ungeeignet, zudem wirken Hüft- und Kniebeugung thrombosefördernd.

Eine weitere effektive entlastende Haltung bei der LSS stellt die Stufenlagerung dar. Gegen andauernde Bettruhe, sei es in Stufenlagerung (◘ Abb. 7.1) oder in Seitlage mit angewinkelten Hüft- und Kniegelenken, gelten die gleichen Bedenken wie bei der dauerhaften entlastenden Haltung bei bandscheibenbedingten Erkrankungen (Szpalski u. Hayez 1992, Malmivaara et al. 1995, Wilkinson 1995). Die kontrollierten Studien weisen darauf hin, dass Mobilität einer Haltungskonstanz vorgezogen werden soll, selbst wenn diese entlastend ist.

Mobilität bei der LSS bedeutet Wechsel zwischen Gehen, Stehen, Sitzen und vorübergehende Einnahme der Stufenhaltung im Liegen, sei es in Rücken- oder Seitlage. Beim Gehen und Stehen sind die lordoseabflachenden Haltungen zu berücksichtigen. Dabei kommt es neben der Erweiterung des Wirbelkanals auch zum beschleunigten Abfluss aus den gestauten epiduralen Venen.

7.3 Wärmetherapie

Wärme in jeder Form wird von Patienten mit lumbaler Spinalkanalstenose als wohltuend empfunden. Dies gilt sowohl für die Wärmeapplikation als auch für ein warmes Klima. Wärme ist bewegungsfördernd und hat somit Auswirkungen auf den venösen Abfluss aus dem Wirbelkanal. Wie auch bei anderen Rückenschmerzen vermeiden Patienten mit LSS jede Art von Unterkühlung und schaffen sich warme Unterwäsche und Leibbinden an. Wärmend und schmerzlindernd wirken auch Externa wie spezielle Pflaster (z. B. ABC), Einreibemittel mit Salicylsäurederivaten, hyperämisierenden Stoffen und ätherischen Ölen. Die Tiefenwärme führt zu einer Detonisierung der Rückenstreckmuskeln und schafft Voraussetzungen für ein Nachlassen der Lordosespannung an der Lendenwirbelsäule. Gleichzeitig oder anschließend sind delordosierende Haltungen und Übungen angebracht.

Kontraindiziert sind Wärmeanwendungen bei Thrombosen, floriden entzündlich-infektiösen Prozessen und Tumoren. Deswegen stellt die Empfindlichkeit gegenüber Wärme auch ein differenzialdiagnostisches Kriterium dar, denn die wärmeinduzierte Hyperämie verstärkt die Beschwerden bei Entzündungen und Tumoren.

In der Literatur finden sich überwiegend positive Beurteilungen der Wärmeanwendungen bei Rückenschmerzen auch unter Einschluss der LSS (Nachemson u. Jonsson 1997, Benoist et al. 2000, Borenstein et al. 2004, Herkowitz et al. 2004). Außer den Beobachtungen von French et al. (2006) und Hochschuler (2006) gibt es keine kontrollierten Studien, vor allem nicht im Hinblick auf den Unterschied zur Kälteanwendung.

7.4 Elektrotherapie

Ähnlich wie bei den bandscheibenbedingten Erkrankungen lassen sich auch die Rücken- und Beinschmerzen bei lumbaler Spinalkanalstenose durch schmerzlindernde und spannungslösende elektrische Ströme positiv beeinflussen. Dazu zählen der konstant fließende galvanische Strom im Stangerbad, diadynamische Ströme, Interferenzströme und der pulsierende Gleichstrom bei der sog. pulsierenden Signaltherapie. Die Literaturangaben zur Elektrotherapie beschränken sich auf Empfehlungen aufgrund von Erfahrungen (Nachemson u. Jonsson 1997, Waddell 2004). Kontrollierte Studien liegen nicht vor. Deswegen werden die verschiedenen Formen der Elektrotherapie auch bei der LSS ergänzend zu anderen therapeutischen Maßnahmen eingesetzt. Zu beachten ist bei allen Anwendungen die entlastende Haltung mit angewinkelten Hüft- und Kniegelenken und Delordosierung der Lendenwirbelsäule.

Über die transkutane elektrische Nervenstimulation (TENS) speziell bei der LSS liegen keine Berichte aus der Literatur vor. Bei Rücken- und Beinbeschwerden durch bandscheibenbedingte Erkrankungen gibt es einige placebokontrollierte Studien, die keinen oder nur einen Kurzzeiteffekt zeigten (Deyo et al. 1991, Marchand et al. 1993).

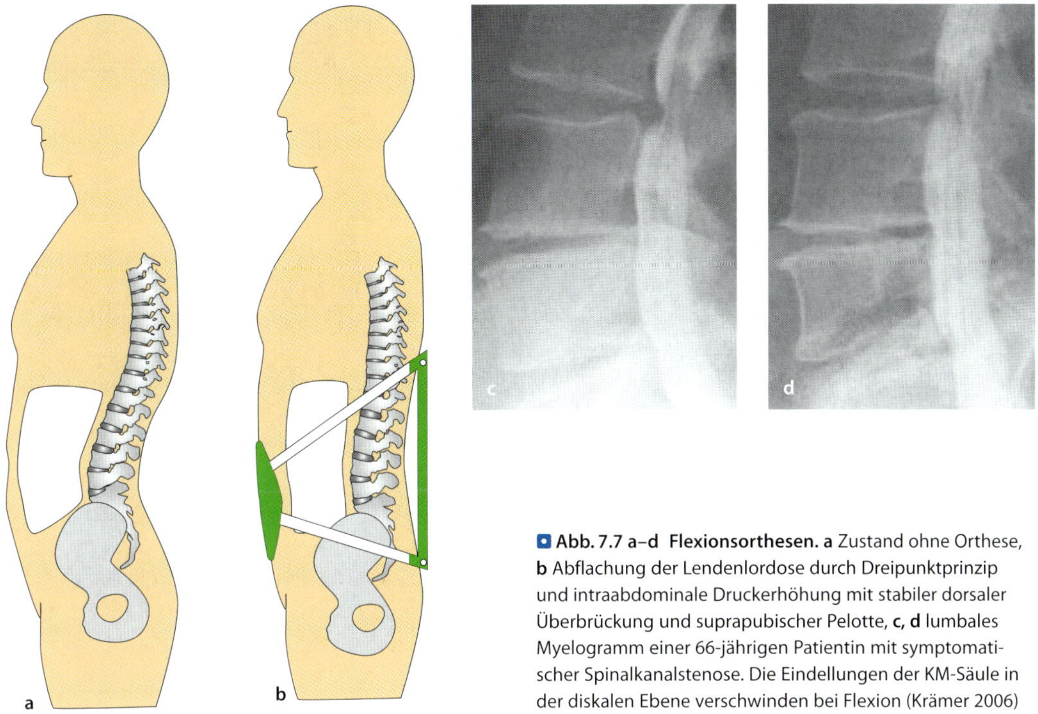

Abb. 7.7 a–d Flexionsorthesen. a Zustand ohne Orthese, **b** Abflachung der Lendenlordose durch Dreipunktprinzip und intraabdominale Druckerhöhung mit stabiler dorsaler Überbrückung und suprapubischer Pelotte, **c, d** lumbales Myelogramm einer 66-jährigen Patientin mit symptomatischer Spinalkanalstenose. Die Eindellungen der KM-Säule in der diskalen Ebene verschwinden bei Flexion (Krämer 2006)

7.5 Orthesen

Das Tragen von Flexionsorthesen mit Entlordosierung der Lendenwirbelsäule kann zur Schmerzlinderung beitragen und die schmerzfreie Wegstrecke erweitern. Wenn die radikulären Beschwerden erst im Stehen und beim Gehen auftreten, kann man älteren Patienten, wenn sie keinen Rollator oder Gehwagen benutzen, das Anlegen einer Flexionsorthese empfehlen. Benini (1993) schreibt dazu: »Die delordosierende Wirkung eines Mieders kann zur Verdoppelung oder Verdreifachung der schmerzfreien Gehstrecke führen, mit der sich betagte Patienten, die wieder einkaufen gehen oder kurze Spaziergänge zurücklegen wollen, zufriedengeben.«

7.5.1 Wirkungsweise von Flexionsorthesen

Die Delordosierung erreicht man mit einem Rückenteil, welcher am oberen und unteren Ende der Lendenwirbelsäule ansetzt und diese überbrückt. Der gerade Rückenteil muss der nach dorsal ausweichenden Lendenwirbelsäule ausreichend Platz bieten und sollte der Haut nicht unmittelbar anliegen. Man muss beim stehenden Patienten mit angelegter Orthese bequem noch eine flache Hand zwischen den mittleren Rückenteil und der Hautoberfläche schieben können. Als Gegenhalt ventral dient bei Patienten, die es vertragen können, eine suprapubische Bauchpelotte, anderenfalls eine feste Leibbandage (Abb. 7.7, Abb. 7.8, Abb. 7.9).

Im Gegensatz zu rundum starren Orthesen bleiben bis auf die Beschwerde auslösende Rumpfrückneigung alle übrigen Bewegungen erhalten. Alle Haltungen und Bewegungen enden durch Zwang des dynamischen Dreipunktsystems dem geringsten Widerstand entsprechend in der entlastenden Haltung beim Gehen und Stehen mit leichter Rumpfvorneigung, Beckenrückkippung und Abflachung der Lendenlordose. Entlordosierung und Wirbelsäulenentlastung durch intraabdominelle Druckerhöhung haben die gleiche Wirkung wie die Stufenlagerung. Es kommt zur Erweiterung des Wirbelkanals und der Foramina inter-

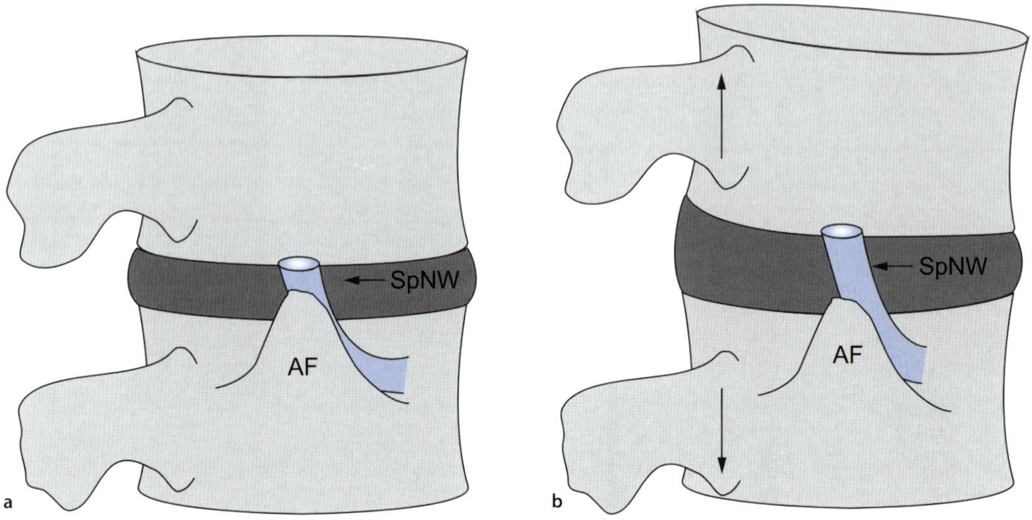

Abb. 7.8 **a** Kompression der Spinalnervenwurzel (SpNW) durch die ascendierende Facette (AF) in der diskalen Ebene, **b** Druckentlastung durch Flexionsorthese/Flexionstherapie

vertebralia. Der dorsoventrale Wirbelkanaldurchmesser erweitert sich unter anderem auch durch Abflachung der meist vorhandenen Bandscheibenvorwölbungen (Abb. 7.8). Das Waschbrettmuster bei aufrechter Haltung mit normaler Lordose verschwindet bei Rumpfvorneigung. Die durch Bandscheibenerniedrigung und Hyperlordosierung ineinandergeschobenen Wirbelgelenkfacetten werden wieder in ihre Funktionsmittelstellung gebracht. Damit vermindert sich auch der Druck der aszendierenden Facette auf die lateral im Wirbelkanal verlaufenden Nervenwurzeln.

Kontraindiziert sind Rumpforthesen mit fester Leibbandage oder Bauchpelotte bei allen Erkrankungen, auch die sich eine intraabdominelle Druckerhöhung negativ auswirkt, wie z. B. Leberschäden, Asthma, Magen-/Darmerkrankungen etc.

7.5.2 Trageverhalten bei LSS

Die Indikation zur Verordnung einer Flexionsorthese bei gesicherter LSS ergibt sich aus einem probeweisen Tragen mit Besserung der Beschwerden und Verlängerung der schmerzfreien Wegstrecke. Die Anwendung einer Flexionsorthese ist nur bei längerem Gehen und Stehen sinnvoll. Beim Sitzen oder wenn in häuslicher Umgebung Gelegenheit zum Sitzen und Liegen besteht, muss die Orthese nicht unbedingt getragen werden. Auch bei Benutzung eines Rollators, z. B. beim Einkaufen, ist das zusätzliche Tragen einer Flexionsorthese nicht sinnvoll.

> **Unabdingbare Begleittherapie bei Verordnung einer Rumpforthese wie auch der Flexionsorthese ist ein systematisches Training der Bauch- und proximalen Extremitätenmuskeln zur Stabilisierung und Delordosierung der Lendenwirbelsäule.**

In der Literatur wird die Anwendung von Flexionsorthesen bei der LSS überwiegend positiv beurteilt: Postacchini (1989), Benini (1993), Amundsen (2000), Wünschmann (2003), Borenstein et al. (2004), Delank et al. (2004), Krämer u. Ludwig (2004), Atlas (2005), Todokoro (2005), Schulte et al. (2006). Die Empfehlungen beruhen auf Erfahrungsberichten und retrospektiven Untersuchungen.

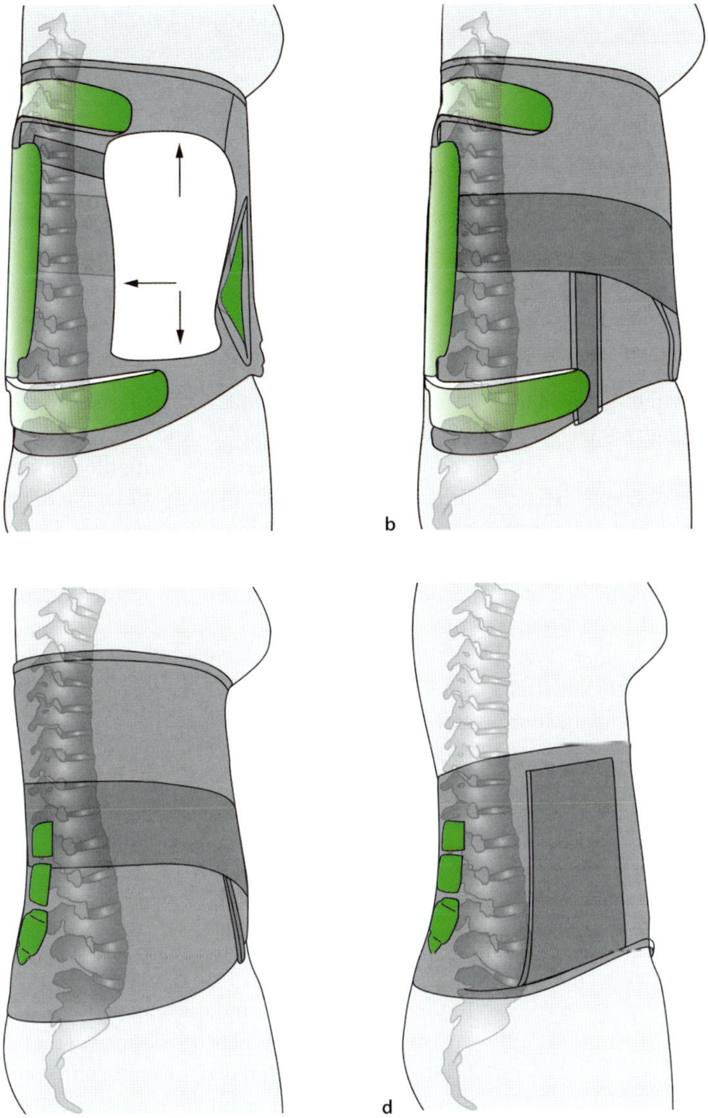

Abb. 7.9 a–d Therapeutisch korrekte Abschulung der Flexionsorthese mit Modularsysthem in 4 Stufen. Bei Besserung des Beschwerdebildes ist ein stufenweiser Abbau der Orthese sinnvoll. Durch sukzessive Entfernung von Elementen der modularen Orthese, erfolgt eine schrittweise Überführung der entlordosierenden Stellung der LWS in die Eulordose (a–d). Der Umbauzeitraum richtet sich dabei nach dem Krankheitsverlauf. Bei Bedarf kann die Orthese auch wieder rückwärts Richtung Entlordosierung umgerüstet werden. (Mod. nach Krämer 2005)

Es gibt einige Untersuchungen über die biomechanischen Einwirkungen von Rumpforthesen auf die Lendenwirbelsäule einschließlich Delordosierung und intraabdominelle Druckerhöhung: Cholewicki et al. (1998), Havey et al. (2000), Hodges et al. (2000), Giorcelli et al. (2001), Höfer u. Siemsen (2008). In einer systematischen Übersicht stellten Poppel et al. (2000) fest, dass die meisten Rumpforthesen zwar biomechanisch wirksam sind, klinische kontrollierte Studien fehlen jedoch.

7.6 Medikamente

7.6.1 Bedarfsmedikation

Die Medikamente, die gegen Rücken- und Beinbeschwerden bei lumbaler Spinalkanalstenose zum Einsatz kommen, entsprechen denen bei anderen degenerativen Wirbelsäulenerkrankungen. Im Wesentlichen handelt es sich um Analgetika und Antiphlogistika, deren Auswahl und Dosierung von der Schmerzstärke abhängen. Die allgemeine medikamentöse Therapie bei der LSS ist symptomatisch und soll die nicht medikamentösen Maßnahmen, insbesondere Bewegungstherapie und Gymnastik unterstützen.

Eine kontinuierliche Schmerztherapie ist bei der symptomatischen Spinalkanalstenose nicht notwendig, weil Schmerzen gewöhnlich nur dann auftreten, wenn die Betroffenen längere Zeit stehen und gehen. Die Patienten sind beim Sitzen, Liegen sowie beim Zurücklegen kleiner Wegstrecken, z. B. in der Wohnung, beschwerdefrei. Deswegen ist bei der LSS eine Bedarfsmedikation bei vorauszusehenden Schmerzsituationen angebracht. Ausnahmen sind anhaltende Kompressionen von Nervenwurzeln im lateralen Rezessus, die eine Dauermedikation erforderlich machen. Hier ist jedoch die örtliche Behandlung durch lokale Injektionen einer systemischen Behandlung mit Glukokortikosteroiden oder NSAR wegen der bekannten Nebenwirkungen vorzuziehen (s. unten).

7.6.2 Einteilung

Bei der Schmerztherapie der LSS hat sich wie bei den übrigen degenerativen Wirbelsäulenerkrankungen das WHO-Stufenschema bewährt. Die Einteilung erfolgt nach Schmerzstärke und Dauer:

- Stufe 1: Nichtopioide, z. B. Paracetamol, Diclofenac
- Stufe 2: schwache Opioide, z. B. Tramadol
- Stufe 3: starke Opioide, z. B. Morphium, Oxycodon

Bei der Pharmakotherapie von Rücken- und Beinbeschwerden von Patienten mit lumbaler Spinalkanalstenose ist zu berücksichtigen, dass

- meistens ältere Menschen betroffen sind, die häufig Komorbiditäten aufweisen und andere Medikamente einnehmen, mit der Gefahr von Arzneimittelinteraktionen;
- die Schmerzen mäßig sind und ein bestimmtes Niveau nicht überschreiten;
- die Beschwerden positionsabhängig sind und nur bei Bedarf eine Schmerzmedikation erfordern.

Unter diesen Voraussetzungen kommen bei der LSS in erster Linie Medikamente der WHO-Stufe 1 infrage. Hier sollten zunächst Analgetika wie Paracetamol eingesetzt werden und bei unzureichender Wirkung nichtsteroidale Antiphlogistika/Antirheumatika (NSAR). Bei mit dieser Medikation nicht zu beherrschenden Schmerzzuständen kann eine kurzfristige Gabe von Opiodanalgetika gerechtfertigt sein (Leitlinien der Arzneimittelkommission von 2009).

Wenn eine aseptisch entzündliche Komponente am Krankheitsgeschehen beteiligt ist, wie bei einer aktivierten Arthrose der Wirbelgelenke mit Synovialitis oder bei einer Radikulitis mit entzündlicher Nervenwurzelschwellung, empfiehlt sich neben dem Analgetikum die zusätzliche Gabe eines Antiphlogistikums.

7.6.3 Paracetamol

In therapeutischer Normdosierung ist Paracetamol im Vergleich zu NSAR nebenwirksamarm und wird bei gering- bis mittelgradigen Kreuzschmerzen für den Therapiebeginn empfohlen. Auf die Einhaltung einer möglichst geringen, 4 g/Tag nicht zu überschreitenden Dosis wird in den Leitlinien ausdrücklich hingewiesen. Paracetamolintoxikation kann zu einer Leberschädigung (Larson et al. 2005, Tanne 2006) führen, die gerade bei den älteren LSS-Patienten mit ihren Komorbiditäten droht.

7.6.4 Nichtsteroidale Antirheumatika (NSAR)

Die am häufigsten verwendeten Wirkstoffe dieser Gruppe – auch bei der LSS – sind Diclofenac und

Ibuprofen. Kontrollierte Untersuchungen belegen die Wirksamkeit bei der Behandlung akuter und chronischer Kreuzschmerzen mit einer Überlegenheit der NSAR gegenüber Placebo (van Tulder et al. 1997, 2005, Airaksinen et al. 2006). Innerhalb der Gruppe der NSAR fanden sich keine wesentlichen Unterschiede in der Wirksamkeit.

Zu beachten ist das häufigere Auftreten von gastrointestinalen und renalen Nebenwirkungen der NSAR im höheren Lebensalter (Griffin et al. 1991, Tramer et al. 2000, Arzneimittelkommission-Leitlinien 2009). 20-30 % aller Krankenhausaufnahmen und Todesfälle durch peptische Ulcera konnten auf eine Behandlung mit NSAR zurückgeführt werden.

Aufgrund der Datenlage sind NSAR trotz ihrer guten Wirksamkeit bei älteren LSS-Patienten nur kurzfristig und vorwiegend nur bei Bedarf einzusetzen.

7.6.5 Opioidanalgetika

Bei stärkeren Schmerzen und bei einer Unverträglichkeit gegenüber den NSAR kommen entsprechend dem WHO-Stufenschema zunächst die **schwach wirksamen Opioide** wie Tramadol zum Einsatz. Zu beachten sind spezielle Nebenwirkungen und Arzneimittelinteraktionen (Leitlinien der Arzneimittelkommission von 2009). Hohe Dosen und zu rasche Verabreichung führen nicht selten zu ausgeprägter Übelkeit und Erbrechen. Diese unerwünschten Wirkungen können durch die Verwendung von Retardpräparaten deutlich reduziert werden. Durch die zusätzliche Noradrenalin- und Serotonin-Uptake-Wirkung ergibt sich ein günstiger Einfluss auf neuropathische Schmerzen (Stehr-Zirngibl 2006). Bei der lumbalen Spinalkanalstenose besteht eine Indikation für Tramadol bei chronischen rezidivierenden Nervenwurzelreizerscheinungen mit Ausstrahlungen ins Bein.

Stark wirksame Opioide kommen bei der LSS selten und nur bei akuter Verschlimmerung, etwa durch eine zusätzlich auftretende Verlagerung von Bandscheibengewebe oder durch eine Synovialzyste, infrage. Sofern keine gravierenden motorischen Störungen damit verbunden sind, kann man zunächst die Schmerzen mit stark wirksamen Opioiden behandeln und den weiteren Verlauf abwarten. Zum kurzfristigen Einsatz kommen z. B. Morphin retard und Oxycodon. Bei unseren Patienten mit starken Schmerzen durch degenerative Wirbelsäulenerkrankungen einschließlich LSS hat sich Oxycodon als praktikabel erwiesen (Stehr-Zirngibl 2006). Oxycodon ist ein semisynthetisches Morphinpärparat mit einer hohen oralen Bioverfügbarkeit. Da keine klinisch wirksamen aktiven Metabolite bei der Verstoffwechselung entstehen, ergeben sich Vorteile im Vergleich zu Morphin bei Nierenfunktionsstörungen sowie eingeschränkter Leberfunktion. Das Wirkungsmaximum ist nach Einnahme von Oxycodon bereits nach 1 h erreicht.

Sind bei der LSS wegen erheblicher anhaltender Schmerzen stark wirksame Opioide längere Zeit erforderlich, muss rechtzeitig eine operative Dekompression in Erwägung gezogen werden, selbst wenn keine Lähmungen vorhanden sind.

7.7 Psyche und lumbale Wirbelkanalstenose

7.7.1 Einleitung

Psychische Beeinträchtigungen und deren Behandlung bei degenerativer lumbaler Spinalkanalstenose weisen Besonderheiten auf:

- Es handelt sich um eine Alterskrankheit.
- Depressionen werden weniger durch die Rücken- und Beinschmerzen als durch eine zunehmende Gehbehinderung mit Wegstreckenbegrenzung hervorgerufen.
- Die Depressionen werden verstärkt durch deutlich sichtbare Wirbelkanaleinengungen im CT und MRT, da die Bilder Angst vor einem Leben im Rollstuhl auslösen.
- Altersbedingte Begleitkrankheiten begrenzen invasive Operationsmöglichkeiten.
- Eine nicht operative Behandlung ist erstrebenswert, zumal es sich bei der degenerativen lumbalen Wirbelkanalstenose um eine gutartig verlaufende Erkrankung handelt.

Wenn ältere Menschen nach dem 65. Lebensjahr die allmählich einsetzenden Symptome einer lumbalen Wirbelkanalstenose verspüren, werden sie depressiv. Rückenschmerzen, die zum Teil ins Bein ausstrahlen, kennen sie von früheren bandscheibenbedingten Beschwerden her. Eine Wegstreckenbegrenzung durch zunehmende Kraftlosigkeit in den Beinen, die ggf. mit Kribbel- und Taubheitsgefühl einhergeht, ist beunruhigend und veruracht depressive Zustände. Wenn der Arzt dann eine Wirbelkanaleinengung im CT oder MRT demonstriert, entstehen Ängste. Gedanken an ein erhöhtes Operationsrisiko bei bereits bestehenden Begleiterkrankungen wie Diabetes, Herz-/Kreislaufstörungen verstärken die Depression.

Die Basisdatenerhebungen von Sinikallio et al. (2007a) mit Daten von LSS-Patienten vor der Operation zeigten, dass 25 % mit ihrem Leben unzufrieden waren und vor allem Depressionen hatten, im Vergleich zur altersentsprechenden Normalbevölkerung mit 13 %. Die Depression wirkte sich auch negativ auf die Operationsergebnisse aus (Sinokallio et al. 2007b). Die Depressionskriterien besserten sich auch nach erfolgreicher Operation nicht. Die Depressions-Scores blieben postoperativ unverändert. Die Autoren schließen daraus, dass auch eine erfolgreiche Behandlung, in ihrem Falle die Operation, keine therapeutische Methode ist.

Depression und andere psychische Erkrankungen bei lumbaler Spinalkanalstenose erfordern eine eigenständige Behandlung im Rahmen eines multimodalen Programms mit Physiotherapie und ärztlicher Betreuung.

7.7.2 Psychologische Komponenten bei LSS

Grundlage der psychologischen Betreuung ist das Aufklärungsgespräch, das gleich am Anfang stehen muss. Schon der Begriff »Einengung des Wirbelkanals«, in dem das Rückenmark verläuft, ist für den Patienten beängstigend und führt rasch zu Depressionen. Angst und **katastrophisierende Gedanken** nehmen beim Patienten noch zu, wenn man ihm die zum Teil eindrucksvollen Computertomogramme und Kernspintomogramme mit den eingeengten Segmenten zeigt, im Vergleich zu den normalen Nachbarsegmenten. Die Bewertung dieser Bilder sollte vor dem Patienten mit Zurückhaltung erfolgen und immer mit dem Hinweis, dass es besonders im Alter viele Menschen gibt, die derartige Einengungen aufweisen, ohne je Beschwerden gehabt zu haben bzw. zu bekommen. Weiterhin gehört gleich an den Anfang der Hinweis, dass es bei der lumbalen Spinalkanalstenose spontan nicht zu Querschnittslähmungen kommt.

Hilfreich ist der Hinweis, dass der Patient durch eine geeignete Verhaltensweise seine Beschwerden selbst sehr gut beeinflussen kann. Leichte Rumpfvornüberneigung und Bewegung führen zu Erleichterung.

Die **operante Konditionierung**, d. h. Krankheitsgewinn und Belohnung, spielen bei der Spinalkanalstenose eine untergeordnete Rolle. Die meist älteren Patienten fühlen sich eher unwohl in der Rolle des »Nicht mehr Mithalten-Könnens« bei Spaziergängen und dergleichen und versuchen, die schmerzauslösenden Situationen durch Ausreden zu umgehen. Da es sich meistens um Menschen jenseits des 65. Lebensjahres handelt, fällt auch die operante Konditionierung im Berufsleben weg. Da die meisten Symptome bei lumbaler Spinalkanalstenose sich auf einem erträglichen Niveau halten und im Laufe der Jahre durch Adaptation sogar bessern, ist das folgende Motto hilfreich:

Schmerzen und Einschränkungen der Gehfähigkeit akzeptieren, ohne sie zu einem lebensbestimmenden Faktor werden zu lassen.

Die gewohnten längeren Spaziergänge können z. B. durch Radtouren ersetzt werden.

Neben der Aufklärung und Beratung zum Krankheitsbild LSS werden verschiedene allgemeine und spezielle psychologische Methoden im Rahmen des multimodalen Programms eingesetzt. Für die Behandlung der Schmerzen steht ein umfangreiches nicht medikamentöses Programm aus der Psychotherapie zur Verfügung, das sich auch und gerade für Patienten mit LSS eignet (Krämer u. Nentwig 1999). Die älteren Patienten mit LSS und zahlreichen Komorbiditäten sollen nicht durch die Nebenwirkungen der Analgetika belastet werden.

Allgemein müssen 2 psychologische Ansätze bei LSS-Patienten unterschieden werden: das Schmerzbewältigungstraining und die psychologische Schmerztherapie. Verfahren der **Schmerzbewältigung** sind indiziert für alle Patienten, die bereits chronische Schmerzen haben oder aber Gefahr laufen, dass ihre Schmerzen chronisch werden. Sie beinhalten eine Reihe von Maßnahmen, die die Intensität des erlebten Schmerzes reduzieren und zu aktivem Verhalten ermutigen sollen. Diese Verfahren werden im Rahmen des multimodalen Programms meistens in Form von Kursen für Gruppen von etwa 10 Patienten mit 6–10 Sitzungen vermittelt.

Methoden der **Schmerztherapie** sind für chronische Schmerzpatienten dann angezeigt, wenn entweder die Schmerzintensität so stark ist, dass die Teilnahme am Schmerzbewältigungstraining keine Wirkung zeigt, oder das Schmerzerleben und Schmerzverhalten zu einem so wesentlichen Bestandteil der Lebensführung geworden ist, dass psychotherapeutische Maßnahmen zur Veränderung des Erlebens und Verhaltens notwendig werden.

7.7.3 Psychologisches Schmerzbewältigungstraining

Trainingsprogramme zur Schmerzbewältigung umfassen die Vermittlung von Informationen für ein angemessenes Verständnis der Prozesse, die das Schmerzerleben bestimmen, und praktische Übungen zur Körperwahrnehmung.

Informationsvermittlung

Ziel der Vermittlung eines angemessenen Verständnisses der Vorgänge der Schmerzwahrnehmung ist die Beseitigung der Einstellung des Patienten, dass er hilflos und passiv der Schmerzwahrnehmung ausgesetzt sei. Um dieses Ziel zu erreichen, werden die Patienten in angemessener Form über die psychologischen Vorgänge der Nozizeption aufgeklärt, die sich nicht in passiven Prozessen der afferenten Stimulation erschöpfen. Die Erläuterung der nozizeptiven Afferenz beginnt mit der Erklärung der Erregung der Nozizeptoren, beschreibt die Verschaltung nozizeptiver Neuronen im Hinterhorn und die aufsteigenden Bahnen über den Thalamus und das limbische System bis zum Kortex. Die Funktionen der einzelnen Stationen werden erläutert und dabei die Möglichkeiten zur eigenständigen aktiven Einflussnahme in den Vordergrund gestellt.

Den Patienten muss der grundlegende Unterschied zwischen akuten und chronischen Schmerzen erläutert werden. Besonders wichtig ist die Herausstellung, dass die für den akuten Schmerz bedeutsame Alarmfunktion beim chronischen Schmerz nicht mehr bedeutsam ist. Dieser Funktionswandel ist für den Patienten besonders schwierig nachzuvollziehen, da der subjektive Schmerzeindruck nach wie vor die Notwendigkeit von Rückzug und Schonung zu signalisieren scheint.

Auf der Ebene kortikaler Prozesse wird die evaluative Komponente des Schmerzes, d. h. die Bedeutung der Interpretation des Schmerzeindrucks, hervorgehoben. Auf diese Weise wird ein Verständnis für die Wirkungen kognitiver Übungen zur Schmerzbewältigung vorbereitet.

Ein unverzichtbarer Bestandteil der Informationvermittlung im Rahmen des Schmerzbewältigungstrainings ist die Beschreibung des Circulus vitiosus von Schmerz und Muskelverspannung einschließlich seiner psychologischen Komponente. Der Patient muss verstehen, dass sowohl biomechanische als auch psychische Belastungsfaktoren den Teufelskreis schmerzhafter muskulärer Verspannungen initialisieren können. Damit wird die Notwendigkeit des Erlernens von Verfahren der muskulären Entspannung verständlich.

Kognitive Übungen

Übungen zur kognitiven Schmerzbewältigung beziehen sich vor allem auf die Interpretation und die Bewertung des Schmerzes. Das Ausmaß der wahrgenommenen Bedrohlichkeit des Schmerzreizes bestimmt auch die Intensität der Schmerzwahrnehmung. Als Folge der geübten Neuinterpretation wird der Schmerz als nicht gewebeschädigendes Zeichen bewertet und so als nicht alarmierend und weniger bedrohlich erlebt.

Zur Erfassung der aktuellen Interpretationen des Schmerzerlebens werden die Teilnehmer des Programms gebeten, auf vorbereiteten Blättern die Gedanken zu notieren, die ihnen während der Schmerzempfindung durch den Kopf gehen. »Katastrophisierende« Gedanken, wie z. B. »Der Schmerz wird immer schlimmer und hört nie auf«, scheinen ebenso ungünstig für die Bewältigung wie »bagatellisierende« Interpretationen, z. B. »Ich beachte den Schmerz überhaupt nicht und verhalte mich so, als gäbe es ihn gar nicht« (Hasenbring 1992, 1994). Im Bewältigungsprogramm werden Kognitionen trainiert, um den **Schmerz zu akzeptieren**: »Jetzt ist der Schmerz zwar stark, ich weiß jedoch, dass er sich vermindert, wenn ich die Stufenlagerung einnehme.«

Phantasiereise

Zu den kognitiven Verfahren der Schmerzbewältigung zählt auch die Herbeiführung von Vorstellungen, die mit Schmerz unvereinbar sind. Ein typisches Beispiel sind sog. Phantasiereisen. Hier werden in entspanntem Zustand Bilder beschrieben, die eine möglichst angenehme Stimulation für den Patienten bedeuten. Dies kann etwa eine Urlaubssituation am Strand beinhalten. Visuelle, auditive, haptische und olfaktorische Eindrücke, die mit dieser Situation einhergehen, werden ausführlich und konkret geschildert. Der Patient hat die Aufgabe, diese Vorstellung möglichst lebendig zu realisieren und bei beginnenden oder anhaltenden Schmerzen gezielt aufzurufen. Es ist sinnvoll, diese Vorstellungsübungen mit Übungen zur muskulären Entspannung zu verbinden. Die Gehfähigkeit bessert sich automatisch.

Muskuläre Entspannung

Das am besten untersuchte Verfahren zum Training muskulärer Entspannung stammt von Jacobson und ist unter der Bezeichnung »Progressive Muskelentspannung« bekannt geworden. Es ist ein Verfahren zum schrittweisen Erlernen einer verbesserten willkürlichen Kontrolle von Spannung und Entspannung einzelner Muskelgruppen.

Das Training umfasst 16 Muskelgruppen, die zunächst isoliert für jeweils etwa 5–7 s isometrisch angespannt werden. Unmittelbar anschließend wird die Anspannung der Muskelgruppe zurückgenommen und für den Zeitraum von etwa 40 s belassen. Die Teilnehmer werden instruiert, sich auf die Empfindung in der entspannten Muskelgruppe zu konzentrieren und mit dem Gefühl während der Anspannung zu vergleichen. Durch die kontrastierende Gegenüberstellung der gezielten Wahrnehmung angespannter und entspannter Muskulatur soll die Sensibilität für den Spannungszustand der Muskulatur gesteigert werden.

Die Teilnehmer müssen die täglichen Übungen über einen Zeitraum von 4 Wochen regelmäßig durchführen. Mit zunehmender Übung werden die wahrgenommenen Entspannungszeichen deutlicher. Nach einiger Zeit ist es vielen Teilnehmern möglich, das Gefühl entspannter Muskulatur auch ohne vorherige Anspannung herbeizuführen. Allein die gezielte Erinnerung an die Empfindung der entspannten Muskulatur kann dann bereits die Entspannung hervorrufen.

7.7.4 Psychologische Schmerztherapie

Die psychologische Schmerztherapie setzt sowohl beim Prozess der Schmerzwahrnehmung an als auch beim Schmerzverhalten. Maßnahmen der Verhaltenstherapie haben vor allem den Abbau unangemessenen Schmerzverhaltens zum Ziel. Teilweise ist es notwendig, die Lebenspartner der Patienten mit einzubeziehen, um auf diese Weise Quellen unangemessener Verstärkung des Schmerzverhaltens zu modifizieren. Demgegenüber sind die Verfahren der klinischen Hypnose vor allem zur Veränderung der Schmerzwahrnehmung geeignet. Das Biofeedbacktraining greift unmittelbar in die Veränderung physiologischer Prozesse ein, die eine Reizung der Nozizeptoren bewirken.

Verhaltenstherapie

Die Verhaltenstherapie besteht in der Anwendung von experimentell gesicherten Gesetzen des Erlebens und Verhaltens zur Veränderung klinisch auffälliger Verhaltensmuster. Dabei wird bevorzugt auf Prozesse des respondenten, operanten und stellvertretenden Lernens zurückgegriffen, die zur Modifikation konkreter offen beobachtbarer Verhaltensweisen und zur Veränderung verdeckter Reaktionen (Kognitionen und Emotionen) genutzt werden. Die Verhaltenstherapie hat sich in den vergangenen 40 Jahren fortwährend weiterentwickelt und zählt heute zu den besonders bewährten Verfahren der Psychotherapie.

Die diagnostische Phase der Verhaltensmodifikation wird als **Verhaltensanalyse** bezeichnet. Es werden Daten zur Qualität und Frequenz der Schmerzreaktionen erhoben. Dies geschieht sowohl im anamnestischen Gespräch als auch durch die systematische Protokollierung durch den Schmerzpatienten. Eine Aufgabe der Verhaltensanalyse besteht in der Erfassung möglicher positiver Konsequenzen von Schmerzreaktionen, die deren Auftreten stabilisieren. Zum anderen wird die Häufigkeit motorischer und sozialer Aktivitäten bestimmt, die entsprechend dem Stadium der Chronizität meist erheblich reduziert sind.

Die wichtigsten Ziele der Verhaltensmodifikation beim chronischen Schmerzsyndrom bestehen in der Steigerung nicht schmerzbezogener Verhaltensweisen, wie z. B. dem Wiederaufnehmen und Intensivieren der geselligen, kulturellen und sportlichen Aktivitäten des Patienten, und der Reduktion schmerzbezogener Reaktionen (Klageverhalten, Vermeidungsverhalten).

Dazu müssen die in der Verhaltensanalyse identifizierten angenehmen Konsequenzen der Schmerzreaktionen entfernt und stattdessen positive Konsequenzen für nicht schmerzbezogene Reaktionen eingeführt werden. Da die angenehmen Folgen des Klageverhaltens häufig durch die Interaktion mit den Lebenspartnern entstehen, ist es meistens notwendig, diese in das Modifikationsprogramm zu integrieren.

So kann beispielsweise die Verhaltensanalyse ergeben, dass die Familienmitglieder auf die Schmerzäußerungen des Patienten mit Aufmerksamkeit, tröstender Zuwendung und der Entlastung von unangenehmen Aufgaben reagieren. Der Verhaltenstherapeut erklärt dann dem beteiligten Lebenspartner die stabilisierende Wirkung dieser Interaktionen, die ja keiner der beteiligten Partner wünscht. Es wird vereinbart, dass diese belohnenden Reaktionen nicht mehr auf Schmerzäußerungen hin erfolgen. Stattdessen sollten die für den Patienten angenehmen Reaktionen der Lebenspartner künftig gerade dann gezeigt werden, wenn der Patient keine Schmerzen äußert. Auf diese Weise wird die belohnende Kontingenz zur Steigerung nicht schmerzbezogener Aktivitäten genutzt.

Die Regeln für die neue Form der Interaktion zwischen Schmerzpatient und Lebenspartner werden unter Anleitung des Verhaltenstherapeuten ausgearbeitet und teilweise konkret schriftlich festgehalten. Eine Möglichkeit dieser Konkretisierung ist ein »Kontingenzvertrag«: Die beteiligten Interaktionspartner vereinbaren schriftlich die Einhaltung der neuen Interaktionsregeln. Die Inhalte des Vertrags können im Verlauf der folgenden Sitzungen modifiziert werden, sodass eine kontinuierliche Steigerung der Häufigkeit nicht schmerzbezogener Reaktionen des Patienten erzielt wird.

Kognitive Verhaltenstherapie

Die kognitive Verhaltenstherapie berücksichtigt, dass menschliches Verhalten nicht unmittelbar von physikalischen Stimuli gesteuert wird, sondern dass der menschliche Organismus die einwirkenden Stimuli interpretiert und sein Verhalten durch das Ergebnis dieser Interpretation kontrolliert wird.

Zu den für die psychologische Schmerztherapie wichtigen Kognitionen zählen u. a. Überzeugungen, Einstellungen, Selbstinstruktionen in Hinblick auf die Erkrankung und die Schmerzsymptomatik. Konkret bedeutsam sind

- Das subjektive Krankheitmodell
- Die Ursachenzuschreibungen für die Beschwerden
- Die Kontrollerwartungen in Hinblick auf die Genese des Schmerzpatienten

Die kognitive Verhaltentherapie verläuft entsprechend dem folgenden Behandlungsplan:

Diagnostische Phase: Gedanken, Einstellungen, Bewertung und Interpretation im Hinblick auf das Schmerzerleben werden erfasst. Chronische Schmerzpatienten haben z. B. oft die Vorstellung, dass sie ihren Schmerzen ununterbrochen hilflos ausgesetzt sind und dass das Krankheitsgeschehen ohne ihre Kontrolle seinen Lauf nimmt.

Aufbau eines neuen Modells der Störung: Die kognitive Verhaltenstherapie hat zum Ziel, diese eher fatalistische Vorstellung zugunsten einer eher angemessenen Auffassung zu korrigieren. Beispielsweise wird dem Patienten anhand der Daten seines Schmerztagebuchs verdeutlicht, dass die Intensität der Schmerzwahrnehmung durchaus variiert. Mögliche Einflussfaktoren auf die Schmerzwahrnehmung, wie etwa Tageszeiten oder Aktivitäten des Patienten, werden mit ihm besprochen.

Aneignung von Bewältigungsfertigkeiten: Daraus ergeben sich andere, z. B. weniger fatalistische

Möglichkeiten der Interpretation der Schmerzwahrnehmung. Der Patient erfährt, dass er zunächst zumindest in einem gewissen Umfang selbst Einfluss auf das Schmerzgeschehen nehmen kann.

Verhaltensübung: Diese Möglichkeiten zur Schmerzkontrolle werden konkretisiert und trainiert. Es werden Übungen durchgeführt, mit denen der Patient lernt, »katastrophisierende« Interpretationen des Schmerzes (»Das wird immer schlimmer und hört nie auf«) zu ersetzen durch angemessene Bewertungen wie »Wenn ich die Stufenlagerung einnehme und meine Entspannungsübungen mach, wird der Schmerz gelindert«.

Selbstkontrolltraining: Damit die so geübten schmerzbezogenen Kognitionen stabil bleiben, erhält der Patient Hausaufgaben, über die er Protokoll führt. Das Protokoll wird jeweils bei der folgenden therapeutischen Sitzung als Grundlage für das weitere therapeutische Vorgehen genutzt.

7.7.5 Lebensqualität bei LSS: der Ostwestry-Questionaire

Um eine Vergleichsmöglichkeit des Ergebnisses der konservativen und operativen Behandlungen in unseren Arbeiten (Dumke 2009, Giera 2010) zu erhalten, wurde der Oswestry Low Back Pain Disability Questionnaire (ODQ oder OWS, Oswestry-Score) nach Fairbank gewählt. In vielen Studien und wissenschaftlichen Vergleichen wurde der OWS schon verwendet. Die Reliabilität des Fragebogens wurde nachgewiesen (Fairbank u. Pynsent 2000, Roland 2000, Grotle 2004). Er existiert in mehreren Sprachen.

Der Fragebogen besteht aus 10 Fragen mit jeweils 6 Antwortmöglichkeiten. Bei der Auswertung werden pro Frage 0–5 Punkte vergeben. Eine hohe Punktzahl entspricht einem schlechten Zustand des Patienten. Die Fragen beziehen sich auf die Schmerzintensität in verschiedenen Situationen des Alltags und den damit verbundenen Einschränkungen. Es können maximal 50 Punkte erreicht werden. Konnte eine Frage nicht beantwortet werden, so reduziert sich die maximal erreichbare Punktzahl um 5 Punkte auf 45 Punkte. Mit steigender Punkte- bzw. Prozentzahl sinkt die Lebensqualität und steigt die Beeinträchtigung der Patienten durch den Schmerz.

Ostwestry-Score

1. Wie stark sind Ihre Schmerzen?
2. Wie weit können Sie ihre persönliche Pflege (waschen, anziehen …) allein bewerkstelligen?
3. Wie weit sind Sie in der Lage, Gegenstände zu heben bzw. zu tragen?
4. Wie weit können Sie laufen?
5. Wie lange können Sie sitzen?
6. Wie lange können Sie stehen?
7. Wie gut können Sie trotz Ihrer Rückenerkrankung nachts schlafen?
8. Wie weit wird Ihr Geschlechtsleben durch Ihre Rückenerkrankung beeinträchtigt?
9. Wird Ihr soziales Leben (gesellschaftliche Aktivitäten) durch Schmerzen beeinträchtigt?
10. Wie weit werden Sie durch Schmerzen daran gehindert, Reisen zu unternehmen?

Der Oswestry-Score, ursprünglich für Patienten mit diskogenen Rücken- und Beinschmerzen entworfen, wurde für unsere Untersuchungen bei konservativer (Dumke 2009, Giera 2010) und operativer Therapie (Braunsfurth 2009) eingesetzt. Dabei wurden Schmerz und Gehstrecke besonders berücksichtigt.

Für die Ermittlung der Gehfähigkeit steht Frage 4. Es sollte die mögliche Gehstrecke zu den Zeitpunkten 3, 6, 9 und 12 Monate nach konservativer bzw. operativer Behandlung ermittelt werden. Der Vergleich der Mittelwerte dieser Fragen zeigte eine Verbesserung sowohl nach operativer als auch bei konservativer Behandlung. Die Erweiterung der Gehstrecke mit positiver Bewertung des Leidens LSS war gleichzeitig mit einer Verbesserung der Items für soziale Kontakte verbunden. Begleitend war sowohl im multimodalen konservativen wie auch im perioperativen Programm eine spezielle Psychotherapie. Das depressive Syndrom, das vielfach in der Literatur im Zusammenhang mit der LSS beschrieben wird, besserte sich (Abb. 7.10).

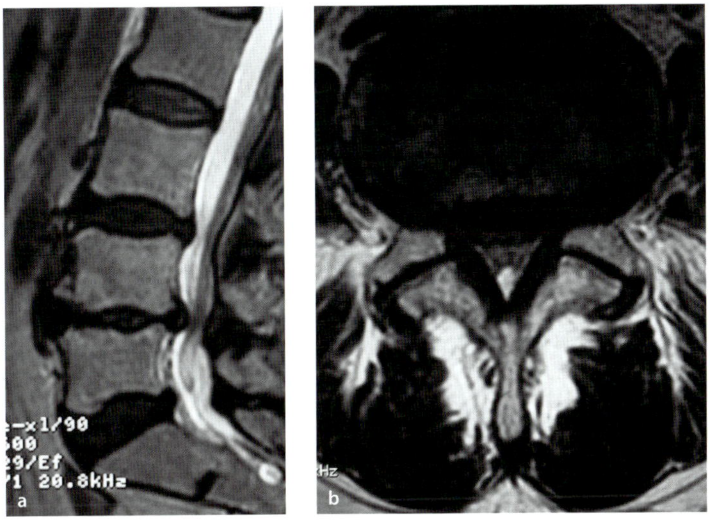

Abb. 7.10 a,b 65-jährige Patientin mit langjähriger Schmerzanamnese. Das MRT sagittal (**a**) und axial in diskaler Ebene (**b**) zeigt eine LSS an L4/5. Klinisch findet sich eine Claudicatio spinalis mit rechtsbetonter Beinausstrahlung bei moderatem Rückenschmerz. Die schmerzfreie Gehstrecke beträgt unter 500 m. Unter konservativer Therapie, Flexionsorthese und minimalinvasiver Therapie in Kombination mit psychologischer Begleittherapie war die Beschwerdesymptomatik deutlich rückläufig.

7.8 Rückenschule

Die Rückenschule wurde 1969 von Marianne Zachrisson-Forsell und Alf Nachemson in Schweden eingeführt. Ursprünglich war es ein Haltungs- und Verhaltenstraining zur Vermeidung von bandscheibenbedingten Erkrankungen. Grundlage waren die intradiskalen Druckmessungen von Nachemson. Bestimmte Körperhaltungen erhöhen den intradiskalen Druck und führen zur Verlagerung von Bandscheibengewebe mit der Folge eines Bandscheibenvorfalls. Zielgruppe für die Rückenschule sind Patienten mit Bandscheibenschäden, die sich im Alter zwischen 40 und 50 Jahren bemerkbar machen und dann wieder allmählich abklingen, weil die Bandscheiben austrocknen.

Patienten mit lumbaler Spinalkanalstenose haben auch Rücken- und Beinschmerzen, die sich durch bestimmte Körperhaltungen und Bewegungen beeinflussen lassen, nur mit dem Unterschied, dass

- LSS-Patienten 20 Jahre älter sind als Bandscheibenpatienten,
- der biomechanische Hintergrund der LSS-Beschwerden ein anderer ist als der diskogene.

Deswegen unterscheiden sich Therapie, Prävention und Rückenschule in vielen Punkten. Einige Prinzipien sind für beide Patientengruppen gleich:

- Immer in Bewegung bleiben
- Nicht schwer heben und tragen
- Beim Stehen Beine leicht beugen
- Als Sport Schwimmen, Laufen, Radfahren wählen
- Täglich Wirbelsäulengymnastik betreiben

Andere Prinzipien sind komplett entgegengesetzt. Die Hauptforderung an LSS-Patienten, den Rumpf immer leicht gebeugt zu halten, damit der Wirbelkanal weiter wird, widerspricht der Rückenregel bei Bandscheibenschäden, den Rücken nicht zu beugen, sondern gerade zu halten. Kyphosierung der LWS provoziert eine Verlagerung des noch mobilen Bandscheibengewebes nach dorsal. Nach dem 65. Lebensjahr ist das Bandscheibengewebe schon so fest, dass die Verlagerungstendenz gering ist. Die wohltätige Teilversteifung der Wirbelsäule im Alter hat bereits eingesetzt. Damit die Rückenschulregeln nicht durcheinandergeraten, haben wir für LSS-Patienten 10 Extraregeln zusammengestellt, die speziell auf ihre Präventionsmaßnahmen abgestimmt sind. Weitere Informationen zur Rückenschule bei lumbaler Spinalkanalstenose finden sich im Internet auf der Seite des Instituts für Wirbelsäulenforschung www.inwifo.de, Info Nr. 1: Rückenschule bei lumbaler Spinalkanalstenose.

7.8.1 Rückenschulregeln für Patienten mit LSS

1. Positiv denken

Die Beschwerden in den Beinen sind nicht auf fortschreitende Nervenkrankheiten oder Durchblutungsstörungen zurückzuführen, sondern nur auf eine Spinalkanalstenose, die ein bestimmtes Beschwerdeniveau nicht überschreitet, mit konservativen Mitteln gut zu beherrschen ist und eine insgesamt gutartige Prognose hat. Man soll sich durch die Bilder im CT oder MRT nicht beeindrucken lassen. Es gibt viele ältere Menschen mit solchen Veränderungen ohne jegliche Beschwerden.

2. Immer in Bewegung bleiben

Durch regelmäßigen Haltungswechsel zwischen Sitzen, Stehen und Gehen mit körperlicher Betätigung in Haushalt und Garten sowie durch Sport und Gymnastik wird der Dauerdruck auf die Nerven und Gefäße im Wirbelkanal abgebaut. Bewegung verbessert den venösen Abfluss aus dem Wirbelkanal.

3. Eher schnell als langsam gehen

Flottes Gehen und erst recht Laufen ist mit einer leichten Rumpfvorneigung verbunden, die sich vorteilhaft auf die Weite des Wirbelkanals auswirkt. Langsames Schlendern und Spazierengehen führt zum Hohlkreuz. Besonders schlimm sind Einkaufsbummel und Ausstellungsbesuche, zu deren Vermeidung man immer eine Ausrede finden sollte.

4. Beim Gehen und Stehen Sitz- und Vorbeugepausen einlegen

Beim Sitzen und bei der Rumpfvorneigung erweitert sich der Wirbelkanal. Der Druck auf die Nerven lässt nach, die gestauten Wirbelkanalvenen entleeren sich. Wenn keine Sitzgelegenheit vorhanden ist, hilft eine Rumpfvorbeugung, besser noch eine tiefe Hocke.

5. Hilfsmittel nutzen

Geeignet sind Gehwagen, Rollator, Einkaufswagen, an denen man sich mit leichter Rumpfvorneigung abstützen kann. Die gleiche Wirkung haben auch ein oder zwei Gehstöcke (Nordic walking). Es gibt Gehstöcke mit herausklappbarem Sitz, wie ihn die Jäger benutzen. Der Schaumstoffwürfel ist ein probates Hilfsmittel, z. B. bei starken Beschwerden im Liegen noch zusätzlich den Wirbelkanal zu erweitern (◘ Abb. 7.11).

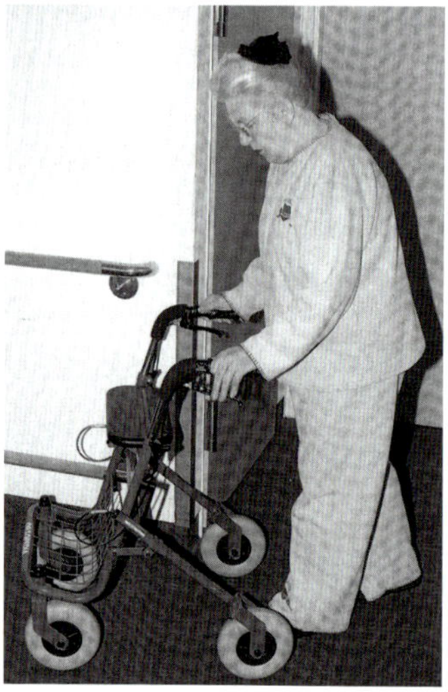

◘ Abb. 7.11 Rollator, Gehwagen, Einkaufswagen sind geeignete Hilfsmittel bei lumbaler Spinalkanalstenose. Die leichte Rumpfbeugung erweitert den Wirbelkanal, außerdem kann man den Oberkörper abstützen

6. Hohlkreuz meiden

Das Hohlkreuz verengt den Wirbelkanal. Durch leichte Beugung der Beine und Abstützen des Oberkörpers beim Stehen flacht sich das Hohlkreuz ab, der Wirbelkanal erweitert sich. Hohe Absätze und Überkopfarbeiten verstärken das Hohlkreuz (◘ Abb. 7.12).

7. Nicht schwer heben und tragen

Beim Heben und Tragen verengt sich der Wirbelkanal, weil die Wirbelgelenke zusätzlich ineinandergeschoben werden und auf die Nerven drücken. Außerdem kann es dabei zu einer Aktivierung der bereits vorhandenen Wirbelgelenksarthrose kommen (Facettitis).

8. Körpergewicht verringern

Die ständige Last durch das Oberkörpergewicht schiebt die Wirbelgelenke ineinander. Damit wird beim Stehen und Gehen ein Dauerdruck auf die Nerven im Lendenwirbelkanal ausgeübt. Sinnvoll ist es daher, Übergewicht abzubauen.

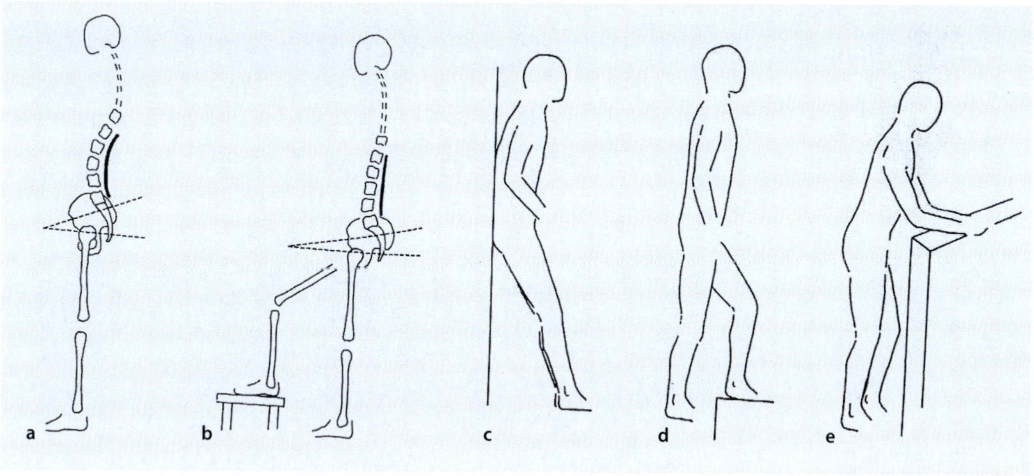

Abb. 7.12 a–e Hohlkreuz. a Stehen mit geraden Beinen verengt den Wirbelkanal. **b–e** Möglichkeiten, das Hohlkreuz im Stehen auszugleichen und den Wirbelkanal zu erweitern

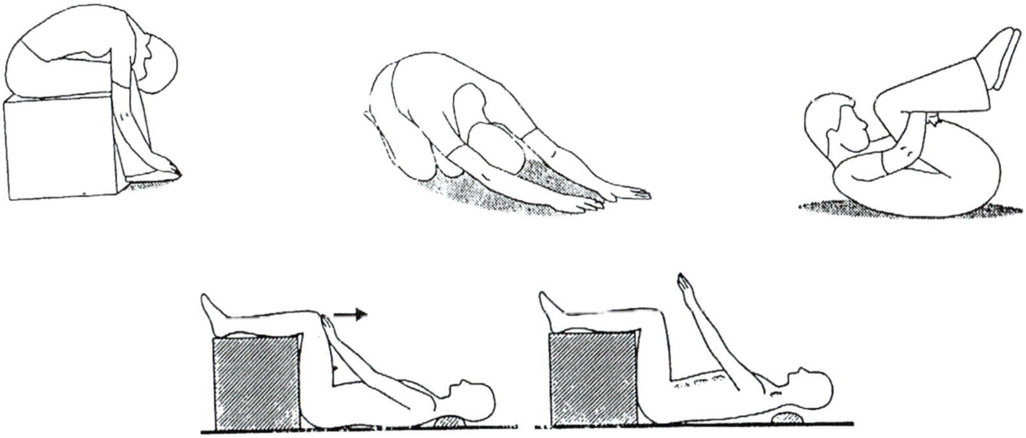

Abb. 7.13 Übungen mit starker Rumpfbeugung jeweils 1–2 min bringen Erleichterung bei Beschwerden durch Spinalkanalstenose. Regelmäßige Übungen auf dem Würfel kräftigen zusätzlich die Bauchmuskeln

9. Beugeübungen

Übungen mit starker Rumpfbeugung oder auf dem Würfel bringen Erleichterung, wenn sich durch unvermeidliches Gehen und Stehen Beschwerden eingestellt haben (Abb. 7.13).

10. Spinalkanalstenose und Sport

Geeignet ist jede sportliche Betätigung, die mit einer leichten Rumpfvorneigung einhergeht. Dazu zählt in erster Linie das Radfahren, weil hierbei zusätzlich der Oberkörper abgestützt wird. Am besten geeignet ist das tägliche Standradfahren, weil es wetterunabhängig ist. Viele Patienten berichten, dass sie kaum laufen, aber stundenlang radfahren können. Die zur Wirbelkanalerweiterung führende Rumpfvorneigung findet sich auch bei anderen Sportarten wie Skilanglauf, Nordic walking, Angeln, Golf, Rudern, Segeln, Rückenschwimmen.

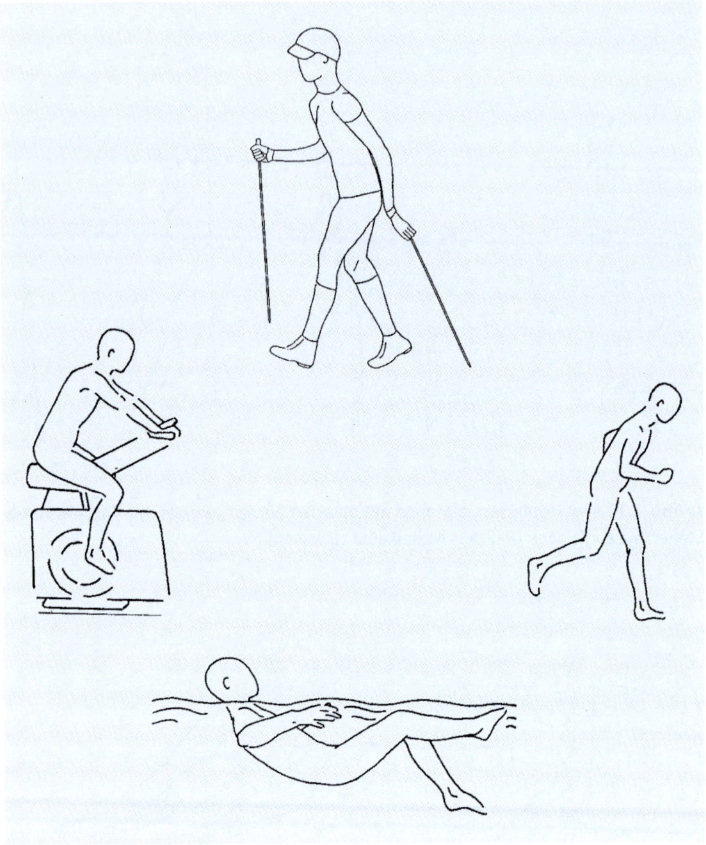

Abb. 7.14 Geeignete Sportarten bei lumbaler Spinalkanalstenose

Minimalinvasive Therapie – Injektionstherapie

8.1 Klassifikation

Die minimalinvasive Therapie der LSS steht zwischen der konservativen und der operativen Behandlung (Tab. 8.1). Die Behandlung ist invasiv, aber nicht offen operativ. Allen minimalinvasiven Maßnahmen bei der Therapie der lumbalen Spinalkanalstenose gemeinsam ist der perkutane Zugang mit Einführen von Kanülen (und Kathetern) ohne Hautschnitt.

Da der Ausgangspunkt für Schmerzen und Gehbehinderung bei der LSS weit entfernt von der Hautoberfläche des Rückens tief unten im Wirbelkanal liegt, sind Nadeln mit einer Mindestlänge von 10 cm erforderlich, um die Nervenwurzeln im anterolateralen Epiduralraum von medial und in der foraminoartikulären Region von posterolateral zu erreichen. Die wirbelsäulennahen Injektionen werden deswegen auch als **tiefe Nadelung** bezeichnet (Krämer 2006).

Bei der minimalinvasiven Behandlung von Nervenwurzelkompressionssyndromen der LSS werden vorwiegend Einzelinjektionen als sog. Single-shot-Methode eingesetzt. Kathetertechniken mit Dauerberieselung der Nervenwurzeln sind wegen der damit verbundenen Immobilisierung und der Infektionsgefahr bei den älteren LSS-Patienten weniger geeignet. Aufgrund der Komplikationsmöglichkeiten sind epidurale Katheterbehandlungen kritisch zu indizieren (Schulte et al. 2006). Auch endoskopische und intradiskale Verfahren zur Entfernung von Bandscheibengewebe kommen bei der LSS weniger infrage, weil die diskogene Komponente bei der LSS nicht maßgeblich ist. Die Kathetertechniken wirken letztlich durch das eingebrachte Kortison. Die lytische Wirkung von Hyaluronidase ist nicht evident (Hildebrandt 2011).

Tab. 8.1 Behandlung der lumbalen Spinalkanalstenose

Konservativ	Minimalinvasiv	Operativ
Physiotherapie Wärmetherapie Elektrotherapie Orthesen Medikamente	Periradikuläre Therapie (PRT) Facettentherapie	Dekompression Fusion Interspinöses Interponat

Die wirbelsäulennahen Injektionen werden mit standardisierten Nadeln und Nadeltechniken durchgeführt (Theodoridis 2007).

8.2 Bildgebende Verfahren

Bei den Injektionstechniken an der Wirbelsäule werden unter bestimmten Voraussetzungen bildgebende Verfahren zur Kontrolle der Nadellage eingesetzt bei:

- Anomalien der Wirbelsäule, z. B. bei Skoliose
- Adipositas mit Schwierigkeiten, die anatomischen Orientierungspunkte zu palpieren
- Unsicherheit des Behandlers (Lernkurve)
- Punktion von Synovialzysten
- Punktion von Facetten mit Gelenkerguss (feuchte Facettitis)

Ansonsten ist es bei einiger Übung möglich, die wirbelsäulennahen Injektionen ohne Bildkontrolle durchzuführen, insbesondere aus Strahlen- und Kostengründen, wenn jüngere Patienten mit rezidivierenden Beschwerden behandelt werden und weitere gleichartige Injektionen in den folgenden Jahren zu erwarten sind. Auf die kumulative Strahlenbelastung wird vielfach hingewiesen (Krämer et al. 2008). Richards et al. (2010) weisen in ihrer Arbeit auf die summative Wirkung der CT-Dosen hin, sodass das Krebsrisiko über das ganze individuelle Leben berücksichtigt werden sollte: »Radiation risk to the patient over their lifetime.« Dies gilt nicht nur für Patienten, sondern auch für die in der Regel noch jüngeren Behandler, die die Injektionen durchführen und dem intensiven Nutzstrahl ausgesetzt sind, auch bei LSS-Patienten, bei denen es bei erstmaligen Injektionen aus Altersgründen nicht auf die Strahlenbelastung ankommt.

Bei der LSS ist der Einsatz bildgebender Verfahren bei den wirbelsäulennahen Injektionen eher gerechtfertigt, wenn:

- mit dem engen Wirbelkanal definitionsgemäß eine Anomalie der Wirbelsäule vorliegt und der Nervenwurzelrand im Recessus lateralis aufgesucht werden muss,
- die Patienten schon älter sind und eine kumulative Strahlenbelastung über lange Zeiträume auszuschließen ist.

8.3 Periradikuläre Therapie

8.3.1 Injektionsziele (Abb. 8.1)

Hauptziel der periradikulären Therapie bei der lumbalen Spinalkanalstenose ist der suprapedikuläre Abschnitt der Spinalnervenwurzel, wo sie von der deformierten aszendierenden Facette des nächst tieferen Wirbels von dorsal und durch die Bandscheibe von ventral komprimiert wird.

Direkter Zugang von innen: epi-peri

Mit einer Injektionsnadel erreicht man diese Stelle direkt im ventralen Epiduralraum am besten interlaminär von dorsal mit einem schrägen Zugang als **epidural-perineurale Injektion** (epi-peri) mit einer Doppelnadel: außen Indroducer, an der Wurzel 29-G-Kanüle. Alternativ zum bei LSS zunehmend knöchern zugewachsenen interlaminären Fenster L4/5 lässt sich die Wurzel L5 gut über das in der Regel trotz degenerativer Veränderungen weite Fenster L5/S1 erreichen (Abb. 8.2, Abb. 8.3, Abb. 8.4).

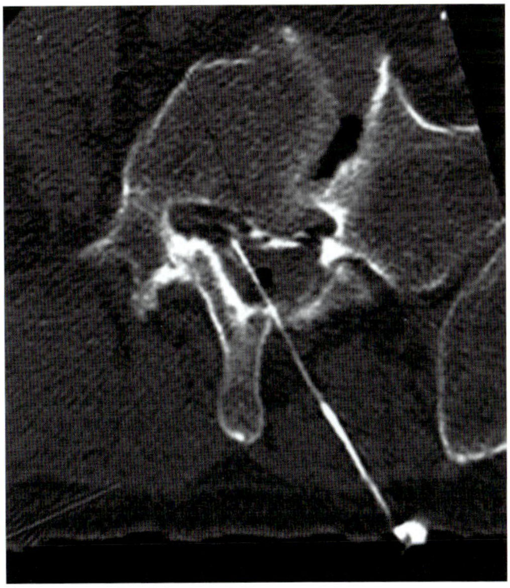

Abb. 8.1 Kontrastmitteldarstellung der periradikulären Therapie (PRT) im CT mit der epidural-perineuralen Injektion bei der LSS: suprapedikulärer Abschnitt der Nervenwurzel zwischen der aszendierenden Facette und der ventralen Begrenzung des Epiduralraums

Indirekter Zugang von außen: LSPA

Durch Injektion von dorsolateral in die foraminoartikuläre Region als **lumbale Spinalnervanalgesie** (LSPA) erreicht man den suprapedikulären Abschnitt der Spinalnervwurzel im Wirbelkanal indirekt, wenn Anteile der foraminal applizierten Flüssigkeit über das Foramen intervertebrale übertreten (Abb. 8.2, Abb. 8.3, Abb. 8.4).

Lokal appliziert entfaltet das Lokalanästhetikum/Antiphlogistikum seine Wirksamkeit am Schmerzausgangspunkt ohne wie bei der epiduralsakralen und -dorsalen Injektionstechnik unnötig weitere nicht betroffene Wirbelkanalabschnitte mit zu infiltrieren.

Mit dem Abschwellen des supraradikulären Nervenwurzelabschnitts ist das Behandlungsziel erreicht. Aus der dekompensierten pathologisch-anatomischen Situation entwickelt sich langsam der Zustand der Kompensation. Zusätzlich helfen Entlastung in Flexion, Flexionsübungen zur Förderung des venösen Abflusses und alle anderen Maßnahmen aus dem konservativen Programm.

8.3.2 Wirkung

Bei Gerinnungsstörungen und Blutungsneigungen ist in Deutschland Acetylsalicylsäure eine Woche vor der Injektionsbehandlung abzusetzen (Hildebrandt 2011), um Hämatome im Wirbelkanal zu vermeiden. Der Effekt von periduralen Kortikosteroiden scheint von kurzer Dauer zu sein, allerdings haben radikuläre Schmerzen eine hohe Selbstheilungstendenz. Die Wirksamkeit war bei einer periduralen Kortikoidinjektion 2,61-mal höher als bei einer Kochsalzlösung (Hildebrandt 2011). Demgegenüber konnten Teske et al. (2009) aus unserer Arbeitsgruppe und Ng et al. (2007) in kontrollierten Untersuchungen nachweisen, dass es bei der periradikulären Therapie bezüglich der Wirkung zu keinem Unterschied zwischen Lokalanästhetikum (LA) allein und LA plus Kortikosteroidinjektion kam. Die Autoren kamen allerdings zu der Schlussfolgerung, dass angesichts der zahlreichen randomisierten Erfahrungsberichte zur kortisongestützten periradikulären Therapie die Weiteranwendung gerechtfertigt ist.

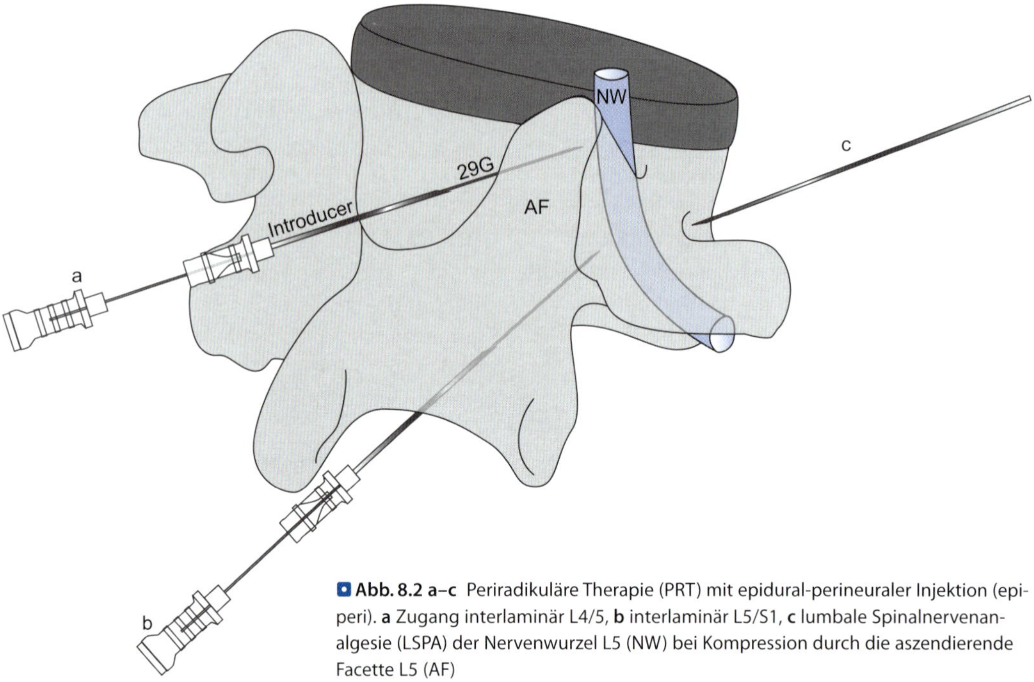

Abb. 8.2 a–c Periradikuläre Therapie (PRT) mit epidural-perineuraler Injektion (epi-peri). **a** Zugang interlaminär L4/5, **b** interlaminär L5/S1, **c** lumbale Spinalnervenanalgesie (LSPA) der Nervenwurzel L5 (NW) bei Kompression durch die aszendierende Facette L5 (AF)

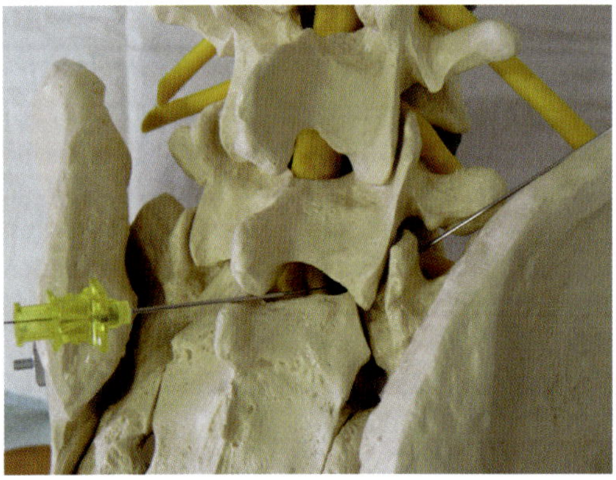

Abb. 8.3 Periradikuläre Therapie (PRT) am Modell: epidural-perineurale Injektion (epi-peri), Zugang interlaminär L5/S1 und lumbale Spinalnervenanalgesie (LSPA) der Nervenwurzel L5

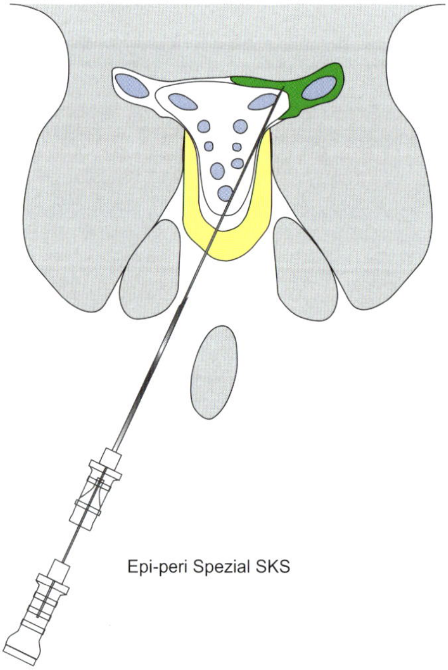

Abb. 8.4 Um den ventralen Epiduralraum bei der LSS zu erreichen, ist eine transdurale Passage häufig nicht zu vermeiden. Die Verwendung einer dünnen 29-G-Kanüle minimiert das Risiko des Auftretens eines Liquorunterdrucksyndroms

Bei Kortisonkontraindikation, z. B. bei gastrointestinalen Beschwerden oder diabetischer Stoffwechsellage, ist ein Lokalanästhetikum durchaus auch allein zur periradikulären Therapie einsetzbar.

8.3.3 Indikationen

- Nicht operationsbedürftige Nervenwurzelreizsyndrome
  - 3 epidurale Injektionen
  - 5–10 lumbale Spinalnervanalgesien
- OP-Verweigerung
- Keine geeignete OP-Klinik zur interlaminären Mikrodekompression verfügbar

8.3.4 Kontraindikationen

- Lokale oder generelle Infektion
- Patient steht aktuell unter Antikoagulanzien, die nicht abgesetzt werden dürfen
- Schlecht eingestellter Diabetes mellitus

8.3.5 Komplikationen

Peridurale Hämatome oder Nervenverletzung sind mit der 29-G-Kanüle in der Tiefe nicht zu erwarten. Infektionen gelten als mögliche Hauptkomplikationen der periradikulären Injektionstherapie: Zur Prävention dienen gerade wegen des Nadelwechsels: Beginn der Desinfektion mindestens 3 min vor Injektion, sterile Handschuhe, Munschutz, keine Gespräche während der Injektion, verbales Monitoring durch Arzthelferin, die vor den sitzenden Patienten steht und Körperkontakt hält.

Nebeneffekte und Komplikationen bei der PRT sind selten (Hildebrandt 2011) insbesondere, wenn man berücksichtigt, dass bei der epidural-perineuralen Injektion Kleinstdosen eines Lokalanästhetikums (1,5 ml) und ggf. von Kortison (5 mg) zum Einsatz kommen. Nebeneffekte und Komplikationen der periradikulären Injektionstherapie stehen in keinem Verhältnis zur langen Liste der Komplikationen, die sich bei der operativen Therapie ereignen (◘ Tab. 9.1).

Kopfschmerzen können sich nach transduraler Passage (◘ Abb. 8.4) zum ventralen Epiduralraum einstellen, was für ältere Patienten eher selten zutrifft (nach Hildebrandt 2011 etwa 5 %).

8.3.6 Ergebnisse

Die Ergebnisse nach der periradikulärer Injektionstherapie bei LSS sind schwer miteinander zu vergleichen, weil Injektionstechnik, -mittel und Begleitbehandlung sich zum Teil erheblich unterscheiden.

Schon bei der Indikation gibt es Abweichungen. Reine Kreuzschmerzen ohne radikuläre Ausstrahlung gelten nicht als Indikation und sind durch die PRT nicht beeinflussbar. Valide Daten zur PRT bei LSS liegen nicht vor, eine Verlängerung der Gehstrecke wurde aber nachgewiesen (Hildebrandt 2011).

Zusammenfassung PRT (nach Hildebrandt 2011)

- Wirkt nur bei radikulären Schmerzen, nicht bei Kreuzschmerzen.
- Bei akuten und subakuten Beschwerden besser als bei chronischen.
- Die Injektion sollte in der Nähe der betroffenen Wurzel erfolgen.
- Nach erfolgloser Injektion ohne Bildgebung sollte die nächste unter Bildwandler oder CT erfolgen.
- Spätestens nach 3 Injektionen sollte die OP-Indikation überprüft werden.

8.4 Facettentherapie

8.4.1 Klassifikation

Der Rückenschmerz bei der LSS kommt hauptsächlich von den Facetten. Zur Behandlung wird die Möglichkeit genutzt, den Nerv auszuschalten, der das Gelenk versorgt, ohne das Gelenk selbst zu analgesieren. Für das Gelenk gibt es die **Facetteninfiltration als Gelenkkapselinjektion** mit Lokalanästhetika, Steroiden oder Orthokin. Eine länger andauernde Reduzierung des Facettenschmerzes erreicht man durch selektive Unterbrechung oder Veränderung der Schmerzleitung der betroffenen Nervenbahnen. Unter Sichtkontrolle und Kontrolle durch elektrische Stimulatoren werden je nach Methode gezielt Elektroden, Sonden oder Katheter eingeführt:

- Zum Einbringen von Kälte als **Kryodenervation** der Facettengelenke
- Zur Thermoläsion des Nervengewebes **Radiofrequenzthermoläsion**

8.4.2 Facetteninfiltration

Letztlich sind die lumbalen Facetten für die Ätiologie und Pathogenese der degenerativen LSS verantwortlich. Entweder ist das Gelenk ohne Gelenkerguss verdickt (**trockene Facettitis**), oder es besteht zusätzlich ein intraartikulärer Erguss (**feuchte Facettitis**). Es macht Sinn, therapeutisch differenziert anzusetzen.

Behandlungsziel bei trockener Facettitis

Die entzündlich verdickte Gelenkkapsel soll abschwellen und damit der Druck auf die Nervenwurzel nachlassen. Sofern kein Gelenkerguss vorhanden ist, reicht eine intrakapsuläre Injektion mit LA und Kortison aus, ohne Bildgebungskontrolle (◘ Abb. 8.5).

Behandlungsziel bei feuchter Facettitis

Der Gelenkerguss ist ein- oder beidseitig und leicht im CT oder MRT zu erkennen. Beim Aufsuchen der Gelenkspalten mit Entfernung der Synovialflüssigkeit und LA- bzw. Kortisoninjektion empfiehlt sich eine bildgebende Kontrolle. Als Beweis für die Gelenkspaltpunktion gilt die Aspiration einer schleimigen Flüssigkeit, deren Entfernung schon mit einer sofortigen Erleichterung verbunden ist. Durch LA- und Kortisoninjektion kann man eine nachhaltige Wirkung erzeugen (◘ Abb. 8.6).

8.4.3 Kryodenervation/ Thermokoagulation

Wenn die schmerzhafte Stelle an der Facette durch Lokalinfiltration identifiziert ist, besteht die Möglichkeit, mit einer Kältesonde oder durch Thermokoagulation die zuleitenden Nerven auszuschalten (◘ Abb. 8.7). Wegen der Komplikationsmöglichkeiten ist bei der Platzierung der Thermo- bzw.

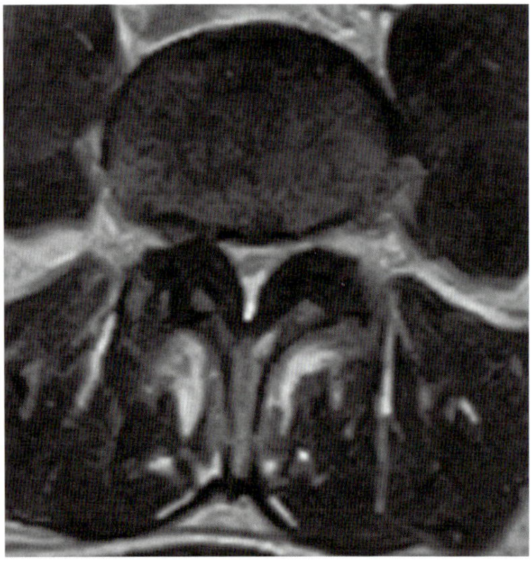

◘ Abb. 8.5 LSS im Segment L4/5 mit beidseitiger trockener Facettitis und Gelenkkapselschwellung führt zur Dekompensation der klinischen Symptomatik mit kombinierten Rücken- und Beinschmerzen. Disposition: periartikuläre Infiltration von Kortikoiden ohne bildgebende Kontrolle, ggf. in Kombination mit zweizeitiger epiduraler Infiltration von Kortikoiden

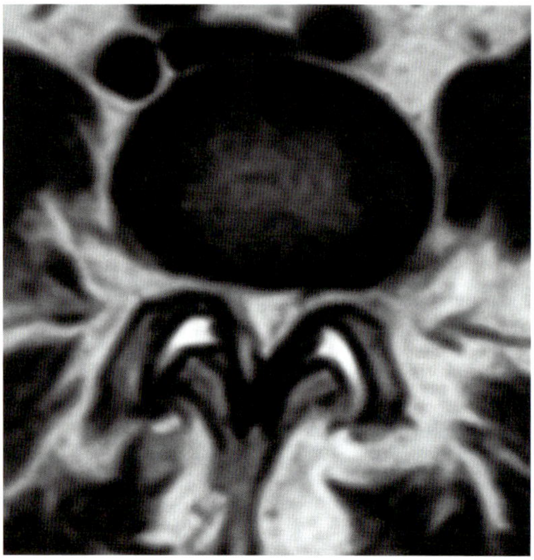

◘ Abb. 8.6 LSS im Segment L3/4 mit beidseitiger feuchter Facettitis. Klinisch stehen Kreuzschmerzen im Vordergrund. Disposition: Punktion der Gelenkinnenräume und Injektion von KortiKoiden unter Bildverstärker- bzw. sonographischer Kontrolle. Bei Therapieresistenz Kryo- oder Thermotherapie

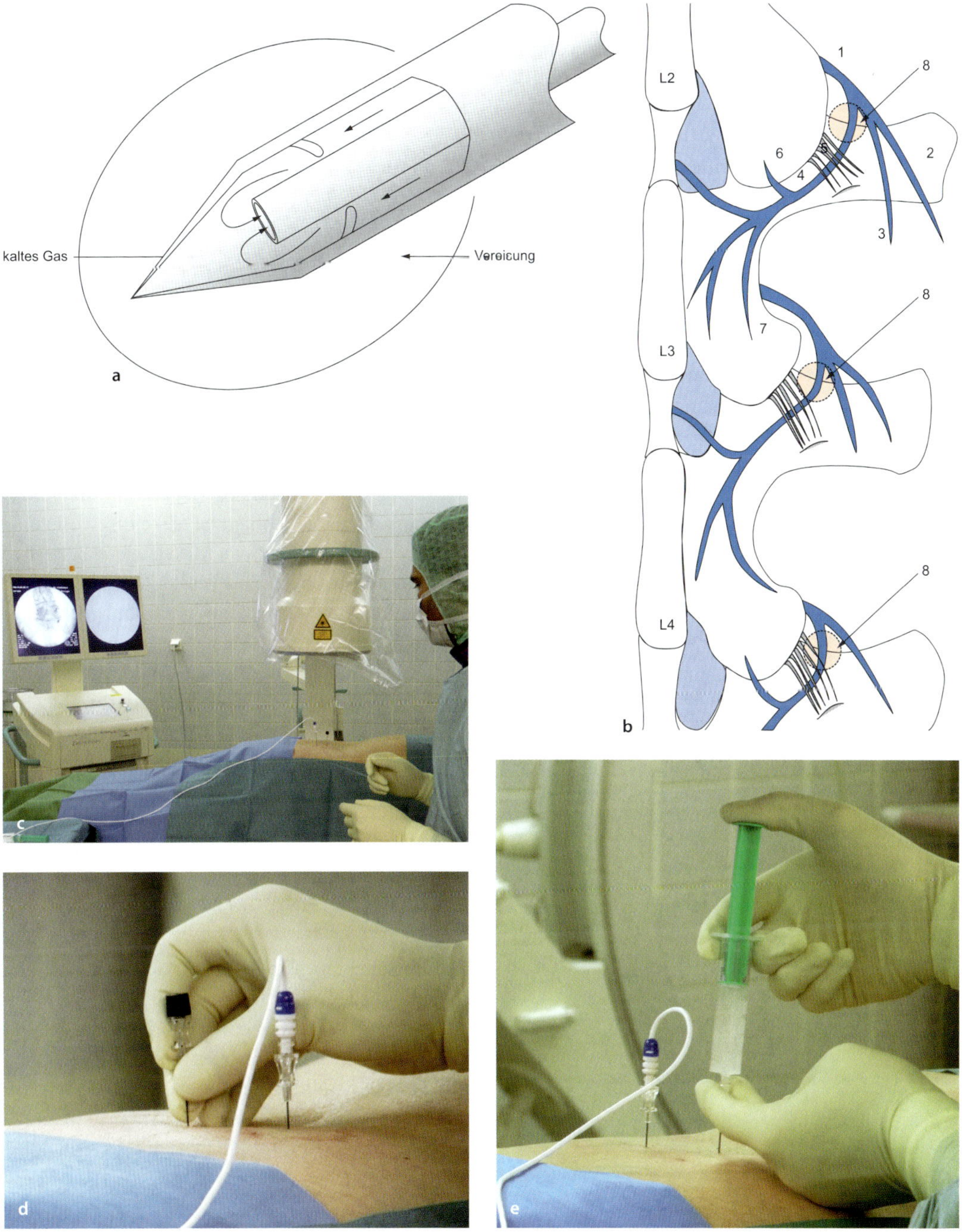

Abb. 8.7a–e Kryodenervation/Thermokoagulation. a Kryodenervation: Ein Kühlmittel in Form von Gas wird in die Sondenspitze geleitet (geschlossenes Systhem) und kühlt diese ab. In der Umgebung der Sondenspitze kommt es zur Vereisung. **b** Nervale Versorgung am Beispiel der Segmente L2/3 und L3/4. 1 Ramus dorsalis, 2 lateraler Ast des R. dorsalis, 3 intermediärer Ast, 4 medialer Ast, 5 Lig. mammiloaccessorium, 6 proximaler Zygapophysialnerv, 7 distaler Zygapophysialnerv, 8 Zielgebiete der Kryodenervierung/Thermokoagulation. (Mod. nach Jerosch u. Steinleitner 2009). **c–e** Thermokoagulation: Unter OP-Bedingungen Platzierung der Sonden mit Bildwandlerkontrolle im a.p.-Strahlengang. **d** Während der Koagulation eines Punktes wird die nächste Sonde gesetzt. **e** Nach erfolgter Koagulation werden vor Entfernung der Sonde 1–2 ml Lokalanästhetikum/Kortikoid infiltriert.

Kryosonden eine radiologische Kontrolle erforderlich. Die Zielgebiete der Sondenplazierung zur Facettendenervation liegen dorsolateral zu den Facetten.

Für die **Radiofrequenzthermotherapie** gelten die gleichen Richtlinien. Was besser und anhaltender denerviert, ist nicht erwiesen. Ein nachhaltiger Effekt konnte in der Literatur noch nicht dargestellt werden. Zurzeit gelten Wärme- und Kältedenervation als ergänzende Maßnahme bei der minimalinvasiven Wirbelsäulentherapie.

Hinzuweisen ist auf die Strahlenbelastung für Arzt und Patient sowie auf den apparativen Aufwand, der gerade in der Lernkurve eine besondere Infektionsgefahr bedeutet (▣ Abb. 8.8).

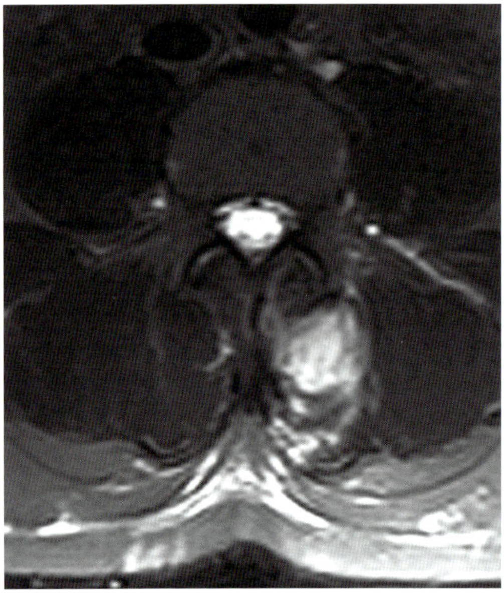

▣ **Abb. 8.8** Infektion mit Abszess linksseitig nach lumbaler Facettentherapie

8.5 Nicht operative, stationäre, multimodale Therapie

8.5.1 Indikation

Wenn nicht zwingende absolute Indikationen vorliegen, sollte bei degenerativen Wirbelsäulenerkrankungen, sei es diskogen oder durch LSS hervorgerufen, das konservative Behandlungsspektrum ausgenutzt werden, bevor sich Patient und Arzt zu einer Operation entschließen. Zielgruppe der stationären, multimodalen Therapie sind nicht die Patienten mit leichtgradiger LSS, die in der Allgemein- und Facharztpraxis mit nicht invasiven Maßnahmen wie Physiotherapie, Rückenschule und Psychotherapie auskommen, sondern vielmehr der Grenzbereich zur Operation, der meist durch radikuläre Schmerzen gekennzeichnet ist, bei denen minimalinvasive Mittel, wie z. B. periradikuläre Injektionen, zum Einsatz kommen. Auch hier gibt es eine Abstufung von ambulant bis stationär.

Das Ziel der multimodalen Wirbelsäulentherapie sowie der Operation besteht darin, den Patienten über die konservative ambulante Therapie zu einem Eigenprogramm der Rückenschule zurückzuführen, das nur in größeren Abständen kontrolliert wird.

8.5.2 Ambulant oder stationär?

Die Entscheidung, ob ambulant oder stationär behandelt wird, fällt oft schon bei der telefonischen Anmeldung, wenn der einweisende Arzt oder der Patient auf die Vergeblichkeit der bisherigen ambulanten Behandlung hinweisen. Weitere Hinweise ergeben sich aus Wohnort und Anfahrtsweg, aktuellem MRT, Komorbiditäten mit postinjektio-

▣ **Tab. 8.2** Abgestufte Therapie bei LSS

1	2	3	4	5
Eigenprogramm Rückenschule	Konservativ, ambulant	Multimodale Wirbelsäulentherapie, ambulant	Multimodale Wirbelsäulentherapie, stationär	Operation

nellen Gefahren etc. Oft wird aus einer primär anvisierten ambulanten Behandlung aufgrund des Befundes und eventueller Komorbiditäten ein stationärer Fall und umgekehrt.

Ambulant

Spricht alles für eine ambulante Behandlung, wird diese nach eingehender Untersuchung und Aufklärung am ersten Tag mit einer wirbelsäulennahen Injektion eingeleitet. Gleichzeitig wird dem Patient Physiotherapie und Verhaltenstherapie verordnet. Weitere Injektionen folgen, je nach Schweregrad der LSS zunächst täglich und dann in individuellen Abständen, jeweils mit Überprüfung des Befundes.

Stationär

Die primär stationäre Behandlung dauert 5 Tage. Die Patienten verbringen die Tage in ihrem Zimmer vorwiegend in Stufenlagerung und mit Gehübungen. Vermieden werden sollte Stehen und Sitzen (Thrombosegefahr). Unterbrochen wird die Dauerstufenlagerung durch die Aktionen der multimodalen Behandlung (Tab. 8.3):

- Täglich 2 wirbelsäulennahe Injektionen:
  - Davon 2–3 epidurale perineurale Injektionen innerhalb der 5 Tage
  - der Rest als LSPA, Facetteninfiltration, ISG-Blockaden je nach Befund
- Spezielle Schmerzmedikation in Zusammenarbeit mit einem Schmerztherapeuten
- Spezielle LSS-Physiotherapie mit Anleitung zum Eigenprogramm nach Entlassung
- Psychotherapie durch Abteilungspsychologen
- LSS-Rückenschule
- Beratung und ggf. Behandlung bei Komorbiditäten

Von den zur stationären Behandlung eingewiesenen Patienten mit fraglicher OP-Indikation werden nur etwa 10 % im Laufe der Woche doch noch operiert.

Tab. 8.3 Beispiel für eine stationäre minimalinvasive, multimodale Therapie bei LSS

Mo	Di	Mi	Do	Fr
Aufnahme	Thermo	Thermo	Thermo	Thermo
Information	Epid	LSPA	Epid	LSPA
Radfahren	SL	Stufe	SL	Stufe
Labor	P-Th	P-Th	P-Th	P-Th
Psych	Rüsch	Rüsch	Rüsch	Rüsch
LSPA	Psych	Psych	Psych	Psych
Stufe	2. Inj	2. Inj	2. Inj	Entlassung
	Stufe	Stufe	Stufe	

LSPA lumbale Spinalnervanalgesie, *Epid* epidural-perineurale Analgesie, *P-Th* Physiotherapie, *Psych* Psychotherapie, *SL* Seitlagerung, *Stufe* Stufenlagerung, *Thermo* Wärmeanwendung, *Rüsch* spezielle LSS-Rückenschule, *2. Inj* Facettentherapie, ISG-Blockade oder LSPA

Operative Therapie

9.1 Indikationen

Für die Indikation einer operativen Behandlung bei lumbaler Spinalkanalstenose müssen konkrete Voraussetzungen erfüllt sein.

Voraussetzungen für die operative Therapie der LSS

- Therapieresistente Beschwerden und Bereitschaft des Patienten, sich operieren zu lassen
- Übereinstimmung der klinischen Angaben mit den Befunden der bildgebenden Verfahren, den Laborbefunden und sonstigen Untersuchungsergebnissen
- Ausschluss von Komorbiditäten (z. B. Infektionen, Herz-Kreislauf- oder Lungenerkrankungen), die das Operationsrisiko wesentlich erhöhen

Therapieresistente Beschwerden beziehen sich nicht nur auf die Dauer der ausbleibenden Besserung durch konservative Therapiemaßnahmen, sondern auch auf den Schweregrad der Schmerzen und der Gehbeeinträchtigung. Bei leichten (1) bis mittelgradigen Schweregraden (2) (► Abschn. 4.2) sehen Arzt und Patient von einer operativen Therapie ab, selbst wenn die konservativen Maßnahmen über mehr als 12 Wochen (noch) keinen Erfolg gebracht haben. In den meisten Fällen arrangieren sich die Patienten mit den Beschwerden, wie es unsere Langzeitbeobachtungen gezeigt haben (Dumke 2009).

Umgekehrt sollte man nicht allzu lange mit der operativen Therapie warten, wenn trotz der sofortigen intensiven konservativen Therapie entsprechend dem Schweregrad 3 eine **absolute OP-Indikation** besteht.

Absolute Indikation für die operative Therapie der LSS

- Unerträgliche Schmerzen, die regelmäßig starke Analgetika (Opioide) erfordern
- Kraftlosigkeit in den Beinen sofort nach dem Aufstehen
- Schmerzfreie Wegstrecke unter 5 m
- Akute neurologische Ausfälle mit Paresen wichtiger Muskeln

Auch bei den absoluten Indikationen ist das Operationsrisiko zu beachten und die Korrelation zu den übrigen Befunden zu beachten.

Die **Bereitschaft des Patienten**, sich wegen der stenosebedingten Beschwerden operieren zu lassen, muss unbedingt vorhanden sein. Wenn Schmerzen und Gehbehinderung nicht allzu heftig sind, besteht bei den meist älteren, nicht mehr berufstätigen Patienten eher die Tendenz, sich nicht operieren zu lassen, vor allem wenn im Aufklärungsgespräch auf die Gutartigkeit ihres Leidens im Spontanverlauf (► Kap. 5) hingewiesen wird. Auf der anderen Seite gibt es ungeduldige Patienten mit leichten bis mittelgradigen Beschwerden, die mit dem Eingriff alles erledigt haben wollen, was jedoch in den meisten Fällen nicht zutrifft. Viele LSS-Patienten haben unrealistische Erwartungen an eine Operation (Toyone et al. 2005, Schulte et al. 2006).

9.2 Überblick über die Operationsverfahren

Die operativen Eingriffe bei der LSS unterteilen sich in reine Dekompressionsoperationen, Dekompressionsoperationen plus Fusion und interspinöse Implantationen.

Operationsverfahren bei LSS

- Dekompression:
  - Laminektomie
  - Mikrodekompression
- Fusion:
  - Implantatfrei
  - Mit Implantat
- Interspinöse Implantation

Dabei gibt es jeweils weitere Unterteilungen, je nachdem, wie weit dekomprimiert wird und wel-

…tate ventral, dorsal bzw. interspinös … kommen.

Während früher neben der Dekompression häufig, z. T. sogar grundsätzlich (Benini 1993) eine Fusion mit vorgenommen wurde, beschränkt man sich heute im Wesentlichen auf die umschriebene Dekompression möglichst in Mikrotechnik, um die älteren Patienten so wenig wie möglich zu traumatisieren und schnell postoperativ mobilisieren zu können.

Interspinöse Implantate als sog. Non-Fusion-Techniken finden seit 2 Jahrzehnten Verwendung. Sie distrahieren das betroffene Segment im dorsalen Anteil bei blockierter Reklination und freier Flexion. Die Implantation erfolgt je nach Empfehlung mit und ohne gleichzeitiger Dekompression (► Abschn. 9.6). Deyo et al. (2010) beschreiben die Mengenverteilung der Operationsverfahren bei 25.060 LSS-Patienten wie folgt:

- 78,6 % Dekompression
- 12 % einfache Fusion
- 9,3 % komplexe Fusion

Interspinöse Implantate wurden den einfachen Fusionen zugeordnet. Die Operationsverteilung bei Patienten mit LSS und degenerativer Spondylolisthese ergab:

- 25 % Dekompression
- 43 % einfache Fusion
- 9,3 % komplexe Fusion

9.3 Dekompression

Mit der operativen Dekompression soll die enge Stelle im Wirbelkanal beseitigt werden, die für die Beschwerden verantwortlich ist. Dieses Ziel kann man durch verschiedene Verfahren erreichen:

- Bei der **Laminektomie** wird der ganze Wirbelbogen einschließlich Dornfortsatz und Lig. interspinosum entfernt. Man schafft einen breiten übersichtlichen Zugang zum Wirbelkanal, allerdings mit einem relativ großen Operationssitus und unter Opferung stabilisierender Strukturen.
- Bei der **Hemilaminektomie** wird der Wirbelbogen nur auf einer Seite entfernt, unter Umständen unter Erhaltung von Dornfortsatz und Lig. interspinosum.

Bei Laminektomie und Hemilaminektomie wird der Wirbelbogen bis zur medialen Pedikelbegrenzung abgetragen. Der schmale für die Stabilität verantwortliche Teil der Interartikularportion bleibt erhalten. Die Spitze der aszendierenden Facette, die in das Foramen intervertebrale ragt, bleibt stehen und kann weitere Beschwerden verursachen. Entfernt man auch diese und die tragenden Gelenkanteile der Interartikularportion zwischen den Pedikeln, muss eine Fusion angeschlossen werden.

Laminaerhaltenende Operationen sind Laminotomie, Hemilaminotomie, interlaminäre Dekompression, Foraminotomie, Undercutting (unterschneidende Dekompression) und andere umschriebene Eingriffe, bei denen nur randständige Teile des Wirbelbogens und der Facetten entfernt werden.

9.3.1 Eingriff der Wahl: mikrochirurgische interlaminäre Dekompression

Prinzip

Wie in ► Abschn. 2.1.6 ausgeführt ist die pathogenetische Konstellation für Symptome bei der degenerativen Lumbalkanalstenose in der überwiegenden Zahl der Fälle im Segment L4/5 und teilweise bei L3/4 gegeben. Nur hier werden interlaminär in der diskalen Ebene Nervenwurzeln und lateral verlaufende intrathekale Spinalnerven vom arthrotisch vergrößerten medialen und kranialen Rand der jeweiligen aszendierenden Facette (oberer Gelenkfortsatz) bedrängt. Diesen Rand gilt es aufzusuchen und zusammen mit den dort befindlichen Anteilen der Wirbelgelenkkapsel und des Lig. flavum abzutragen. Bevor man dorthin gelangt, muss man die dorsal darüber befindlichen Anteile der deszendierenden Facette (unterer Gelenkfortsatz) des nächst höheren Wirbels entfernen.

Der umschriebene Eingriff (2 × 3 cm) erfordert eine genaue präoperative Segmentmarkierung und intraoperativ eine optimale Operationsfeldausleuchtung mit speziellem Instrumentarium.

Segmentmarkierung

Das zu operierende Segment ergibt sich aus der klinisch-neurologischen Untersuchung in Korre-

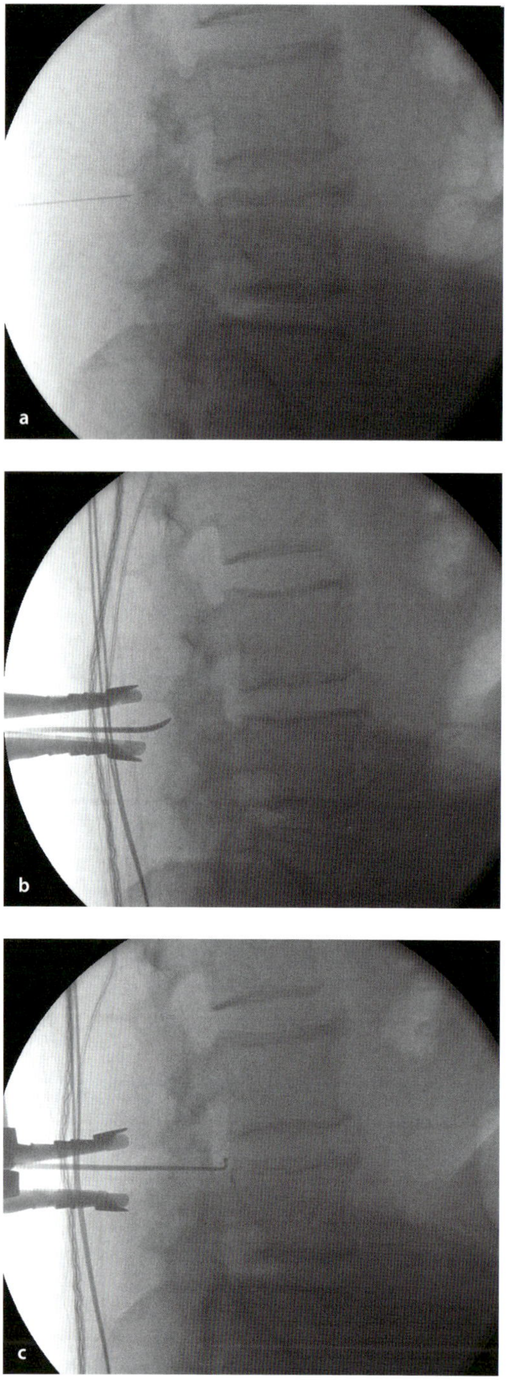

Abb. 9.1 a–c Segmentmarkierung. **a** Nadelaufnahme zur Markierung der diskalen Ebene präoperativ, **b** Dissektor platziert in der oberen interlaminären Ecke des Segments L4/5, **c** Auslotung des ventralen Epiduralraums mit dem Nerventasthäkchen

lation mit dem Befund im bildgebenden Verfahren. Für die präoperative Segmentfestlegung ist das bildgebende Verfahren der Wahl das MRT in Myelotechnik. Man erhält genaue Information über die Weichteile wie Wirbelgelenkkapseln und Lig.-flavum-Strukturen, die entfernt werden müssen, um die Nervenwurzel freizubekommen. Die diskogene Komponente der Stenose lässt sich genau einschätzen. Man sieht, ob die Bandscheibe geschlossen ist (»contained«) oder ob ein Prolaps bei perforiertem Anulus fibrosus vorliegt. Protrusionen mit geschlossener Bandscheibe, die bei älteren Patienten die Regel sind, lässt man besser unangetastet ohne Revision des ventralen Epiduralraums.

Zur Segmentmarkierung ist die Palpation der Beckenkämme und Dornfortsätze bei Spinalkanalstenosen durch Bandscheibensinterung und Wirbelgleiten höchst unzuverlässig. Deswegen wird der Patient unmittelbar vor dem Eingriff in maximaler LWS-Kyphosierung gelagert und die diskale Ebene des zu operierenden Segments mit einer Röntgenseitaufnahme durch **Nadelstich auf der Haut** markiert. Die Besonderheiten bei der Segmentidentifikation über die Hautmarkierung bei LSS bestehen darin, dass die Lordose trotz Kyphosierung oft fixiert bleibt. Deswegen empfiehlt sich eine weitere seitliche Röntgenaufnahme intraoperativ mit **Markierung der oberen interlaminären Ecke** des zu operierenden Segments, z. B. mit einem schmalen Dissektor, bevor man den dorsalen Epiduralraum eröffnet (Abb. 9.1). Diese Aufnahme ist bei beidseitiger und/oder mehrsegmentaler Operation nur beim ersten Segment erforderlich, weil man den Ausgangssitus zur Orientierung heranziehen kann.

Eine weitere seitliche Röntgenaufnahme dient ggf. der Tiefenauslotung mit liegendem Dissektor im ventralen Epiduralraum, um sicher zu gehen, dass man sich ventral der aszendierenden Facette in der Umgebung der Nervenwurzel befindet.

Operieren im falschen Segment oder unzureichende Dekompression im betroffenen Segment sind wesentliche Fehlermöglichkeiten bei der mikrochirurgischen Operation der lumbalen Spinalkanalstenose, die man durch exakte Planung und prä- sowie intraoperative Segmentmarkierung vermeiden kann.

Operationsablauf

Der 2–3 cm lange Hautschnitt erfolgt in der Mittellinie über der diskalen Ebene des betroffenen Segments entsprechend der ersten Nadelaufnahme. Nach Beiseiteschieben der Rückenstreckmuskeln stößt der Operateur auf die deszendierende Facette des nächst höheren Bogens, die am Unterrand abgetragen werden muss. Erst darunter liegt die pathogenetisch bedeutungsvolle aszendierende Facette des nächst tieferen Bogens.

Supradiskale Schnittebene (◘ Abb. 9.2 b): Unmittelbar supradiskal befindet sich die Bodenplatte des Wirbelkörpers L4. Dorsal wird der Duralsack vom Wirbelbogen L4 (Unterrand, »upper interlaminar corner« = obere interlaminäre Ecke) und von der Facette L4 begrenzt. Die aszendierende Facette L5 ist mit ihrer Spitze dorsolateral sichtbar. Zwischen Unterrand des Wirbelbogens L4 und Dura befindet sich das auslaufende Lig. flavum. Im Foramen intervertebrale ist lateral die Wurzel L4 schräg angeschnitten, die Wurzel L5 lateral kurz vor ihrem Austritt im Duralsack. Dicht daneben liegt die Wurzel S1. Die Sakralwurzeln S2–S5 liegen frei in der Mitte des Duralsacks. Bei Spinalkanalstenose ist die topographische Anatomie im Wesentlichen unverändert.

Diskale Schnittebene:

- Normal (◘ Abb. 9.2 c, links): Ventral liegt die Bandscheibe. Die knöchernen Anteile dorsal werden zum Foramen intervertebrale hin von der aszendierenden Facette L5 und weiter dorsal von der deszendierenden Facette L4 gebildet. Das Lig. flavum hat normale Stärke. Im Foramen intervertebrale findet sich weit lateral die angeschnittene Wurzel L4. Die Wurzel L5 findet sich noch lateral im Duralsack, dicht daneben die Wurzel S1. Die Wurzeln S2–S5 liegen frei im Mittelteil des Duralsacks.
- Bei Spinalkanalstenose (Abb. 9.2 c, rechts): Arthrotische Ausziehungen am medialen Gelenkrand, vor allem an der aszendierenden Facette L5, komprimieren den Duralsack mit den dort befindlichen L5- und S1-Wurzeln lateral. Das Lig. flavum ist verdickt. Die Sakralwurzeln S2–S5 im mittleren Duralsackanteil werden nicht bedrängt. Dekompressionsoperation (rot): Die medialen Anteile der aszendierenden Facette L5 und der deszendierenden Facette L4 werden bis zum lateralen Durarand reseziert. Das verdickte Lig. flavum wird entfernt.

Infradiskale Schnittebene:

- Normal (◘ Abb. 9.2 d, links): Ventral befindet sich die Oberkante des Wirbelkörpers L5. Der Wirbelkörper geht über die schmale Verbindung des Pedikels L5 in die breite aszendierende Facette L5 über. Diese bildet die dorsale Begrenzung des Rezessus lateralis. Die dezendierende Facette ist nur noch in ihrer Spitze zu sehen. Das Lig. flavum befindet sich in seiner vollen Ausdehnung und begrenzt den Duralsack nach dorsal. Die Wurzel L5 ist bereits ausgetreten und liegt mit ihrem transversierenden Abschnitt im lateralen Rezessus. Dicht daneben, noch intrathekal, liegt die Wurzel S1. Die Wurzeln S2–S5 liegen im mittleren Abschnitt des Duralsacks.
- Bei Spinalkanalstenose (◘ Abb. 9.2 d, rechts): Die aszendierende Facette L5 ist arthrotisch hypertrophiert und komprimiert die transversierende Wurzel L5 sowie die intrathekale Wurzel S1. Das Lig. flavum ist verdickt. Die Wurzeln S2–S5 liegen frei im mittleren Anteil des Duralsacks. Dekompressionsoperation (rot): Durch Resektion des medialen Anteils der aszendierenden Facette L5 wird die im Rezessus verlaufende transversierende Wurzel L5 freigelegt. Ebenso wird der laterale Anteil des Duralsacks der intrathekal verlaufenden Wurzel S1 dekomprimiert. Cave: Unmittelbar unter dem Gelenkfortsatz findet sich die abgeplattete mitunter adhärente Wurzel L5.

Schnittebene Wirbelkörpermitte L5 (◘ Abb. 9.2 e): Ventral liegt der Wirbelkörper L5. Er geht kontinuierlich über den Pedikel L5 in den Wirbelbogen L5 über. Im lateralen Rezessus liegt die transversierende Wurzel L5. Ein Lig. flavum ist in diesem Segmentabschnitt nicht vorhanden. Der Wirbelkanal ist auch bei Spinalkanalstenose normal weit.

Nach Resektion des medialen arthrotisch verdickten Rands der aszendierenden Facette erscheint die Nervenwurzel im Recessus lateralis. Die Osteophyten drücken von dorsal her gegen die Wurzel und müssen mit der 2-mm-Knochenstanze (Kerrison) abgetragen werden. Die Resektion des

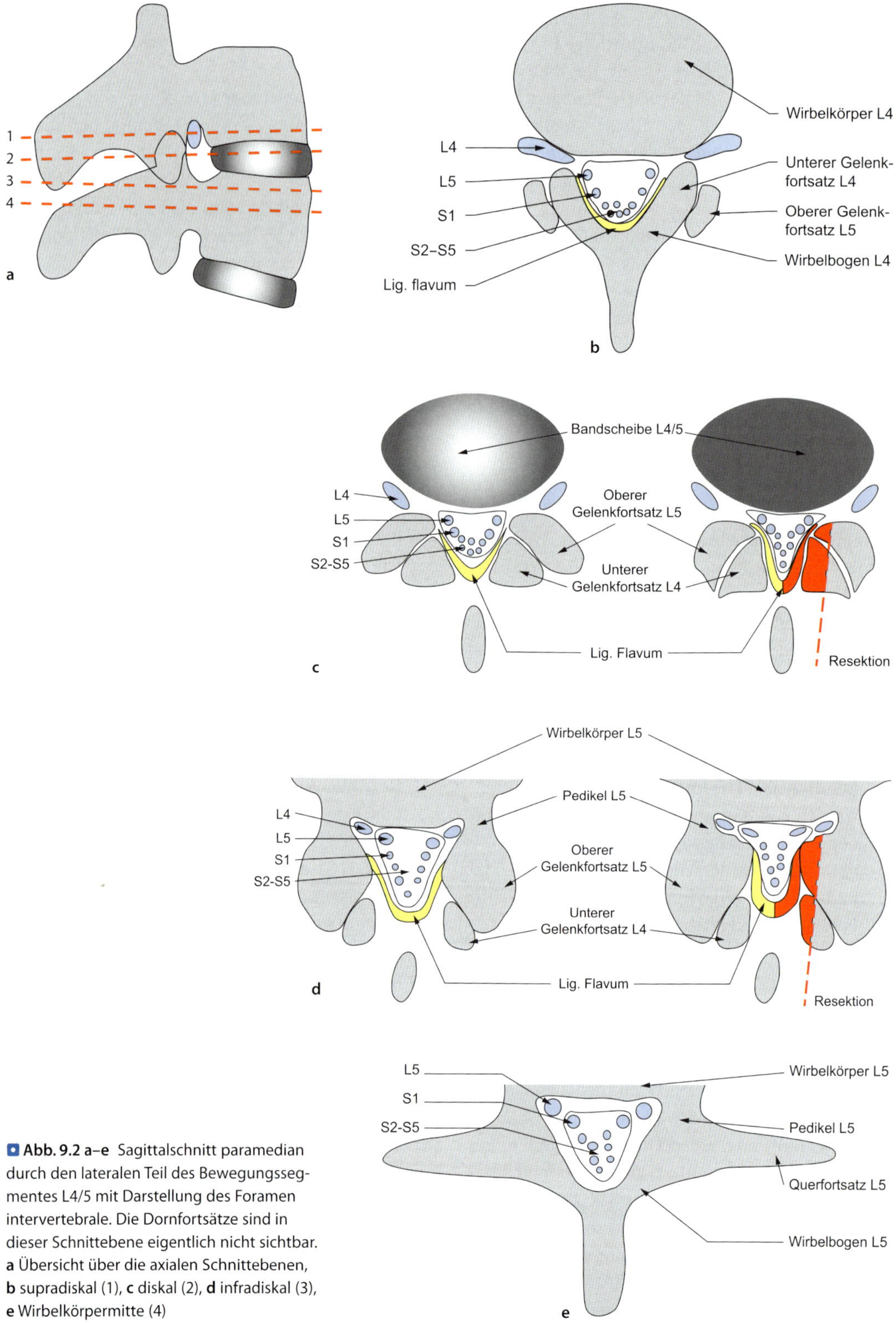

Abb. 9.2 a–e Sagittalschnitt paramedian durch den lateralen Teil des Bewegungssegmentes L4/5 mit Darstellung des Foramen intervertebrale. Die Dornfortsätze sind in dieser Schnittebene eigentlich nicht sichtbar. **a** Übersicht über die axialen Schnittebenen, **b** supradiskal (1), **c** diskal (2), **d** infradiskal (3), **e** Wirbelkörpermitte (4)

medialen und kranialen Rands der aszendierenden Facette erfolgt nach lateral nur bis zur medialen Pedikelbegrenzung. Eine weitere Verfolgung der Nervenwurzel nach kaudal über den Pedikel hinaus ist nicht erforderlich, weil die aszendierende Facette nicht weiter nach kaudal reicht und arthrotische Ausziehungen mit Wurzelbedrängung dementsprechend nicht zu erwarten sind. Außerdem führt die weitere Resektion des Wirbelbogens nach kaudal und lateral zur Pars interarticularis, deren Durchtrennung Segmentinstabilität mit Fusionsnotwendigkeit bedeutet.

Mit der Abtragung des knöchernen medialen Rands der aszendierenden Facette und den dazugehörigen Kapsel- und Flavumanteilen wird die Enge im lateralen Rezessus und damit die wesentliche Ursache der lumbalen Spinalkanalstenose beseitigt (Typ 1, ▶ Abschn. 3.5.1).

Die Resektion der Facettenspitze beseitigt die Enge im Foramen intervertebrale und schafft Raum für die austretende Wurzel des nächst höheren Segments (Typ 2 und 3, ▶ Abschn. 3.5.2 und 3.5.3). Bei erheblicher Einengung des Foramen intervertebrale durch die aszendierende Facettenspitze und den unteren Teil der deszendierenden Facette muss die weitere Knochenabtragung durch **Unterschneidung** (»undercutting«) erfolgen, ohne die wichtigen Bogenanteile vollständig zu durchtrennen.

Am Ende der interlaminären Dekompression ist eine Abschlussaufnahme empfehlenswert, mit eingelegten Nervenhäkchen am Unterrand des oberen Bogens und am Oberrand des unteren Bogens, um die Dekompressionsstrecke zu dokumentieren (Abb. 9.3).

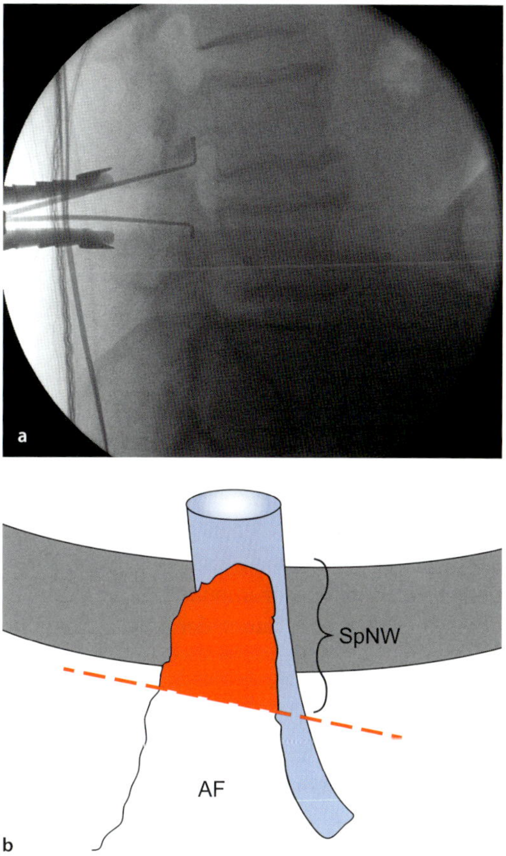

Abb. 9.3 a,b Interlaminäre Dekompression. a Abschlussaufnahme mit eingelegten Nervenhäkchen, **b** resezierte Anteile der aszendierenden Facette L5 (rot)

Nachbehandlung

Die postoperative Behandlung nach einer reinen Dekompression gestaltet sich einfacher, als wenn eine Fusion angeschlossen wurde. Der umschriebene Eingriff mit relativ kleiner Wundfläche erlaubt wegen der geringen postoperativen Beschwerden eine **sofortige Mobilisierung**. Trotz des schmalen Zugangs ist zu berücksichtigen, dass die medialen Anteile des Wirbelgelenks einschließlich der Gelenkkapsel entfernt werden. Bis sich das Kapselregenerat nach etwa 2–3 Monate gebildet hat, ist das Wirbelgelenk zu schonen und sollte in einer entspannten Mittelstellung gehalten werden. Längeres Stehen und Gehen ist in dieser Phase zu vermeiden. Auf keinen Fall dürfen Reklinationsbewegungen, wie z. B. Überkopftätigkeiten, durchgeführt werden.

Nach ausgiebiger medialer Gelenkresektion in einem Segment beidseitig, ggf. in 2 Segmenten, ist das vorübergehende Tragen einer **Flexionsorthese** sinnvoll (▶ Abschn. 7.5.1), um die Wirbelgelenke zu entlasten und in die gewünschte Mittelstellung zu bringen. Die Orthese ist nur bei längerem Gehen und Stehen erforderlich. Im Liegen sind die Wirbelgelenke entlastet und beim Sitzen mit kyphosierter Lendenwirbelsäule entfaltet.

Der wichtigste Teil der Nachbehandlung bei Dekompressionsoperationen ist die **Physiothera-**

pie. Haltungsschulung und Bauchmuskeltraining sollen schließlich die Orthese ersetzen und zu einer dauerhaften Entlastung der Wirbelgelenke führen. Obwohl die Nachbaretagen neben den am häufigsten symptomatischen und dann operierten Segmenten L4/5 und L3/4 nicht unmittelbar betroffen sind, gilt es hier, durch Entlastung der dorsalen Segmentanteile die Entwicklung der Spondylarthrose und damit einer Spinalkanalstenose aufzuhalten.

Nachbehandlungsphasen

Die Zeiträume nach der Dekompressionsoperation ohne Fusion wegen lumbaler Spinalkanalstenose werden wie nach der lumbalen Bandscheibenoperation in Zeitabschnitte bzw. Phasen eingeteilt (Krämer et al. 2005). In beiden Fällen wird der Wirbelkanal eröffnet, und es wird an Dura und Nervenwurzeln manipuliert. Das Ausmaß der Wundhöhle und damit der Traumatisierung hängt davon ab, ob ein- oder doppelseitig und ggf. mehrsegmental dekomprimiert werden musste. Die Aufgaben für die Krankenpflege und Physiotherapie richten sich in den postoperativen Phasen nach dem Allgemeinzustand des Patienten unter Berücksichtigung seiner Komorbiditäten und dem Ausmaß der Operation.

Die ersten 24 h

Pathologisch-anatomisch befindet sich die frisch verschlossene Wunde in der Gerinnungsphase und enthält Blutkoagel mit Fibrin und Thrombozyten. Der lokale Wundschmerz geht von den frisch durchtrennten und wieder vernähten Wundrändern der Faszie, der Kutis und Subkutis aus. Daneben bestehen Entzündungsschmerzen der soeben durch Operationsinstrumente mechanisch irritierten Nervenstrukturen in den Wirbelgelenkkapseln und im Wirbelkanal.

Beobachtung und Pflege innerhalb der ersten Stunden nach der Operation sind auf den Allgemeinzustand und den speziellen Befund im operierten Bereich gerichtet. Wenn der Patient aus der Narkose aufwacht, wird er schon im Aufwachraum nach Schmerzen befragt und aufgefordert, seine Beine zu bewegen. Normal sind ein mehr oder weniger starker Wundschmerz im Rücken, ein residueller Beinschmerz sowie residuelle Parästhesien. Die Schmerzmedikation auch im weiteren Verlauf sollte so eingestellt sein, dass Angaben zur Motorik und Schmerzausstrahlung möglich sind. Insbesondere neu hinzukommende Schmerzen und neurologische Störungen, z. B. bei einer progredienten hämatombedingten Durakompression, müssen rechtzeitig registriert werden können.

Noch am Abend des Operationstages wird der Patient auf die Bettkante gesetzt und darf mit Unterstützung je nach Kräftezustand einige Schritte umhergehen. Der Gang zur Toilette ist nach Mikrodekompression grundsätzlich innerhalb der ersten 24 h postoperativ erlaubt.

Die Aufgaben der **Physiotherapie** unmittelbar postoperativ bestehen in Atemübungen und in der Beteiligung an den allgemein mobilisierenden Maßnahmen.

Die erste Woche

Pathologisch-anatomisch handelt es sich um die normale aseptische Entzündungsphase im Wundbereich. Die teilweise durchtrennten Strukturen im Bereich der Muskeln, Faszien und Wirbelgelenkkapseln quellen entzündlich auf und erzeugen den typischen Wundschmerz. Eventuell noch vorhandene Beinschmerzen kommen von der frisch dekomprimierten Nervenwurzel im lateralen Rezessus, die von Blutkoageln, Fibrin und Wunddetritus umgeben ist. Das geronnene Blut, der sog. Blutkuchen, im Epiduralraum in der Umgebung der Nervenwurzel nimmt an Festigkeit zu und kann sich verlagern, bevor er enzymatisch aufgelöst und resorbiert wird.

> **Verlagerte Blutkoagel in den ersten postoperativen Tagen können plötzlich auftretende Beinschmerzen verursachen, die dem ursprünglichen präoperativen Beinschmerz entsprechen.**

Diese Beschwerden verschwinden nach Analgetika-/Antiphlogistikagabe (z. B. Diclofenac) wieder so rasch, wie sie gekommen sind. **Physiotherapie** und **Rückenschule** innerhalb der ersten Wochen nach Dekompressionsoperationen erstrecken sich auf Anleitungen zur wirbelsäulenschützenden Haltung mit Schonung der operierten Wirbelgelenke und frisch vernähten Lumbodorsalfaszie. Geeignet sind Anspannungsübungen für die Bauchmuskeln zur Lordoseabflachung und für die Beinmuskeln zur Thromboseprophylaxe.

Die ersten 6 Monate

Pathologisch-anatomisch findet die Granulation im Wirbelkanal mit Resorption und Organisation der Blutkoagel statt. Die Narbenbildung nach einer Dekompression ist nicht so ausgeprägt wie nach einer Bandscheibenoperation. Einerseits neigen die in der Regel älteren Menschen nicht so sehr zur postoperativen epiduralen Fibrose, anderseits wird normalerweise bei der Dekompression das Bandscheibenfach nicht eröffnet, sodass der diskogene Faktor für die Narbenbildung wegfällt.

Auch nach Abheilen der Wunde mit Verschwinden der Wundschmerzen ist zu beachten, dass die teilweise resezierten medialen Kapsel- und Gelenkanteile der Facetten mehrere Monate benötigen, bevor sich dort ein belastbares Regenerat gebildet hat.

Physiotherapie und **Rückenschule** in den ersten Monaten nach einer Dekompressionsoperation haben das Ziel, die operierten Strukturen im Bewegungssegment zu schonen und zu entlasten. Neben Bauchmuskeltraining und Haltungsanleitung ist in dieser postoperativen Phase das Tragen einer **Flexionsorthese** sinnvoll.

Etwa 6 Monate nach der Dekompressionsoperation haben sich die Wundverhältnisse soweit stabilisiert, dass man auf die Narben keine besondere Rücksicht mehr nehmen muss. Die Orthese fällt weg und wird durch trainierte Rumpfmuskeln ersetzt. Geblieben sind die degenerativen Veränderungen in den lumbalen Bewegungssegmenten, vor allem mit der Arthrose in den Wirbelgelenken, die immer wieder Kreuzschmerzen hervorrufen können. Mit schwerwiegenden Spinalkanalstenosesymptomen ist nicht mehr zu rechnen, da deren Ursachen in den pathogenetisch bedeutungsvollen Segmenten durch die Dekompression beseitigt sind.

Kasuistiken

- 63-jähriger Patient mit LSS im Segment L3/4, starken Beinbeschwerden beidseits auf der Vorderseite und einer Wegstrecke unter 100 m (◘ Abb. 9.4). In der Sagittalaufnahme nach Mikrodekompression hat sich der Duraschlauchverlauf mit seinem intrathekalen Inhalt normalisiert. In der axialen Aufnahme sieht man einen normalweiten Wirbelkanal nach partieller Resektion der arthrotisch vergrößerten aszendierenden Facette. *Kommentar:* Die Stenose ist dekompensiert durch eine aktivierte Arthrose mit Synovialitis, zu erkennen an der Synovialflüssigkeit. Der Patient ist operiert, weil er stärkste Schmerzen hatte bei ansonsten gutem Allgemeinzustand (Sportler).
- 58-jähriger Patient mit LSS im Segment L4/5, starken Beinschmerzen auf der Rückseite, links deutlich ausgeprägter als rechts, und einer Wegstrecke unter 100 m (◘ Abb. 9.5). Nach Mikrodekompression L4/5 links und in »Over-the-top«-Technik rechts: Der Spinalkanal ist normalweit nach partieller Resektion der arthrotisch veränderten aszendierenden Facette. Bei der »Over-the-top«-Technik wird von kontralateral die komprimierende aszendierende Facette abgetragen. Dafür muss, um einen guten Einblick in den kontralateralen Rezessus zu erlangen, der Bogen L4 mit der Hochgeschwindigkeitsfräse (bevorzugt mit Diamantkopf) von ventral ausgedünnt werden. *Kommentar:* dekompensierte Stenose durch aktivierte Arthrose mit deutlich führender Seite. Hier ist die »Over-the-top«-Technik eine Alternative zum bilateralen Zugang.
- 69-jährige Patientin mit LSS im Segment L4/5, langjähriger Rückenschmerzanamnese leichter bis mäßiger Ausprägung. In den letzten Jahren Abnahme des Rückenschmerzes und progrediente Zunahme von Beinschmerzen auf der Rückseite beidseits und einer Wegstrecke über 500 m. Zuletzt keine Rückenschmerzen mehr. Nach Sturz auf das Gesäß akuter Kraftverlust der L5- und weniger ausgeprägt der S1-innervierten Muskulatur beidseits (◘ Abb. 9.6, S. 94). Nach Mikrodeskompression: normalweiter Spinalkanal nach partieller Resektion der aszendierenden Facette L5 und des verknöcherten Lig. flavum. *Kommentar:* LSS im Segment L4/5, Schweregrad 1, dekompensiert durch Sturz auf das Gesäß. Aufgrund der akuten Verschlechterung zu Schweregrad 3 mit neurologischen Ausfallerscheinungen, besteht die Indikation zur Mikrodekompression.

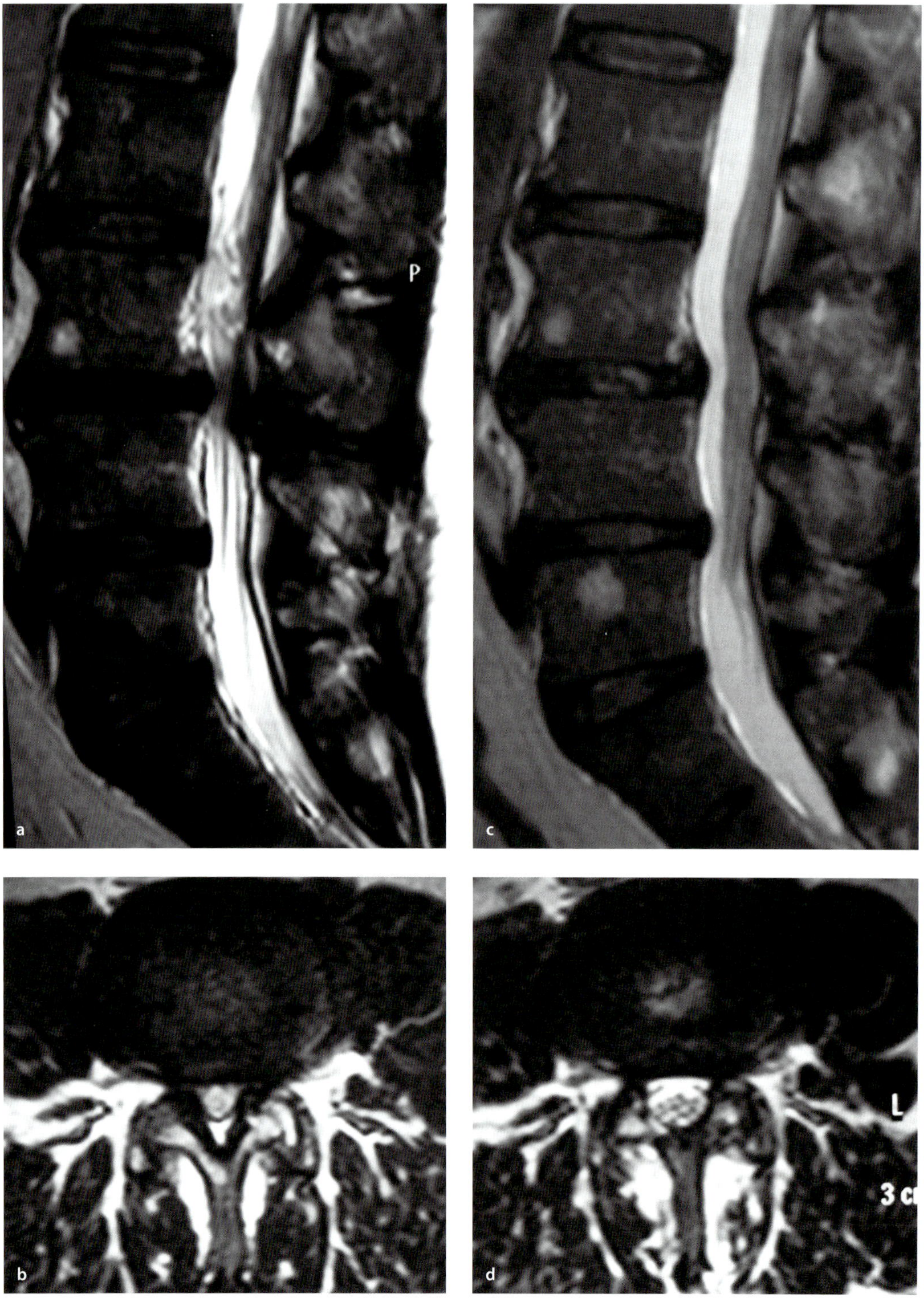

Abb. 9.4 a–d LSS im Segment L3/4. a, b MRT Befund: Stenose L3/4, Stau (»venous pooling«) oberhalb des stenotischen Segments, **c, d** Zustand nach Mikrodekompression im Segment L3/4

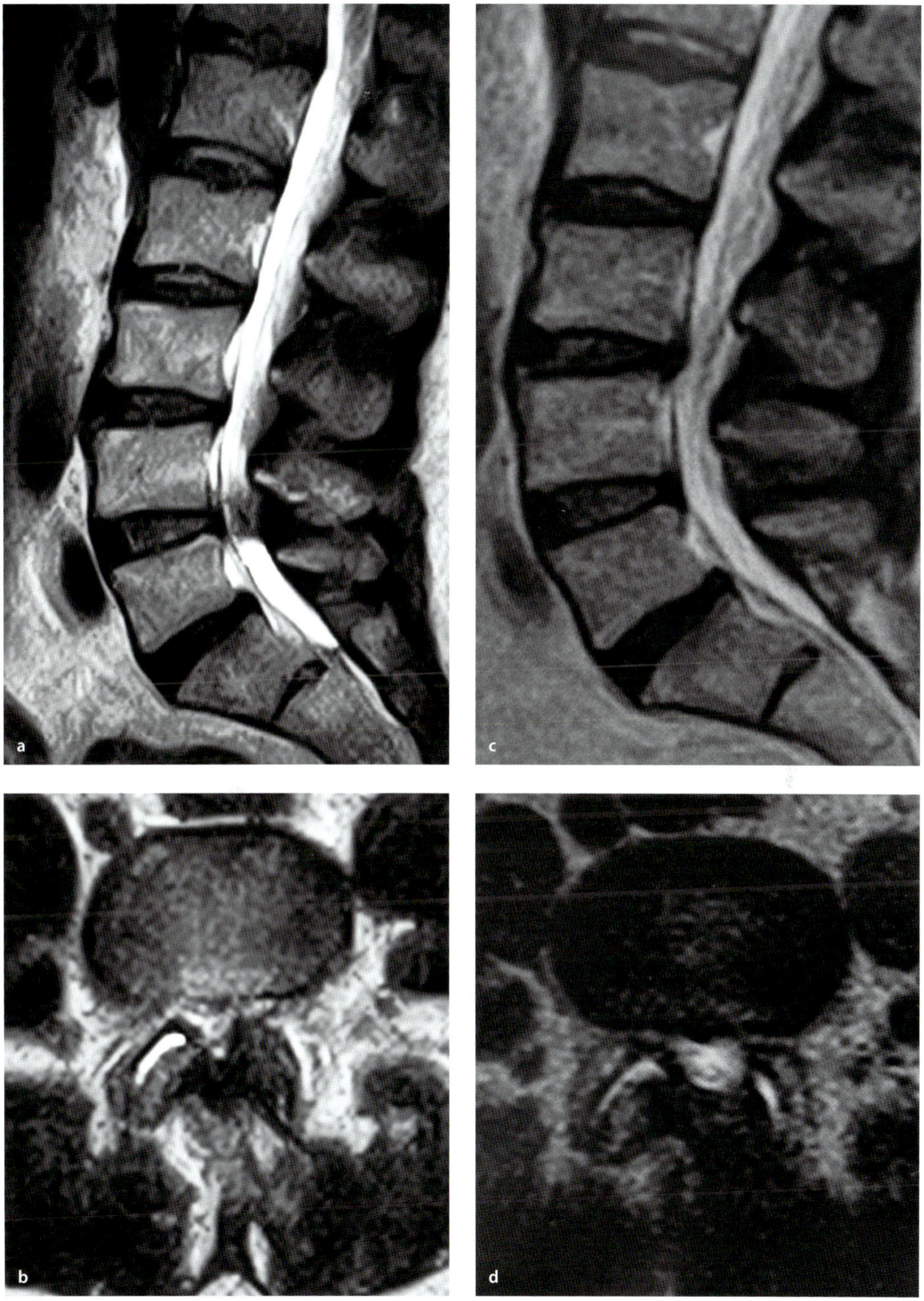

Abb. 9.5 a–d LSS im Segment L 4/5. a, b MRT-Befund: LSS L4/5 rechts stärker ausgeprägt als links mit aktivierter Arthrose (Synovialitis mit Synovialflüssigkeit), **c, d** Zustand nach Mikrodekompression L4/5 links und in »Over-the-top«-Technik rechts.

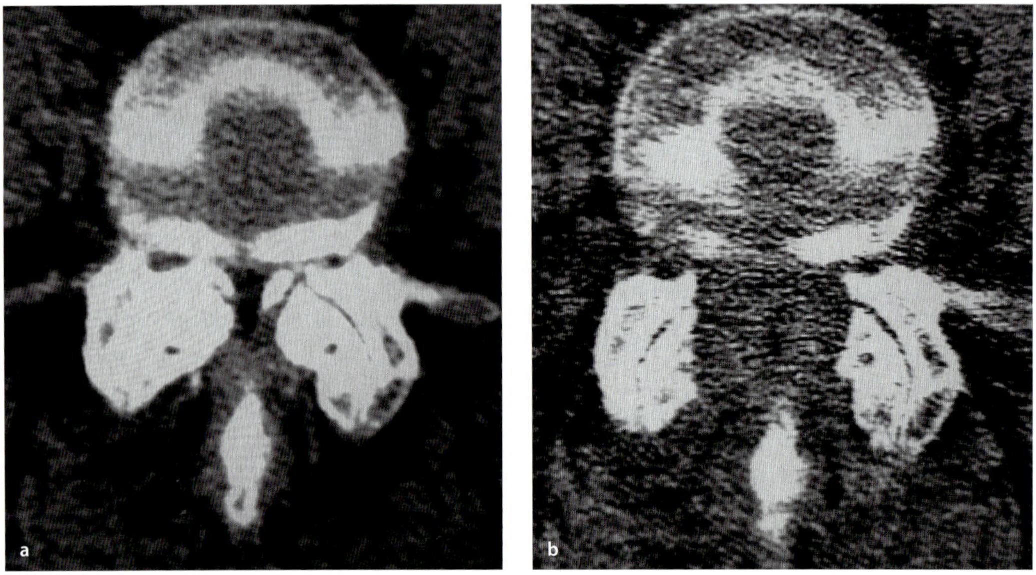

Abb. 9.6 a, b LSS im Segment L4/5. a CT-Befund: LSS 4/5 mit ausgeprägter Hypertrophie der Facettengelenke und teilweiser Verknöcherung des Lig. flavum beidseits, **b** Zustand nach Mikrodekompression L4/5

9.4 Synovialzysten

Synovialzysten werden in der Literatur auch als Ganglion oder »juxta facet cysts« bezeichnet (Christophis et al. 2007). Es handelt sich um einen von der Synovialmembran des Wirbelgelenks ausgehenden zystischen Hohlraum, der in der Gelenkkapsel und mitunter auch im Lig. flavum (Wilby et al. 2009) lokalisiert ist. Ein Zusammenhang mit der degenerativen LSS ist häufig.

Ähnlich wie am Kniegelenk kommt es bei der Arthrose von Wirbelgelenken zur Synovialitis mit Aussackungen der Synovialmembran, in denen sich Synovialflüssigkeit ansammeln kann. Typisch sind solche Zysten auch in der Kniekehle.

In gleicher Weise entwickeln arthrotisch veränderte Wirbelgelenke im unteren Abschnitt der Lendenwirbelsäule Synovialzysten, die sich nach allen Richtungen ausdehnen können. Wenn sie in den Wirbelkanal hineinragen, kommt es dort zu einer Bedrängung des Duralsacks und der traversierenden Nervenwurzeln. Ausgangspunkt sind die medialen Wirbelgelenkanteile, gebildet aus dem medialen Rand des unteren Gelenkfortsatzes vom nächst höheren Bogen und des oberen Gelenkfortsatzes vom nächst tieferen Bogen. Meistens besteht gleichzeitig eine laterale Spinalkanalstenose oder ein degeneratives Wirbelgleiten.

Der Hohlraum der Synovialzyste steht meistens mit dem Wirbelgelenkinnenraum in Verbindung. Das heißt, man kann durch Punktion des Wirbelgelenks von dorsal unter Bildwandlerkontrolle (z. B. mit Kontrastmittel) die Zysten darstellen.

Synovialzysten sind selten. In der Literatur finden sich Mitteilungen nur von wenigen Fällen (Bauning 2001, Hsu 1995, Jonsson 1999, McCulloch 1998, Khan et al. 2006 Risheng et al. 2010).

Lemish (1989) berichtet von 0,5 % Synovialzysten bei einer Auswertung von 200 spinalen Computertomogrammen. In unserem Krankengut fanden sich bei 2000 lumbalen Dekompressionsoperationen 12 Patienten mit Synovialzysten. Sie haben häufig eine verdickte, zum Teil kalzifizierte Wand mit einem zähflüssigen gallertigen Inhalt.

Durch die Kompression der neuralen Strukturen kommt es zu aseptisch-entzündlichen

Reizungen in den Grenzschichten mit Verklebungen, die bei der operativen Präparation zu beachten sind.

Die Synovialzysten als rundliche, prallelastische Gebilde erstrecken sich nach kranial unter den Unterrand des nächst höheren Bogens und komprimieren von dorsal her die Dura. Nach kaudal ragen sie in den lateralen Rezessus und komprimieren dort die traversierende Wurzel von dorsal nach lateral. Synovialzysten verursachen heftigste unilaterale radikuläre Symptome durch Kompression traversierender Wurzeln im Recessus lateralis. Mitunter addieren sich die Symptome einer Synovialzystenkompression zu denen einer bereits bestehenden Spinalkanalstenose oder Facettenarthrose. Liegen diese Begleiterkrankungen nicht vor, können die durch Synovialzysten verursachten radikulären Symptome auch ohne jegliche Kreuzschmerzen einhergehen.

Im MRT sieht man ein rundliches, mitunter bohnenförmiges, zystisches Gebilde, welches den Duralsack von dorsolateral her komprimiert. Die Zyste, die häufig mit einem Prolaps verwechselt wird, befindet sich in der diskalen und supradiskalen Ebene unmittelbar neben der Facette. Die Signalintensität hängt von der Dichte und Menge des Flüssigkeitsgehalts der Zyste ab. Der Inhalt ist gewöhnlich serös, mit verminderter Signalintensität in den T1- und hoher Signalintensität in den T2-gewichteten Sequenzen. Abschnittsweise findet sich im Zystensack auch Granulationsgewebe, das von der Synovialmembran ausgeht oder durch Organisation eines Hämatoms entstanden ist.

Die Operationsvorbereitung zur Entfernung einer Synovialzyste im Lumbalkanal ist mit der zur lumbalen Bandscheibenoperation identisch. Die präoperative Nadel markiert die diskale Ebene des betroffenen Segments. Die Zystenausdehnung sollte präoperativ genau definiert sein. Das heißt, der Radiologe sollte angeben, wie weit nach kranial bzw. kaudal der Zystensack reicht.

9.4.1 Operationsablauf

Der Hautschnitt entspricht dem Zugang zur supradiskalen Ebene des betroffenen Segments. Das heißt, in den Segmenten L5/S1 und L4/5 erfolgt der Hautschnitt neben dem Dornfortsatz mit der Nadelmarkierung im unteren Drittel der Inzision. Entsprechend dem Zugang zur supradiskalen Ebene zeigt sich bei L5/S1 in der oberen Hälfte des Situs der Unterrand des Bogens L5 und bei L4/5 der Bogen L4, der fast die gesamte Bildfläche ausfüllt. Die Entfernung einer Synovialzyste beginnt bei der Abtragung des Bogenunterrands in der oberen interlaminären Ecke. Der Bogen wird nach Flachfräsen der Lamina mit dem 2-mm-Kerrison soweit abgetragen, bis epidurales Fett bzw. Dura erscheint. Nach Beiseiteschieben des epiduralen Fettgewebes und weiterem Abtragen des lateralen Bogenanteils und des medialen Rands des unteren Gelenkfortsatzes erscheint in der Tiefe die prallelastische Vorwölbung der Synovialzyste, die sich in ihrer Konfiguration und farblich von dem medial gelegenen Duralsack abhebt.

Ein direkter Zugang zur Synovialzyste über eine interlaminäre Flavektomie erscheint nicht angebracht, weil die Zyste unmittelbar unter dem Lig. flavum liegt und bei der Flavektomie eröffnet werden könnte. Die Orientierung ist dann wesentlich schwieriger.

Mit dem Dissektor werden der mediale Rand der Zyste und die dorsolaterale Grenze des Duralsacks aufgesucht. Das Lig. flavum wird nach kaudal aufgeklappt und kaudalwärts soweit reseziert, bis der untere Anteil der Synovialzyste dargestellt ist. Hierfür ist mitunter eine Abtragung des Oberrands des nächst tieferen Wirbelbogens erforderlich. Zur Darstellung der lateralen Anteile der Synovialzyste ist eine teilweise Abtragung der medialen Facettenanteile des oberen Gelenkfortsatzes erforderlich.

Wenn medial die Grenzschicht Dura/Zystenwand klar dargestellt ist, kann die Zyste von lateral her reseziert werden. Eine Eröffnung der Zyste ergibt sich meistens bei der Resektion der medialen Anteile des oberen und unteren Gelenkfortsatzes im Bereich der medialen Gelenkanteile. Von lateral her ist eine bessere Darstellung etwaiger Adhärenzen zwischen medialer Zystenwand und Duralsack bzw. im unteren Anteil der Nervenwurzel möglich. Die Resektion der Synovialzyste beschränkt sich auf die Revision des dorsolateralen Anteils des Wirbelkanals.

Eine Revision des ventralen Epiduralraums mit Medialisierung von Dura und Nervenwurzel ist nicht erforderlich. Damit erspart man sich etwaige epidurale Blutungen. Eine Ausnahme besteht nur dann, wenn gleichzeitig ein operationsbedürftiger Bandscheibenvorfall vorliegt.

Eine breitbasige Protrusion sollte man belassen, weil eine Synovialzyste allein für die radikuläre Symptomatik verantwortlich gemacht werden kann.

Am Schluss der Operation sollte der Sonde, dem Nervenhäkchen und ggf. der gebogenen Fasszange lateral neben dem Duralsack unter dem oberen und unteren Wirbelbogen des Situs nachgetastet werden, um evtl. noch feste Anteile der Synovialzystenwand zu resezieren. Bei einer mehrfach gekammerten Zyste sind auch die kleinen geschlossenen Zystenanteile zu entfernen, weil sie mit Sicherheit zum Rezidiv führen.

9.4.2 Nachbehandlung

Die Nachbehandlung nach Entfernung einer Synovialzyste ist die Gleiche wie nach der lumbalen Bandscheibenoperation. Eine Entlastung der posterioren Elemente des Bewegungssegments ist nicht erforderlich, weil in der Regel die Bandscheibe nicht eröffnet wird. Behandelt wird die weiterhin bestehende degenerative Wirbelsäulenerkrankung mit Arthrose der Wirbelgelenke, die Ausgangspunkt der Synovialzyste war.

9.4.3 Kasuistik

- 84-jährige Patientin mit Synovialzyste im Segment L4/5 links mit plötzlich aufgetretenen therapieresistenten starken Beinschmerzen links im Verlauf der Nervenwurzeln L4–5 (Abb. 9.7).

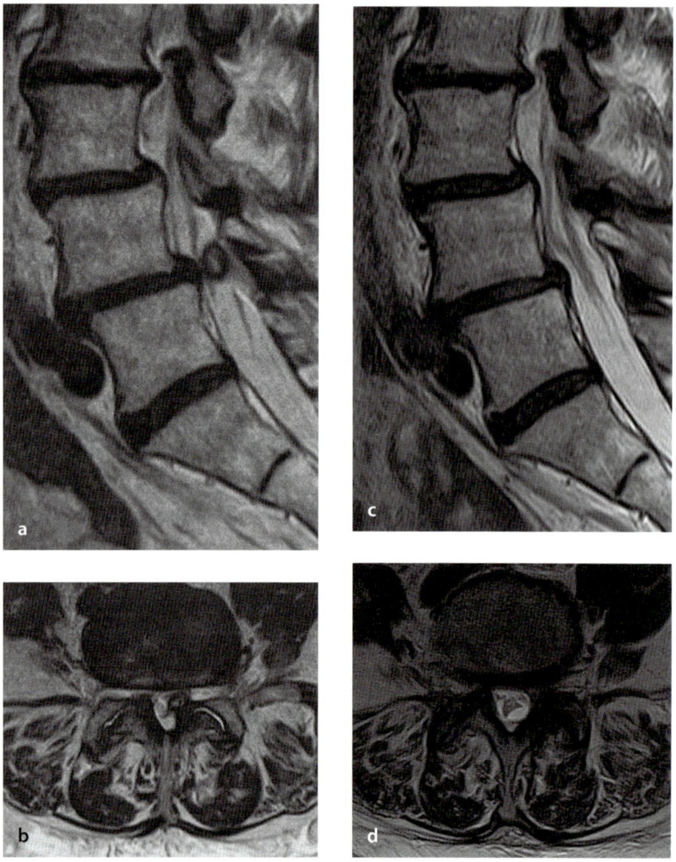

Abb. 9.7 a–d Synovialzyste im Segment L4/5 links. a, b MRT-Befund: Synovialzyste im Segment L4/5 links bei Facettenarthrose beidseits (aktivierte Arthrose mit Synovialerguss) bei nur mäßig ausgeprägter Stenose. Geringgradiges, degeneratives Wirbelgleiten L3/4 und L4/5, **c, d** Zustand nach Mikrodekompression und Entfernung der Synovialzyste links.

Geringfügige Erleichterung im Sitzen, kein Rückenschmerz. *Kommentar:* akute Dekompensation einer mäßig ausgeprägten Stenose durch aktivierte Arthrose mit Ausbildung einer Synovialzyste. Die akute Wurzelkompression führt zu meist akut auftretenden »bandscheibenvorfallähnlichen« Beschwerden.

9.5 Fusionsoperationen

Das Bestreben, degenerativ gelockerte Bewegungssegmente durch Fusionsoperation zu stabilisieren, ist so alt wie die Kenntnis um die pathologisch-anatomischen Vorgänge bei der Bandscheibendegeneration selbst. So standen bei der operativen Behandlung des Lumbalsyndroms schon immer neben der eigentlichen Dekompressionsoperation unterschiedliche Versteifungstechniken zur Diskussion. Mit der Dekompression beseitigt man die Ursache einer Nervenwurzelkompression; die andere Komponente des Krankheitsgeschehens, nämlich die durch Elastizitätsverlust hervorgerufene Instabilität im Bewegungssegment, bleibt bestehen. Es resultieren lokale und radikuläre sowie pseudoradikuläre Symptomenkomplexe, die, wenn sie konservativ nicht zu beherrschen sind, durch eine Fusionsoperation gebessert werden können.

9.5.1 Indikationen

Klare Indikationen zur lumbalen Fusionsoperation ergeben sich bei der symptomatischen und therapieresistenten **Spondylolisthese**, bei instabilen **Frakturen** und palliativ bei **Tumoren**. Bei der LSS reicht die Diagnose **lumbale Instabilität** nicht aus, um den recht aufwendigen Eingriff einer Segmentversteifung zu rechtfertigen. Beschwerdeausmaß, klinischer Befund und Befund im bildgebenden Verfahren müssen relativiert, alternative Methoden wie intensives Rumpfmuskeltraining und das vorübergehende Tragen eines Korsetts in Betracht gezogen und alle konservativen Behandlungsmethoden ausgeschöpft werden. Psychosoziale Faktoren (gelbe Flagge) sind zu berücksichtigen und gelten als Kontraindikationen.

Bevor die Indikation zur lumbalen Fusionsoperation bei einer LSS gestellt wird, sollte der Patient intensiv befragt werden. Während dieser Zeit sind Maßnahmen durchzuführen, wie z. B. die Segmentdiagnostik durch Diskographie und Radikulographie. Die der geplanten Fusionsstrecke angrenzenden Segmente sind im MRT, ggf. durch Diskographie, zu untersuchen. Schließlich sollte in einem Rumpfgips mit Einschluss des Oberschenkels der vorwiegend betroffenen Ausstrahlungsseite geklärt werden, ob der Patient durch eine probatorische Ruhigstellung bzw. Teilruhigstellung der Lendenwirbelsäule eine Erleichterung erfährt. Genauer, allerdings wesentlich aufwendiger, ist der Test mit dem Fixateur externe.

9.5.2 Kontraindikationen

Die Kontraindikationen ergeben sich aus den Indikationen. Mäßige Beschwerden rechtfertigen nicht den großen Aufwand einer Fusionsoperation, weil hier weiterhin konservative Möglichkeiten zur Verfügung stehen. Die Intaktheit der Nachbarsegmente ist oft schwer zu beurteilen und verführt den Operateur zu langstreckigen Fusionen, die erfahrungsgemäß schlechte Ergebnisse zeigen. Ob mobile Interponate als Bandscheibenprothesen keine Auswirkungen auf die Nachbarsegmente haben, ist noch nicht nachgewiesen. Weitere Ausschlusskriterien sind negativer Gipstest und höheres Lebensalter mit Osteoporose.

Im Verlauf einer LSS können sich **Symptomschwankungen** ergeben, z. B. durch Bandscheibenprotrusion oder aktivierte Arthrosen der Wirbelgelenke (▶ Kap. 3). Damit verschiebt sich vorübergehend der Schweregrad. Symptome von **Komorbiditäten** wie eine diabetische Polyneuropathie oder arterielle Durchblutungsstörungen können neben Schmerzen und Wegstreckenbegrenzung der LSS vorhanden sein und damit das Gesamtkrankheitsbild mitbestimmen.

9.5.3 Bildgebende Diagnostik

Zur Diagnose der lumbalen Spinalkanalstenose gehört der Nachweis im CT oder MRT. Nur auf

Transversalschichten hat man Einblick in den Wirbelkanal. Eine Spinalkanalstenose liegt vor, wenn der Sagittaldurchmesser des Wirbelkanals weniger als 12 mm beträgt. Bei Verdacht auf Spinalkanalstenose sollten die Aufnahmen gleich im Stehen durchgeführt werden, um Segmentinstabilitäten und Wirbelverschiebungen zu erkennen. Flexions-/Extensionsaufnahmen können ggf. gleich angeschlossen werden (▶ Abschn. 4.3).

Zur **radiologischen Diagnostik der Instabilität** hat sich orientierend das Verhältnis der Kreuzschmerzkomponente im Vergleich zur Beinschmerzkomponente als hilfreich erwiesen: Der Kreuzschmerz ist eher der Segmentinstabilität, der Beinschmerz der Rezessusstenose zuzuordnen. Wiederum kann durch eine instabilitätsbedingte Wirbelverschiebung auch eine Nervenwurzel in Bedrängnis geraten. Bei der Beurteilung einer radiologisch gesicherten segmentalen Instabilität besteht nach wie vor eine erhebliche diagnostische Unschärfe (Delank et al. 2004), die vor allem die präzise Indikation zur Wahl zwischen reiner Dekompressionsoperation und Dekompression plus Fusion erschwert (▶ Abschn. 9.5.7).

Die Fusion sollte insbesondere bei fehlender gleichzeitiger Dekompression in leichter Flexionsstellung abgeschlossen werden. Schwert (2009) führte in unserem biomechanischen Labor **intrathekale Volumenmessungen** an Wirbelsäulenpräparaten mit Spinalkanalstenose bei Flexion und Extension durch. Dabei zeigte es sich, dass der Volumeneffekt mit Erweiterung bei Flexion und Verengung bei Extension gleich zu Beginn der Bewegung schon bei wenigen Graden (2–4°) eintritt und dann nachlässt. Das heißt, schon eine geringe Haltungsänderung zur Abflachung der Lendenlordose reicht aus, um Patienten mit Spinalkanalstenosesyndrom eine Erleichterung zu verschaffen. Umgekehrt führt schon eine geringe Akzentuierung der Lendenlordose zu vermehrten Beschwerden.

Mit Flexion und Extension ändern sich auch die **Stellung der Wirbelgelenkfacetten** und damit das Größenverhältnis im lateralen Rezessus. Bei Extension, der Lordosierung, nähert sich der mediokraniale Anteil der aszendierenden Facette der austretenden Nervenwurzel in den Segmenten L3/4 und L4/5. Bei Flexion, der Kyphosierung, entfernt sich die Facette wieder von der Nervenwurzel. Arthrotisch vergrößerte Facetten und entzündlich verdickte Nervenwurzeln verstärken den Kontakt. Bei segmentaler Instabilität tritt neben der Kranialbewegung der aszendierenden Facette eine Ventralverschiebung ein. Der Einfluss von Flexion und Extension auf die Stellung der Wirbelgelenkfacetten ist wesentliche Grundlage für die konservative und operative Therapie der lumbalen Spinalkanalstenose.

9.5.4 Degeneratives Wirbelgleiten

Wenn **Symptome** beim degenerativen Wirbelgleiten auftreten, dann sind sie **unspezifisch** und ent-

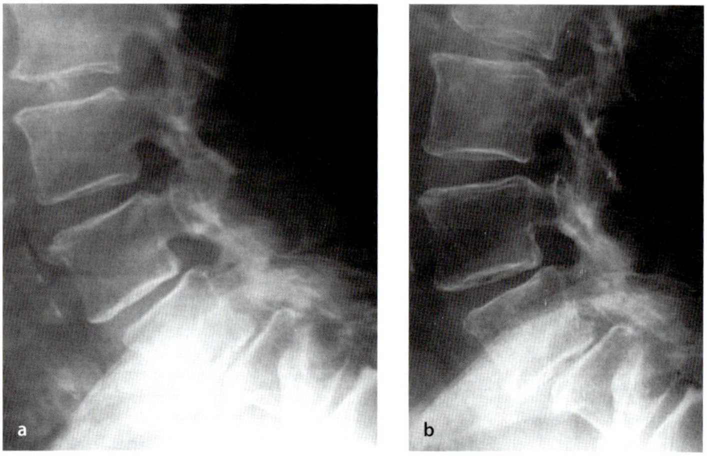

Abb. 9.8 a, b Degeneratives Wirbelgleiten in den Segmenten L3/4 und L4/5. Die lateralen Funktionsaufnahmen in Flexion (**a**) und Extension (**b**) zeigen eine Hypermobilität bei L3/4 und ein bereits verfestigtes Wirbelgleiten bei L4/5

sprechen denen einer lumbalen Spinalkanalstenose (▶ Abschn. 6.4).

9.5.5 Implantatfreie Fusionstechniken

Die ventrale interkorporale Spondylodese als alleiniger Eingriff hat sich wegen der relativ hohen Pseudarthroserate mit schlechtem klinischem Ergebnis nicht allgemein durchgesetzt. Eine weite Verbreitung fand die **posterolaterale Fusion** mit autologen Spongiosaspänen (◘ Abb. 9.9). Sie stellt die eigentliche Spondylodese bei der dorsalen instrumentierten Fusion dar. Bei der posterolateralen Fusion werden autologe Spongiosaspäne aus dem Beckenkamm in vorbereitete Spanlager zwischen Querfortsätzen und Gelenkfortsätzen unter Einschluss der Wirbelgelenke gelegt. Die instrumentierten Komponenten gelten ggf. nur als vorübergehende Stabilisierung, bis die Spongiosastraße sich verfestigt hat. Durch die Verwendung osteoinduktiver Substanzen (z. B. BMP = »bone morphogenetic protein«) hat die posterolaterale implantatfreie Fusion wieder an Bedeutung gewonnen.

Bei der lumbosakralen Distraktionsspondylodese (◘ Abb. 9.10) wird die posterolaterale Fusion mit einer interspinösen H-Span-Implantation kombiniert (Krämer et al. 1984, Wittenberg et al. 1990, 1993).

9.5.6 Implantathaltige Fusionstechniken

Bei allen Techniken kommt es durch Distraktion zu einer indirekten Spinalkanaldekompression mit Erweiterung der Foramina intervertebralia mit Primärstabilität.

Dorsale Fusion

Für die dorsale instrumentierte Fusion hat sich in erster Linie der Fixateur interne mit transpedikulär eingebrachten Schrauben bewährt. Mehrsegmentale Fusionstechniken sind aufwendig und heute nicht mehr oft erforderlich, weil man weiß, dass die Symptomatik in der Regel von einem Segment (L4/5) ausgeht. Seit Anfang der 1980er-Jahre etablierte sich die dorsale instrumentierte transpedikuläre Fusion als Standardverfahren bei der kurzstreckigen Versteifungsoperation bei Frakturen, Spondylolisthesen und beim Postdiskotomiesyndrom (Zilkens et al. 2009). Es kommen unterschiedliche Stab- oder Pedikelsysteme zur Anwendung: Steffen-Platte, Cortel Debusset, Socon, AO-Fixateur, ART-System u. a.).

Interkorporelle Fusion

Die Verbindung zweier Wirbelkörper kann man durch verschiedene Zugänge und Techniken bewerkstelligen. Die ventrale LWS wird über einen

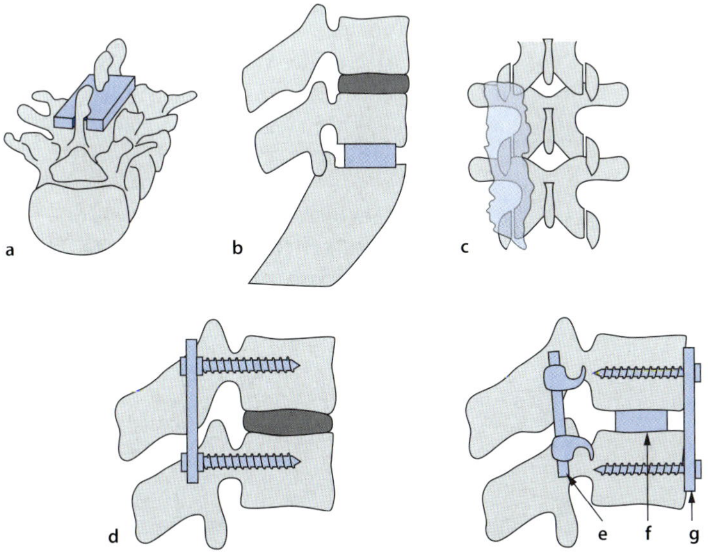

◘ **Abb. 9.9 a–g Fusionsoperationen an der LWS. a** Dorsale Fusion mit dem H-Span, **b** interkorporale Fusion dorsal, **c** posterolaterale Fusion, **d** dorsal transpedikulär, **e** dorsaler Distraktionsstab, **f** interkorporales Implantat, **g** ventrale Verplattung

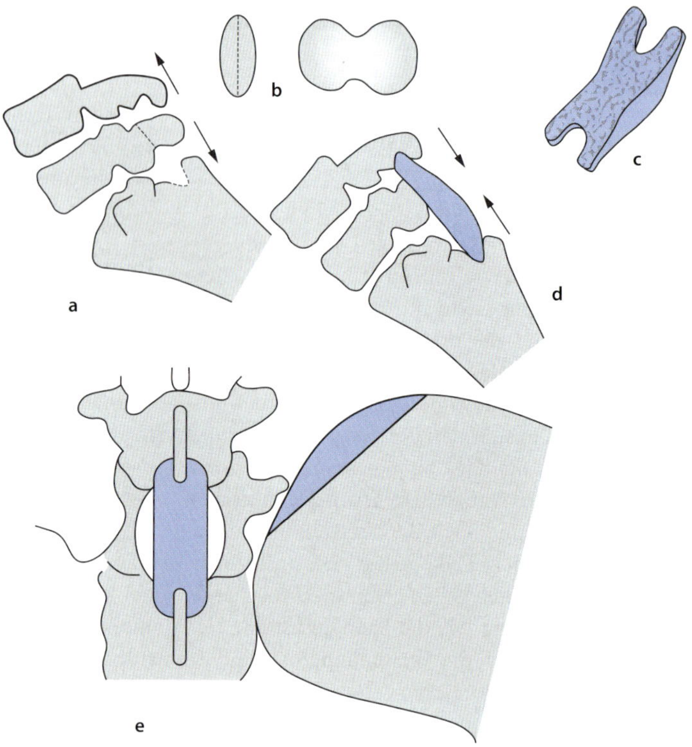

Abb. 9.10 a–e Lumbosakrale Distraktionsspondylodese mit kortikospongiösem Span aus der Spina iliaca posterior. **a** An den Dornfortsätzen von L4 und S1 wird durch Einkerbung ein Spanlager geschaffen. **b** Der Dornfortsatz L5 wird bis zur Basis gespalten. Die Spanhälften werden zur Seite geklappt und dienen als Spanlager. **c** Der Span wird am oberen und unteren Ende mit der Luer-Zange eingekerbt, **d** zwischen L4 und S1 eingeklemmt, **e** zusätzliche beidseitige posterolaterale Fusion

ventralen trans- oder besser retroperitonealen Zugang erreicht. Dieser ist als Standardzugang mit den besten Explorationsmöglichkeiten zu bezeichnen. Zur Bezeichnung hat sich das Kürzel ALIF (»anterior lumbar interbody fusion«) durchgesetzt. Die transforaminale lumbale interkorporelle Fusion wird als **TLIF** bezeichnet. Der Zwischenwirbelabschnitt wird mit bi- oder trikortikalen Knochenspänen autolog oder homolog überbrückt. Alternativ werden auch metallhaltige Interponate mit unterschiedlichen Modellen eingesetzt.

Bei der posterioren lumbalen interkorporellen Fusion (**PLIF**) wird der Zwischenwirbelraum über einen hinteren Zugang nach Laminektomie und Facettektomie erreicht. Dabei werden ebenfalls entweder autologe Späne oder Interponate aus Metall, sog. Cages, eingesetzt. Weltweit sind über 100 verschiedene Cage-Modelle bekannt, die aus unterschiedlichen Materialien bestehen, z. B. Titan, Stahl, Karbon, Kunststoff oder resorbierbare Materialien (Zilkens et al. 2009).

Die Kombination aus posterolateraler Fusion, Pedikelschraubenstabilisation und Cage-Implantation weist hohe Konsolidierungsraten von 96–100 % auf (Mulholland 2000, Molinari et al. 2002).

Trotz eines im Röntgenbild stabil imponierenden Cages kann die knöcherne Fusion ausbleiben und ist durch Artefaktüberlagerung nicht zu erkennen. Im Vergleich zu den metallischen Cages liegen die Vorzüge von biologischen Cages bei der Segmentfusion an der Wirbelsäule im Verzicht auf Dauerimplantate sowie in der guten radiologischen Kontrollmöglichkeit (Zilkens et al. 2009).

9.5.7 Posterolaterale Cage- und pedikelschraubenassistierte Fusionsoperation

Diese Methode gilt als Eingriff der Wahl bei der LSS mit Instabilität. Die **Vorteile** überwiegen:
- Es wird eine sichere Verfestigung erzielt.
- Der Eingriff bietet durch die beiden implantatgestützten Fusionsstrecken posterolateral und interkorporell Vorteile, da er in der dem orthopädischen Chirurgen vertrauten

posterolateralen Region an der Wirbelsäule durchgeführt wird, ohne Gegenwart großer Gefäße und anderer Organe. Bauchchirurgische Techniken und Erfahrungen sind nicht erforderlich.

Als **Nachteile** sind aufzuführen:
- Operation an Dura, Kauda und Nervenwurzel mit Verletzungsmöglichkeiten
- Postoperativen Narben
- Probleme bei der Entnahme der Spongiosaknochenlager

Indikation

Ursächlich für diese Beschwerden sind in der Regel das Facettensyndrom (Facettitis), ggf. einhergehend mit Instabilität, degenerativem Wirbelgleiten (Spondylolisthese) und/oder Drehgleiten mit resultierender degenerativer Skoliose. Die Indikation zur Fusion besteht:
- Wenn durch konservative Maßnahmen oder minimalinvasive Verfahren (Facetteninfiltrationen, epidurale Injektionen, Facettenkoagulation) keine anhaltende Besserung der Beschwerden erreicht wird
- Bei deutlicher Progredienz skoliotischer Deformität im Röntgen-follow-up mit korrelierender klinischer Symptomatik

Bei bisegmentaler Stenose sollten beide betroffenen Segmente in die Fusion einbezogen werden. Der Einschluss weiterer benachbarter Segmente hängt vom Ausmaß der Degeneration und Deformität ab.

> **Da mit einem größeren Blutverlust als bei einer alleinigen Dekompression zu rechnen ist, sollten 2 Erythrozytenkonzentrate bereitgestellt werden.**

Prinzip

Bei dieser Technik handelt es sich um eine von dorsal durchgeführte Versteifungsoperation, bei der zunächst im betroffenen Segment bzw. den betroffenen Segmenten Pedikelschrauben in die Wirbelkörper eingebracht werden. Darauf erfolgt eine Dekompression, die mikroskopisch assistiert oder konventionell durchgeführt wird. Nach Entfernung der Pars interarticularis auf einer Seite (meist die klinisch führende) wird die Bandscheibe von dorsolateral ausgeräumt und ein interkorporelles Implantat mit bei der Operation gewonnenen Knochen, ggf. mit zusätzlichen Knochenersatzmaterialien, eingebracht. Die Pedikelschrauben werden mit Längsstäben verbunden und unter Kompression mit Berücksichtigung des sagittalen und frontalen Alignements befestigt. Anschließend wird lateral Knochen ggf. mit Knochenersatzmaterial angelagert, um die Querfortsätze zu überbrücken.

Lagerung

Im Gegensatz zur isolierten Dekompressionsoperation wird der Patient in **eulordotischer** Bauchlage positioniert. Dabei ist auch hier wichtig, dass das Abdomen frei hängt, um den intraabdominellen Druck zu minimieren. Vor der Positionierung in Bauchlage sollte der Patient mit einem **transurethralen Dauerkatheter** versorgt werden, da es sich um einen ggf. längeren Eingriff handelt und die Mobilisierung erst am zweiten postoperativen Tag erfolgt. Es ist darauf zu achten, dass der Röntgen-C-Bogen im Bereich der LWS sowohl a.p. als auch lateral bequem unter dem OP-Tisch durchgeschwenkt werden kann. Unter Umständen empfiehlt es sich, den OP-Tisch um 180° zu drehen.

Segmentmarkierung

Die Segmentmarkierung erfolgt wie in ▶ Abschn. 9.3 beschrieben. Es kann von Nutzen sein, zusätzlich die zu instrumentierenden Pedikel im a.p.-Strahlengang zu markieren.

Operationsverlauf

Der Hautschnitt von 6–12 cm (je nach Ausmaß der geplanten Instrumentierung) erfolgt in der Mittellinie über der Segmentmarkierung. Die Lumbalfaszie wird paramedian mit dem Elektromesser inszidiert und die Muskulatur von den Dornfortsätzen und Laminae bis zu den Querfortsätzen abgelöst. Der Blutverlust kann durch die Präparation mit dem Elektromesser gering gehalten werden. Im Bereich der Facettengelenke kommt es gelegentlich zu Blutungen aus den gelenkversorgenden Gefäßen, eine Blutstillung durch Koagulation reicht in der Regel aus. Die Darstellung und Anfrischung der Querfortsätze ist wichtig, um eine sichere posterolaterale Fusion zu gewährleisten. Die Einbringung der Pedikelschrauben erfolgt unter Bildwandlerkontrolle. Im nächsten Schritt wird die Dekompression wie in ▶ Abschn. 9.3 beschrieben durchgeführt.

Die Darstellung des posterolateralen Anteils des Bandscheibenrings zur Einbringung des interkorporellen Implantats erfolgt bevorzugt auf der symptomatisch führenden Seite. Dazu wird mit Hochgeschwindigkeitsfräse und Knochenstanzen die Pars interarticularis komplett entfernt. Die abgehende Nervenwurzel liegt kranial im eröffneten Foramen intervertebrale und wird mit dem Nervenhaken Richtung kaudal gezogen. Dabei muss behutsam vorgegangen werden, um postoperative Beschwerden, die vom unmittelbar in der Nachbarschaft liegenden Nervenganglion ausgehen, zu vermeiden. Bei sicherer Kranialisierung der Nervenwurzel wird das noch auf der Bandscheibe liegende Weichteilgewebe mit der Koagulationspinzette koaguliert und entfernt.

Nach Eröffnung des Bandscheibenraums wird dieser mit Spezialinstrumenten, die mit dem Instrumentarium mitgeliefert werden, ausgeräumt. Es muss darauf geachtet werden, dass die Grund- und Deckplatten der angrenzenden Wirbel von Knorpel befreit und angefrischt werden, ohne die Stabilität zu schwächen, damit das eingebrachte Zwischenwirbelimplantat nicht in die Wirbelkörperspongiosa einsinkt.

Das bananenförmige Implantat wird zentral mit Knochen aufgefüllt und mit den Setzinstrumenten unter Bildwandlerkontrolle eingebracht. Idealerweise gelingt eine zentrale Implantation, jedoch ist der mittige Sitz des Implantats nicht zwingend notwendig, um ein optimales Ergebnis zu erzielen. Abschließend werden die Längsstangen unter Kompression mit den Pedikelschrauben verbunden und im Bildwandler kontrolliert. Es werden zwei tiefe und eine subkutane Redondrainage eingebracht, die in der Regel am zweiten postoperativen Tag gezogen werden.

Nachbehandlung

Die Nachbehandlung nach Fusionsoperation ist durch das größere Operationstrauma und die sich innerhalb von 3–6 Monaten ausbildende knöcherne Überbrückung der betroffenen Segmente langwieriger als nach einfacher Mikrodekompression. Es gelten für die ersten Tage und Wochen die gleiche Beobachtung und Pflege wie in ▶ Abschn. 9.3 beschrieben.

Die ersten 24 h

Am ersten postoperativen Tag ist Seitlage und Rückenlage erlaubt. Eine Laboranalyse gibt Aufschluss über den Blutverlust und eine ggf. notwendige Gabe der bereitgestellten Erythrozytenkonzentrate. Wegen des größeren Operationstraumas ist mit einem höheren Analgetikaverbrauch zu rechnen als nach Mikrodekompression.

Die erste Woche

Die Mobilisierung erfolgt am zweiten postoperativen Tag nach Entfernung von Redondrainagen und Dauerkatheter. Ziel der Behandlung ist die zügige Mobilisierung und Gehschulung. Tägliche Routine wie Körperpflege sollte durch Einweisung in der Nutzung von Hilfsmitteln, wie z. B. Toilettensitzerhöhung, schnell wieder erlernt werden. Der stationäre Aufenthalt beträgt in der Regel 5–7 Tage. Vor der Entlassung sollte eine Röntgenkontrolle in 2 Ebenen durchgeführt werden.

Die ersten 6 Monate

Die primäre Stabilität der modernen Implantate ist als hoch einzustufen. Da es sich aber in der Regel um ältere Patienten handelt, empfiehlt sich eine Orthesenversorgung mit einer in **Eulordose eingestellten modularen Flexionsorthese**. Diese erlaubt außerdem eine schnellere und schmerzärmere Mobilisierung. Die Patienten geben gerade in den ersten Wochen nach der Operation an, ein »sicheres Gefühl« durch das Tragen der Orthese zu haben. Die Orthese sollte im Stehen und beim Gehen getragen werden. Ab der sechsten Woche kann je nach Verlauf die modulare Abschulung der Orthese beginnen.

Parallel dazu stellen **Physiotherapie** und **Rückenschule** auch hier einen wichtigen Bestandteil des postoperativen Managements dar. Röntgenkontrollen erfolgen 3 und 6 Monate postoperativ.

Kasuistiken

- 51-jährige Patientin mit LSS im Segment L3/4 mit Drehgleiten (◘ Abb. 9.11). Beinschmerzen

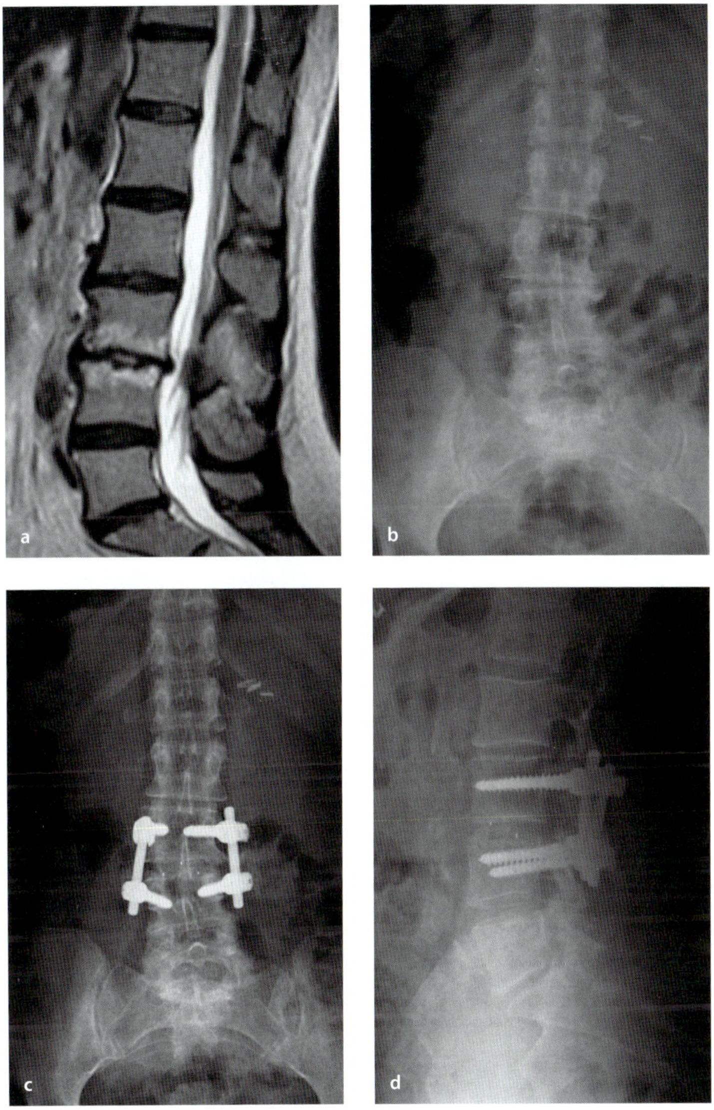

Abb. 9.11 a–d LSS im Segment L3/4 mit Drehgleiten.
a MRT-Befund: aktivierte Arthrose/Osteochondrose im Segment L3/4 mit rechtsbetonter LSS, **b** Röntgenbefund: Drehgleiten mit segmentaler Skoliose L3/4, **c, d** Zustand nach Fusion und Mikrodekompression rechts L3/4 in TLIF-Technik

auf der Vorderseite rechts.Nach jahrelangen gelegentlichen Rückenschmerzen nahmen die Beschwerden im letzten Jahr deutlich zu mit einer Abnahme der Gehstrecke auf unter 100 m. Nach Fusion und Mikrodekompression ist die segmentale Skoliose korrigiert, das Segment ist durch das interkorporelle Implantat auf die normale Höhe distrahiert und die LSS durch Resektion der Facette L3/4 rechts dekomprimiert. *Kommentar:* Konservative und minimalinvasive Maßnahmen brachten nur kurzzeitige Besserung der Beschwerden, sodass bei progredientem Verlauf mit kombiniertem Rücken- und Beinschmerz eine monosegmentale Fusion mit Dekompression indiziert war. Die konventionelle Röntgenverlaufskontrolle kann in solchen Fällen bei der Beurteilung der Progredienz helfen.

- 67-jährige Patientin mit LSS und Wirbelgleiten im Segment L4/5 mit stärksten Rücken- und Beinschmerzen (Abb. 9.12). Kribbelparästhesien an der Hinteraußenseite beider

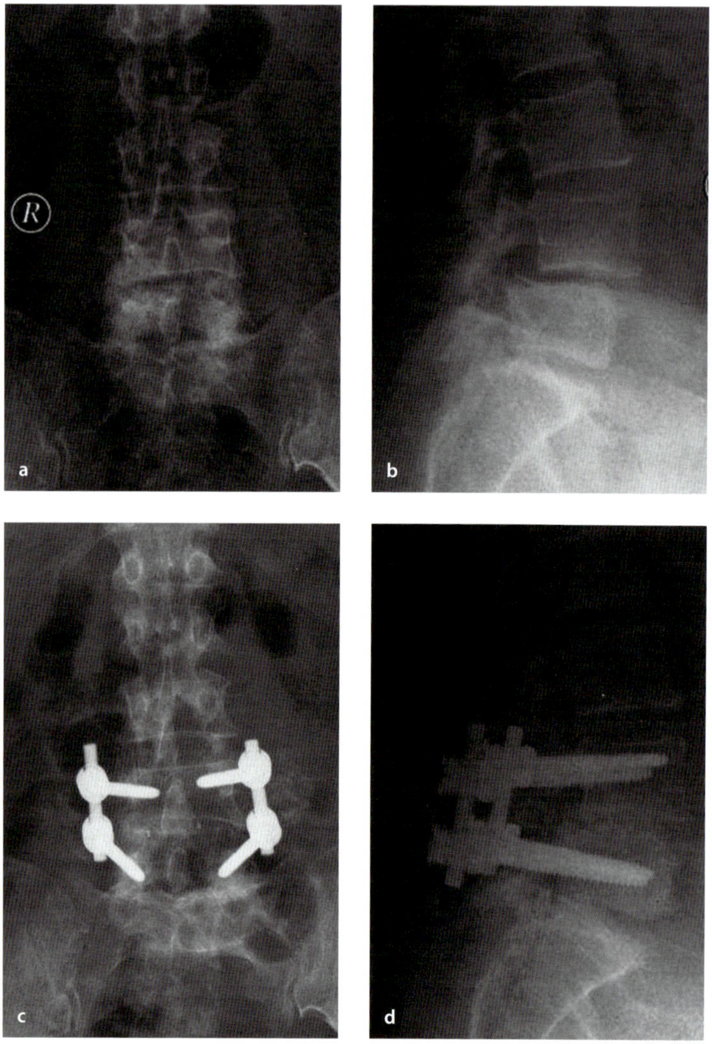

Abb. 9.12 a–d LSS mit Wirbelgleiten im Segment L4/5. a, b Röntgenbefund: Arthrose mit Sklerosierungszeichen an den Facettengelenken L4/5, Osteochondrose und degeneratives Wirbelgleiten L4/5, von der aszendierenden Facette L5 ragt eine osteophytäre Zacke in das Zwischenwirbelloch, **c, d** Zustand nach Fusion und Mikrodekompression beidseits in TLIF-Technik

Beine, Gehstrecke unter 100 m. Nach Fusion und Mikrodekompression ist das Segment L4/5 durch das interkorporelle Implantat distrahiert und gleichzeitig das Wirbelgleiten deutlich reduziert. In diesem Fall wurde die Dekompression in Mikrotechnik beidseits durchgeführt. *Kommentar:* Bei ausgereizter konservativer und minimalinvasiver Therapie und kombiniertem Rücken- und Beinschmerz war eine operative Therapie angezeigt. Wichtig ist die Beurteilung des Zustands der Nachbarsegmente, im Einzelfall kann eine Ausweitung der Fusionsstrecke diskutiert werden.

9.6 Interspinöse Implantate – Spacer

9.6.1 Prinzip und Terminologie

Interspinöse Implantate werden unter Distraktion zwischen die Dornfortsätze geklemmt und dienen dort als **Platzhalter** (Spacer). Sie verhindern die Rumpfrückneigung (Extension, Lordosierungsbewegung), d. h. die Stauchung der Wirbelsäule im dorsalen Teil des Bewegungssegments wird abgefangen bzw. absorbiert. Flexion, Seitneigung und Rotation des Bewegungssegments sind weiterhin möglich. Zur eigentlichen alleinigen Spacer-Operation (»**stand alone**«) gehört keine Fusion oder Dekompression.

> **Das Einsetzen eines interspinösen Implantats stellt eine einfache relativ ungefährliche Operation dar.**

Der Eingriff ist kurz (10–20 min) und kann auch ambulant und in Lokalanästhesie durchgeführt werden. Der Nachteil besteht bei den zurzeit zur Verfügung stehenden interspinösen Implantaten in der fehlenden bzw. noch nicht nachgewiesenen Dauerwirkung.

9.6.2 Indikationen

Indikationen ergeben sich bei sehr alten Patienten und bei schwerwiegenden Komorbiditäten, wenn eine Dekompressions- oder Fusionsoperation nicht infrage kommt. Einige Autoren sehen in der interspinösen Distraktion ein Komplementärverfahren beim Postdiskotomiesyndrom (PDS) bzw. »failed back syndrome« als letzte operative Möglichkeit, den Patienten mit einem kleinen ungefährlichen Eingriff noch zu helfen (Zucherman et al. 2004, Idler et al. 2008, Röllinghoff et al. 2008, Sobottke et al. 2009).

Indikationen für den Einsatz interspinöser Spacer

- LSS:
  - Sehr alte Patienten
  - Schwerwiegende Begleiterkankungen
- »failed back«, PDS
- Bandscheibenprotrusion

Bei einer Bandscheibenprotrusion mit therapieresistenter Nervenwurzelkompression kann man den Versuch unternehmen, mit dem Spacer die Protrusion abzuflachen und den Druck auf die Wurzel zu nehmen. **Voraussetzung** für die Implantation eines interspinösen Implantats:

- Ein knöchernes Implantatlager muss vorhanden sein. Bei Zustand nach Laminektomie fehlt z. B. das Implantatlager.
- Der OP-Bereich darf nicht infiziert sein.
- Flexion sollte Besserung bringen (Anamnese).

9.6.3 Biomechanik

Mit der interspinösen Distraktion wird der Kontakt zwischen der arthrotisch deformierten aszendierenden Facette und der Nervenwurzel vermindert. Die Nervenwurzel kann abschwellen (Abb. 9.13).

- Weiterer Druck wird durch Extensionsblockierung verhindert.
- Das Foramen intervertebrale wird vergrößert. Eine Verkleinerung wird durch Extensionsblockierung verhindert.
- Der Druck auf die Wirbelgelenkflächen wird reduziert.
- Der intradiskale Druck wird reduziert (Wilke et al. 2008). Bandscheibenprotrusionen werden abgeflacht.
- Beim PDS wird eine durch Narben verzerrte Nervenwurzel entzerrt. Der Flexionstest mit leichter Rumpfvorneigung oder Flexionsorthese ergibt Hinweise.

9.7 Diskussion

Nach dem Wirk-e-Prinzip soll ein diagnostisches und therapeutisches Verfahren in der Medizin wenig (W) invasiv (i) riskant (r) kostspielig (k), aber effektiv (e) sein (Krämer 1998, ▶ Abschn. 10.5). Die Spacer-Operation ist nach dem Wirk-e-Prinzip wenig invasiv und riskant. Die Materialkosten sind allerdings gegenüber der Dekompressionsoperation ohne Implantat relativ hoch. Zu Bedenken ist bei der Kostenfrage die Inanspruchnahme der Operationseinrichtung einschließlich Anforderungen an die Anästhesie. Auch eine Beobachtung auf der Intensivstation ist in der Regel nach einer kurz dauernden wenig invasiven Spacer-Operation nicht erforderlich.

Am wenigsten entspricht bei der interspinösen Implantation das E für die Effektivität dem Wirk-e-Prinzip. Die Nachhaltigkeit der Wirkung ist noch nicht erwiesen. Dekompressionsoperationen und Fusionen mit adäquater Indikation sind zurzeit noch bei der dekompensierten LSS wesentlich effektiver und durch zahlreiche kontrollierte Studien belegt, was für die Spacer-Implantation nicht zutrifft. Hier gibt es bisher nur retrospektive Studien und Anwendungsbeobachtungen.

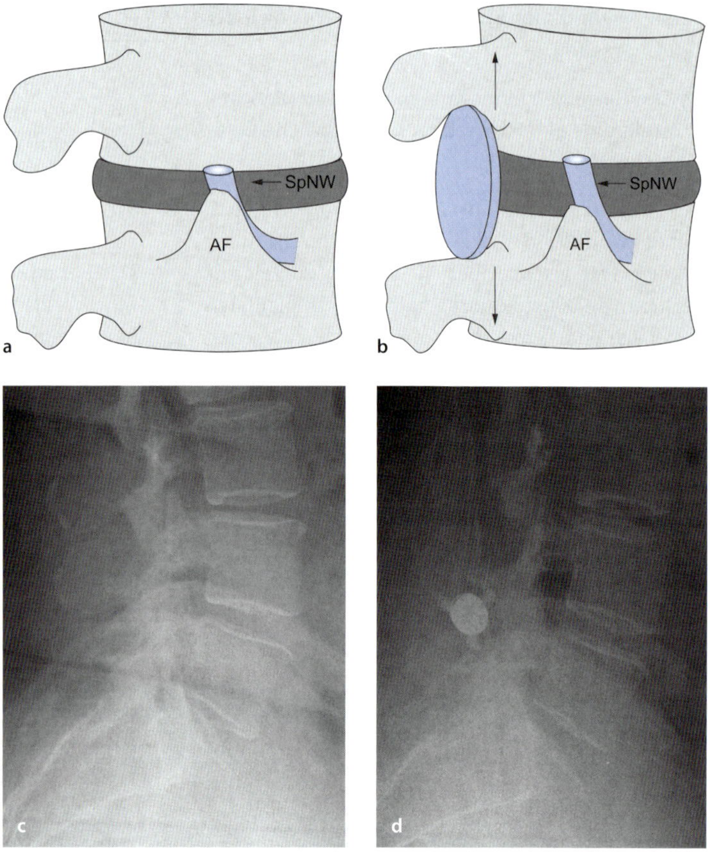

Abb. 9.13 a–d Interspinöser Spacer. a Die aszendierende Facette (AF) komprimiert die Spinalnervenwurzel (SpNW). **b** Durch Distraktion der Dornfortsätze vergrößert sich der interspinöse Abstand. Die aszendierende Facette (AF) entfernt sich von der Spinalnervenwurzel (SpNW). Der Druck auf die Nervenwurzel lässt nach. **c** Vor, **d** nach Spacerimplantation

9.8 Komplikationen bei der operativen Therapie

9.8.1 Häufigkeiten

Die Angaben zu den Komplikationen sind den Originalarbeiten, Multicenterstudien und Review-Artikeln der letzten 12 Jahre entnommen, die über die Ergebnisse bei LSS-Operationen berichten. Dabei wurde nicht wie sonst bei Ergebnisstudien zwischen retrospektiven und prospektiv randomisierten Studien unterschieden. Es kam darauf an, überhaupt Informationen über Vorkommen und Art der Komplikationen zu erfahren. Diese waren oft sehr unzureichend dargestellt, selbst in Übersichtsarbeiten, die sich ausschließlich mit den Komplikationen beschäftigen (Tab. 9.1).

Leider wird in den meisten Arbeiten nicht zwischen reinen Dekompressionsoperationen – ob Mikrodekompression oder konventionell – und zusätzlichen Fusionsoperationen unterschieden. Lediglich bei den Berichten über Spacer-Operationen wird in der Regel kurz erwähnt, dass keinerlei Komplikationen auftraten.

Da es sich bei der degenerativen lumbalen Spinalkanalstenose um eine Alterskrankheit mit einem Durchschnittsalter zum Operationszeitpunkt von 73 Jahren handelt, ist mit einer höheren Rate an Allgemeinkomplikationen zu rechnen als etwa bei Bandscheibenoperationen, bei denen das Durchschnittsalter 45 Jahre beträgt. Herz-Kreislauf-Störungen, venöse Rückflussstörungen mit erhöhtem Thrombose- bzw. Embolierisiko und diabetische Stoffwechsellage als Komorbiditäten treten häufig auf (Arizon 2004). Wundheilungsstörungen sind die Folge. Häufiger als bei jungen Menschen sind auch postoperative neurologische Defizite und zerebrospinale Fisteln (Abb. 9.14).

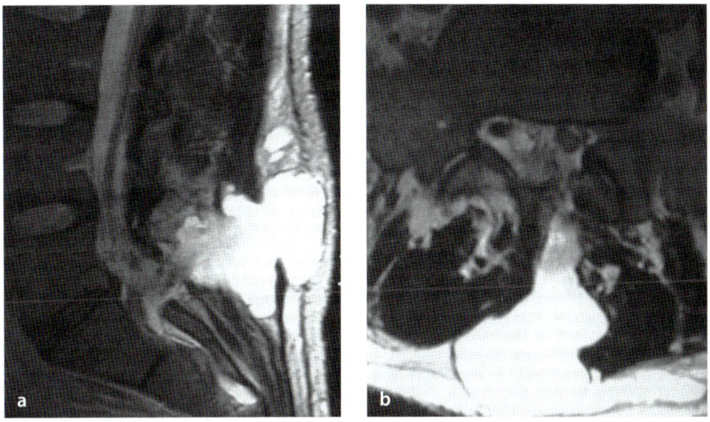

Abb. 9.14 a, b Liquorfistel nach Revisionsoperation L5/S1. (Aus: Krämer 2005)

In der Spine Tango Multicenterstudie der Spine Society of Europe wurde als Hauptkomplikation die **Duraläsion** mit 2,36 % angegeben (Grob et al. 2010, Kaukhausen 2007). Zweig et al. (2008) registrierten in der gleichnamigen Sammelstudie (n=9000) 0,5–8,5 % Duraläsionen. Kardiovaskuläre und Harnwegskomplikationen traten gehäuft als Komorbiditäten auf.

Mannion et al. (2010) registrierten in einer 5-Jahres-Nachuntersuchung nach Dekompressionsoperationen 24 % **Reoperationen**, davon 17 erneute Dekompressionen, 17 Fusionen und eine intradurale Drainage. Die Nachuntersuchungsergebnisse bei reoperierten Patienten waren schlechter als bei den Patienten ohne Reoperation.

Nervenwurzelverletzungen mit Lähmungsfolgen wurden von Pateder und Kostnik (2005) mit einem Vorkommen von 2,9 % beim Primäreingriff und 3,8 % beim Revisionseingriff registriert. Khan et al. (2006) von der Orthopädischen Universitätsklinik Pittsburg fanden **Duraläsionen** in einer Häufigkeit von 7,6 % bei 2024 Eingriffen über 10 Jahre, mit 15,9 % bei Revisionsoperationen. Kaudaläsionen nach Stenoseoperationen wurden in einer Häufigkeit von 0–6,6 % von Podnar (2010, Neurologie Ljubljana) registriert. In einer Gruppe von 50 operierten Patienten aus Helsinki, die einem konservativ behandelten Kollektiv gegenübergestellt wurden, ereigneten sich 11 Zwischenfälle. Davon 8 intraoperativ mit 7 **Läsionen des Duralsacks** und eine falsch gesetzte transpedikuläre Schraube (Malmivaara 2007).

In ihrem Review-Artikel greifen Cheng et al. (2010) das Thema Antikoagulationsrisiko bei Wirbelsäulenoperationen auf. Einerseits besteht Thromboemboliegefahr, wenn sich die Patienten insbesondere bei länger dauernden Operationen und Komplikationen in Knie-, Hock- bzw. Bauchlage befinden, andererseits entsteht durch Antikoagulanzien eine postoperative Blutungsgefahr mit Hämatombildung im Wirbelkanal. **Thromboembolische Komplikationen** wurden von Nicol et al. (2009) in 0,29 % der Fälle angegeben.

Über Wundinfektionen berichten Grunne (2010) und Schuster (2010). Das Risiko erhöht sich mit zunehmendem Alter, Übergewicht, Diabetes, Fehlernährung und gehäuften Bluttransfusionen. Informationen über intraoperativen **Blutverlust** wurden von Elgafy et al. (2010) in einem Review-Artikel zusammengestellt. Bei Fusionsoperationen sind 50–81 % Bluttransfusionen erforderlich. Walick (2007) und Lee (2010) berichten über postoperative **Sehstörungen** bei lang andauernden Wirbelsäulenoperationen, die 0,05 % aller Wirbelsäulenoperationen ausmachen. Sie ergeben sich bei Operationen wegen LSS, wenn Komplikationen auftreten, wie z. B. das Aufsuchen der falschen Etage oder große Duraläsionen, die versorgt werden müssen.

In einer retrospektiven Kohortenanalyse im Rahmen einer Sammelstudie der Stanford Universität berichten Li et al. (2008) über insgesamt 471.215 ältere Patienten, bei denen eine lumbale Laminektomie durchgeführt wurde. Laminekto-

Tab. 9.1 Komplikationen bei der operativen Therapie der LSS

Jahr	Autor	n	Komplikationen
2004	Krämer	1281, erfahrene versus weniger erfahrene Operateure	0,8 % Duraläsionen bei erfahrenen, 4,3 % bei weniger erfahrenem Operateur
2005	Pateter	407	3,8 % Duraläsionen
2006	Khan	2.024	Erst-OP 7,6 % Duraläsionen Re-OP 15,9 %
2007	Malmivaara	50 (randomisierte kontrollierte Studie)	11 Zwischenfälle, davon 7 Duraläsionen 1 Pedikelschraubenfehllage
2005	Ng	100	14 % Duraläsionen
2007	Casinelli	166	3 % Komplikationen
2007	Best	233 ambulante Dekompressionen	2,7 % Komplikationen
2007	Walick	Kasuistik	Postoperative Sehstörung
2008	Li	471.215 (Sammelstudie), ältere Patienten vorwiegend LSS	0,17 % Mortalität 12,17 % Komplikationen
2008	Zweig	9000	0,5–8,5 % Duraläsionen
2009	Sobottke	1029 (Sammelstudie) Spine Tango	3,7 % Komplikationen (altersabhängig)
2009	Pao	60	11 Komplikationen davon 5 Duraverletzungen 2 falsche Etage 4 Neurologie
2009	Malcolm	Multicenterstudie	0,29 % Thromboembolien
2009	Veeravagu	24.774	3,04 % Wundinfektionen
2009	Kalanithi	66.601	13 % Komplikationen 0,15 % Mortalität
2010	Podnar	69	0–6,6 % Kaudasyndrome
2010	Lee	81 (über 70 Jahre) Fusion wg. LSS	13,6 % Delirium postop.
2010	Dekutoski	Review	0,3–7 % Komplikationen
2010	DeVine	Multicenterstudie	0,9-4,5 % falsche Etage
2010	Elgafy	Review	50–81 % Bluttransfusionen bei Fusions-OP wegen LSS erforderlich
2010	Lee	Review	Postoperative Sehstörung
2010	Cheng	Review	0,0–4,3 % gravierende Blutungen
2010	Schuster	Review	Wundinfektionsrisiko erhöht bei höherem Alter, Übergewicht, Diabetes, Fehlernährung
2010	Strömquist	4173 Review, Bandscheiben- und LSS-OP, Swedish Spine Register	2,7 % Komplikationen
2010	Deyo	19.699 Dekompressionen	2,3 % Komplikationen
		3026 einfache Fusion 2335 komplexe Fusion	5,6 % Komplikationen

mie in dem Alter bedeutet in den meisten Fällen Operation wegen eines engen Wirbelkanals mit der Diagnose LSS. Die **Mortalität** während der stationären Behandlung betrug 0,17 %. Die Gesamtkomplikationsrate lag bei 12,17 %. Postoperative **Blutungen** mit 5,2 % und nicht spezifische renale Komplikationen mit 2,8 % waren die häufigsten allgemeinen Komplikationen. Die Komplikationsrate stieg mit zunehmendem Alter mit einer Mortalität von 1,4 % bei Patienten über 85 Jahre. Deyo et al. (2010) ermittelten bei insgesamt 25.060 Patienten mit Operationen wegen LSS Komplikationsraten von 2,3 % für die alleinige Dekompression und 5,6 % für zusätzliche Fusionen.

Im Jahr 2010 widmet die Zeitschrift Spine das Heft 35 ausschließlich den Komplikationen bei operativer Behandlung degenerativer Wirbelsäulenerkrankungen. Ein Hauptfocus liegt auf den Operationen bei LSS-Patienten. Das Editorial leitet Deputy Editor G. Anderson mit der Überschrift »Do no harm« ein. Es folgt ein Review von Dekutowski et al. (2010) mit Komplikationsraten von 0,3–7 % und eine Multicenterstudien von DeVine (2010) über den Prozentsatz des Aufsuchens der falschen Etage mit einer Rate von 0,09–4,4 % auf 10 000 Operationen.

9.8.2 Duraläsionen

Komplikationsangaben in den unterschiedlichen Ergebnisstatistiken der Operationen bei LSS betreffen vorwiegend Prozentzahlen der (zugegebenen) intraoperativen Duraverletzungen ohne nähere Angaben über die Größe der Defekte, postoperative Liquorunterdrucksymptome mit Kopfschmerzen, Folgeschäden an Nerven, Krankenhausaufenthalt und notwendige Reoperationen. Die Wahrscheinlichkeit einer Duraeröffnung hängt von der Art des Eingriffs und der Erfahrung des Operateurs ab. McCulloch (1998) hatte in seiner ersten Phase mikrochirurgischer Operationen an der Lendenwirbelsäule eine Duraläsionsrate von 2,7 %, die sich in der zweiten Serie 7 Jahre später auf 1,0 % reduzierte.

Krämer et al. (2004) ermittelten bei weniger erfahrenen Operateuren in unserer Klinik Duraeröffnungen in 4,3 % und bei sehr erfahrenen Operateuren in 0,8 % der Eingriffe.

Als Duraläsion bezeichnet man die unbeabsichtigte Eröffnung der Dura an einer Stelle, die für eine Duraeröffnung nicht angebracht ist. In der Neurochirurgie wird die Dura routinemäßig dorsal eröffnet, um z. B. einen intrathekalen Tumor zu entfernen. Der dorsale Verschluss der Dura mit Naht ist unproblematisch. Unbeabsichtigte Duraläsionen finden aber meist lateral durch OP-Instrumente statt. Oft werden dabei auch Nervenfasern durch Operationsinstrumente gequetscht oder durchtrennt, sodass Dauerschäden an den Nerven mit Lähmungen, Restschmerzinseln und Taubheitsarealen verbleiben können.

> **Meistens sind es zu große Instrumente, insbesondere Knochenstanzen, die bei der Bogenabtragung (Laminektomie) mit ihrer Rückseite die Nerven im engen Wirbelkanal nachhaltig an den Wirbelkörper drücken.**

Deswegen empfehlen wir bei der Mikrodekompression Knochenfräsen und kleinste Knochenstanzen. Aber auch hier kann der unerfahrene Operateur Unheil anrichten, wenn die Knochenfräse in die Dura gerät und größere Defekte verursacht, die nur noch plastisch gedeckt werden können. Der Operateur muss sich immer davon überzeugen, wo er mit Knochenstanze und Fräskopf in der Tiefe in seinem Situs arbeitet. Mc Culloch (1998): »You have to know where you are.« Meist wird der erfahrene Operateur zu spät in den Operationssaal gerufen, wenn der Defekt in der Dura bereits vorhanden ist. Man schaut dann in das Operationsfeld, das sich in der Tiefe als sog. »Nudeltopf« darstellt. Es handelt sich dabei um aufgerollte und zum Teil durchtrennte Spinalnerven im Subarachnoidalraum ohne Duradeckung.

Desaster-Fälle, die in der LSS-Chirurgie immer wieder einmal vorkommen, sind eine Kombination aus folgenden Komplikationen:
- Größere Duraläsion
- Starke Blutung
- Spinalnervenschädigung
- Lange Operationsdauer mit Problemen wegen Komorbiditäten
- Postoperative Hämatome, Infektion, Fisteln
- Langer Krankenhausaufenthalt
- Häufig Revisionsoperation

In den meisten Fällen handelt es sich jedoch nur um kleine Defekte. Das weitere Vorgehen richtet sich nach dem Ausmaß der Eröffnung: Perforationsstellen unter 3 mm und Duraeröffnungen ohne Liquorfluss bei erhaltener Arachnoidea werden mit einem freien Fettlappen oder mit TachoComb® bedeckt. Ist der Liquorfluss bei Geradstellung des Operationstisches so stark, dass der Fettlappen wegschwimmt, ist auch hier eine Naht erforderlich.

Eröffnungsstellen über 3 mm erfordern in der Regel eine Naht. Einzelknopfnähte, z. B. mit monophilem 6-0-Prolene oder auch mit 4-0-Seide führen letztlich zum gleichen Ergebnis. Bei Geradstellung des Operationstisches sollte die Naht wasserdicht sein. Ist dies nicht der Fall, kann man zusätzlich einen Fettlappen oder TachoComb® auflegen. Auch eine Kombination von Fibrinkleber mit Gelatine (Gelaspon®, Marbagelan®, Spongostan®) oder einem kleinen Muskelstück kann das Duraleck abdichten.

Ventral gelegene Duraeröffnungen, die nur bei der Medialisierung des Dura-Nerven-Komplexes Liquor austreten lassen, sollten nicht weiter dargestellt oder versorgt werden. Ein Vermerk im Operationsprotokoll mit entsprechenden postoperativen Maßnahmen ist unerlässlich.

Größere Substanzdefekte der Dura, in der Regel hervorgerufen durch die Kerrison-Stanze oder durch Knochenfräsen, die durch adaptierende Naht zu einer Konstriktion des Duralsacks mit Stenosierung führen, müssen mit einem Ersatzmaterial (Faszienlappen oder vorgefertigter Duraersatz, z. B. Goretex) versorgt werden. Hierfür ist oft eine Erweiterung des Situs erforderlich, da der Durarand sicher identifiziert und unter Sicht gefasst werden muss. Nähte am Wurzelabgang bergen die Gefahr, Nervenwurzelanteile in der Naht mit einzubeziehen. In der Regel kommt man hier mit einer Fettlappenanlagerung aus, da der Liquorfluss in diesen Abschnitten nicht so ausgeprägt ist. Einzelne Nähte können mit entsprechendem Instrumentarium auch durch den Retraktor versorgt werden. Zur plastischen Deckung von Duradefekten stehen heute in der Regel 3 Materialien zur Verfügung:

- Fettlappen (autolog)
- Muskel-Faszien-Lappen (autolog)
- Goretex oder anderes Material, Duraersatz

Allogene Duraersatzmaterialien (z. B. lyophilisierte Dura) werden aufgrund des nicht auszuschließenden Infektionsrisikos nicht mehr eingesetzt.

Gelingt es nicht, das Ersatzmaterial mit einer Naht sicher und wasserdicht über dem Defekt zu befestigen, so kann der »Patch« mit Fibrinkleber umspritzt oder mit TachoComb® überklebt werden. In der Regel wählt man eine Kombination aus Nähen und Kleben.

Weitere (Vorsichts-)Maßnahmen nach Duraläsion während der Operation sind:

- Verordnung von 1–3 Tagen Bettruhe je nach Ausmaß der Duraeröffnung
- Verzicht auf das Einlegen einer tiefen Redondrainage mit Sog (nur als Ablaufdrainage)
- Applikation von Antibiotika

Alle Maßnahmen sind in den ersten 48 h darauf ausgerichtet, den Liquordruck so gering wie möglich zu halten. Husten und Pressen sind durch entsprechende Maßnahmen zu vermeiden. Nach Sofortversorgung ist die Dura nach 2 Tagen soweit verheilt, dass das nomale postoperative Programm durchgeführt werden kann.

Kasuistik

Bei einer 72-jährigen Patientin bestand eine mehrsegmentale Spinalkanalstenose in den Segmenten L3/4 und L4/5. Bei der Laminektomie L3, L4 und L5 kam es zu einem kleinen Duraeinriss am Wurzelabgang L5 rechts ohne wesentlichen Liquoraustritt. Über die Duraeröffnungsstelle wurde ein 1×2×1,5 cm großer Fettlappen aus der Subkutis gelegt. Am Morgen nach der Operation, nachdem sie zum Bettenmachen aufgerichtet wurde, entwickelt die Patientin ein zunehmendes rechtsbetontes Kaudasyndrom. Bei der sofortigen Revision wurde der nach kaudal in den Sakralkanal dislozierte Fettlappen entfernt. Da die Läsionsstelle an der L5-Wurzel durch Blutauflagerung verschlossen war und keinen Liquoraustritt mehr zeigte, waren keine zusätzlichen Maßnahmen erforderlich. Postoperativ bildete sich die Kaudasymptomatik vollständig zurück.

Kommentar: Der Fettlappen sollte nicht zu groß gewählt werden. Eine gezielte laterale Platzierung ist erforderlich.

Folgen der Duraeröffnung

Wenn es durch die intraoperativen Sofortmaßnahmen sowie durch die postoperativen Verhaltensweisen nicht gelingt, das Liquorleck dauerhaft zu verschließen, treten typische Beschwerden auf. Neben der lokalen flukturierenden Schwellung durch ein Liquorkissen im Wundbereich führt der Liquorverlust zum charakteristischen Liquorunterdrucksyndrom mit den in der Übersicht beschriebenen Symptomen. Meningismus ist immer infektionsverdächtig und muss zur Untersuchung von Liquoreiweiß und Zellzahl sowie zur mikrobiologischen Untersuchung führen. Wenn Blut in den Liquorraum dringt, sind diese Symptome noch ausgeprägter. Die Therapiemaßnahmen sind ebenfalls in der Übersicht aufgeführt.

Zu vermeiden sind Analgetika, die zu Gerinnungsstörung führen (Aspirin), da evtl. ein Revisionseingriff oder eine Lumbalpunktion erforderlich werden, ebenso Steroide, da sie den Heilungsprozess stören (antiproliferate Wirkung) und das Infektionsrisiko steigern.

Hat sich ein Liquorkissen im Wundbereich entwickelt, so ist dieses durch (hochsterile) Punktion zu drainieren. Spätestens jetzt sollte versucht werden, durch eine lumbale Liquordrainage den »inneren Liquordruck« auf das Liquorleck zu nehmen, um eine Verklebung bzw. einen natürlichen Verschluss zu ermöglichen. Bei jeder Duraeröffnung, die intraoperativ nur unbefriedigend gedeckt werden kann, ist diese Maßnahme unmittelbar nach dem Eingriff prophylaktisch zu erwägen.

Liquorunterdrucksyndrom

Symptome

- Lageabhängige Kopfschmerzen mit Zunahme beim Sitzen oder Stehen
- Übelkeit
- Schwindel
- Erbrechen
- Nackensteife bis hin zum Meningismus

Therapie

- Bettruhe
- Intravenöse Flüssigkeitsgabe
- Analgetika (z. B. Novalgin)
- Antibiotika
- Ggf. leichte Sedierung
- Ggf. Antiemetika

Zur lumbalen Liquordrainage kann ein Periduralkatheterset (zur Periduralanästhesie, PDA) verwendet werden. Hierbei wird die vorne leicht gebogene Touhy-Kanüle mit der Öffnung nach kranial ein Segment oberhalb des Operationsgebietes bis intrathekal gestochen. Entleert sich über die Kanüle Liquor, wird der dünne PDA-Katheter durch die Kanüle soweit vorgeschoben, dass er ca. 10 cm im Duralsack liegt. Die Touhy-Kanüle wird zurückgezogen und entfernt, der Katheter steril verklebt und über einen Dreiwegehahn an einem Beutel zur Liqordrainage angeschlossen.

Täglich sollen über die Drainage 200–300 ml Liquor abfließen. Dies entspricht der Liquortagesproduktion, sodass kein innerer Druck im Bereich des Liquorlecks aufgebaut wird und sich dieses verschließen kann. Wird zu wenig Liquor drainiert, geht das Liquorkissen nicht zurück. Fließt zu viel Liquor ab, so verschwindet zwar das Liquorkissen, jedoch nehmen die Kopfschmerzen zu.

Bei offenem Dreiwegehahn sollte der Abriss der Wassersäule am Drainagebeutel in Kopfhöhe hängen; liegt das Ende des Schlauches darunter, entsteht eine Sogwirkung, und die Liquorkammern laufen regelrecht leer mit der Folge heftigster Kopfschmerzen, Übelkeit und Erbrechen. Eine schwerwiegende Komplikation bei falsch angelegter Drainage mit Sogwirkung sind intrazebrale Blutungen, insbesondere in der hinteren Schädelgrube, d. h. im Kleinhirn. Setzt sich der Patient oder steht er auf, so muss der Dreiwegehahn verschlossen werden. Solange eine lumbale Drainage liegt, sollte möglichen Infektionen durch i.v.-Antibiotikagabe vorgebeugt werden.

> **Ziel aller Maßnahmen ist es, das Entstehen einer Dauerliquorfistel oder Pseudomeningozele zu verhindern.**

Über die **Langzeitergebnisse** nach Duraeröffnung liegen unterschiedliche Ergebnisse vor. Während

Jones (1989) bei den Nachuntersuchungen keinen Unterschied zwischen Patienten ohne und mit intraoperativer Duraertöffnung fand, ermittelten Krämer et al. (2004) signifikant schlechtere Ergebnisse bei Patienten mit intraoperativer Duraeröffnung gegenüber einem vergleichbaren Kollektiv von operierten Patienten ohne Duraeröffnung. Schwierige intraoperative Verhältnisse, die eine ausgiebige und zeitintensive Exploration oder Revision erfordern, prädisponieren für eine Duraeröffnung.

Wir führten eine Langzeitstudie bei Patienten durch, die vor 10 Jahren eine lumbale Dekompressionsoperation (Bandscheibe und Spinalkanalstenose) hatten, bei der eine Duraläsion im Operationsbericht vermerkt war (Saxler et al. 2005). Von den 1280 operierten Patienten kam es in 41 Fällen zur Duraläsion (3,2 %). Diese Gruppe wurde einer Kontrollgruppe aus dem gleichen Zeitraum ohne Duraläsion mit entsprechendem Alter, Geschlecht, operierter Etage und Nachuntersuchungszeitpunkt gegenübergestellt. Persistierende zerebrospinale Fisteln oder Pseudomeningozelen traten nicht auf. Nach 10 Jahren hatte die Gruppe mit Duraläsion deutlich mehr Kopfschmerzen als die Kontrollgruppe.

9.8.3 Spezielle Komplikationen nach Fusionsoperationen

Neben den allgemeinen Komplikationen aufgrund der relativ aufwendigen invasiven Operation mit Wundheilungsstörungen, transfusionsbedingten Komplikationen, Thromboembolien usw. kommt es auch speziellen fusionsbedingten Komplikationen. Implantatbrüche aufgrund primärer oder im Alltag durch Materialermüdung auftretender Überlastung des Implantats bei ausbleibender solider Knochenfusion wurden beobachtet. Die implantatbedingten Risiken einer Fehlimplantation von Pedikelschrauben mit Segmentfehlstellung und neurologischen Komplikationen gehören zu den frühen Versagensursachen. Die Pseudarthroserate konnte zwar gegenüber den implantatfreien Verfahren gesenkt, jedoch nicht beseitigt werden, sodass aufwendige Reoperationen oder ventrale Gegenfusionen erforderlich wurden.

Es gibt Studien mit Nachweis einer vermehrten Erkrankungshäufigkeit der unmittelbar benachbarten Segmente oberhalb und unterhalb einer kurzstreckigen Fusion (Schlegel et al. 1996, Haaker 2004). Wesentliche Befunde waren die Entwicklung einer Instabilität bis hin zur Spondylolisthese, einer Spinalkanalstenose und das sog. Stress-Shielding in den benachbarten Segmenten.

Postfusionssyndrom

Unter dem Postfusionssyndrom versteht man fusionsspezifische Beschwerden, die auch nach gelungener Fusionsoperation auftreten können (Krämer 2006).

Veränderte Statik und Dynamik nach Fusion: Die beiden unteren lumbalen Bewegungssegmente sind schon im Normalzustand erheblichen statischen und dynamischen Belastungen ausgesetzt, die sich u. a. in frühzeitigen Verschleißerscheinungen zeigen. Nach jeder Versteifung unter anatomischer sowie funktioneller Verschmelzung mit dem Kreuzbein müssen die biomechanischen Aufgaben von den Nachbarsegmenten und den Kreuz-/Darmbeinfugen übernommen werden. Sichtbare und symptomatische degenerative Veränderungen im Nachbarsegment der beabsichtigten Fusionsstrecke stellen eigentlich eine Kontraindikation für lumbale Spondylodesen dar, wenn man das Segment nicht mit in die Fusionsstrecke einbezieht. Durch bildgebende Verfahren einschließlich Funktionsaufnahmen und Diskographie lassen sich die degenerativen Veränderungen meistens erkennen. Mitunter sind beginnende degenerative Veränderungen noch nicht identifizierbar oder sie entwickeln sich, wie in den meisten Fällen, erst unter der biomechanischen Überbeanspruchung nach Operation. Wenn z. B. ein oder mehrere Segmente oberhalb von L5/S1 fusioniert werden, wird das Segment L5/S1 noch mehr als gewöhnlich beansprucht. Diesen Zustand nennt man auch »**floating fusion**«.

Fusionsnahe Segmentinstabilitäten machen sich als Facettensyndrom mit gürtelförmigen Schmerzen im Operationsbereich bemerkbar. Funktionsaufnahmen bei maximaler Vor- und Rückneigung zeigen ggf. eine Hypermobilität, im MRT findet sich ein ausgewalzter Anulus fibrosus. Die Diagnose erfolgt schließlich über probatorische Facetteninfiltration und – falls die diskogene Komponente im Vordergrund steht – über Diskographie und Reproduktion der typischen Beschwerden (»memory pain«).

Iliosakralgelenke: Beschwerden von den Kreuz-/Darmbeinfugen können nach Fusionsoperation der unteren Bewegungssegmente ein- oder beidseitig auftreten. Diese machen sich besonders bei axialer Belastung bemerkbar. Probatorische lokale Injektionen weisen auf den therapeutischen Ansatz hin.

Narben: Anders als nach lumbaler Bandscheibenoperation in Mikrotechnik sind Narben nach lumbaler Fusionsoperation unvermeidbar groß und erstrecken sich nach konventionellem dorsalem Zugang von der Haut bis zum Epiduralraum. In der Narbe finden sich neben operativ traumatisierten Muskeln auch durchtrennte oder komprimierte Anteile des Ramus posterior des Spinalnervs. Nach schmerzfreiem Intervall nehmen Nozizeptoren und traumatisierte Nerven bzw. Nervenstümpfe ihre Aktivitäten wieder auf. Es resultieren tiefe Rückenschmerzen und Hypersensibilitäten der Haut, die therapeutisch oft schwer zu beherrschen sind. Narben oder Traumatisierungen des Sympathikus der Vorderseite der Wirbelsäule führen u. a. zu sexuellen Störungen.

Aus den **Knochenentnahmestellen** kann sich eine Knochenentnahmestellenkrankheit, eine sog. »donor-side morbidity« entwickeln (Eysel et al. 2004). Über permanente Schmerzen an der Knochenentnahmestelle in 15–39 % der Fälle berichten Sasso et al. (2005).

9.8.4 Wundinfektionen

Trotz aller heute in jeder Klinik üblichen hygienischen Maßnahmen und vorbeugenden Antibiotikagaben kommt es immer wieder zu Wundheilungsstörungen durch Bakterien. Nach den Literaturangaben, insbesondere einer größeren Multicentersammelstatistik von Veeravagu et al. (2009) mit 24.774 lumbalen Dekompressions- und Fusionsoperationen, muss man mit etwa 3 % Wundinfektionen rechnen. Übereinstimmend wird darüber berichtet, dass die Infektionsrate mit zunehmendem Alter ansteigt.

Klassifikation

In der Literatur wird unterschieden zwischen oberflächlichen und tiefen Wundinfektionen. Oberflächlich-epifasziale Infektionen im Bereich der Haut und des subkutanen Fettgewebes bis zur Faszie werden in einer Häufigkeit von 2–3 % angegeben. Die oberflächlichen Wundheilungsstörungen können in wenigen Tagen folgenlos abheilen, benötigen aber z. B. bei subkutaner Taschenbildung bis zum Wundverschluss ca. 6 Wochen. Die Dunkelziffer ist groß, weil Wunddehiszenzen protokollarisch oft nicht festgehalten werden.

Bei den tiefen subfaszialen Infektionen sind zu unterscheiden:

- Infektionen »nur« im Epiduralraum (epiduraler Abzess)
- Infektionen mit Beteiligung des Zwischenwirbelraums (Diszitis) und mehr oder weniger starker Beteiligung angrenzender Wirbelkörper (Spondylodiszitis)
- Infektionen mit Durchwanderung der Dura (Meningitis), Beteiligung des Rückenmarks (Meningomyelitis) und des Gehirns (Meningoenzephalitis)

Die Querschnittmyelitis nach lumbaler Dekompressionsoperation mit erheblichem neurologischem Defizit oder gar tödlichem Verlauf gehört dank der Antibiotika der Vergangenheit an.

Ursachen

Die Erreger (in der Regel Stapphylococcus aureus, Staph. epidermidis. E. coli und Streptokokken) gelangen entweder über direkte Kontamination während der Operation oder sekundär über eine Weichteilinfektion in die Wunde. Aber auch eine Infektion auf hämatogenem Weg ist keine Ausnahme. Bei älteren Patienten, Immunschwäche, Kortikoidmedikation und bei Allgemeinerkrankungen wie Diabetes, Ernährungsstörungen und Durchblutungsstörungen sind Infektionen eher zu erwarten. Hinzu kommt, dass zahlreiche Patienten präoperativ Kortison im Rahmen einer allgemeinen Medikation oder in Form von epiduralen Injektionen erhalten haben.

Symptome

Nach einer kurzen Besserung der Beschwerden durch die Wurzeldekompression treten bei den

Patienten wieder starke Rückenschmerzen auf, unter Umständen mit Ausstrahlung ins Bein. Die Schmerzen verstärken sich innerhalb weniger Tage nach der Operation. Sie sind verbunden mit Fieber und einem Anstieg der Entzündungsparameter (C-reaktives Protein [CRP], Blutsenkungsgeschwindigkeit, Leukozyten). Der Patient hat in jeder Position starke Rückenschmerzen, unabhängig vom Stehen, Sitzen oder Liegen. Jede Bewegung, auch achsengerecht in Horizontallagerung, schmerzt. Rein radikuläre Zeichen sind in dieser Phase eher selten. Zur Trias der postoperativen Diszitis gehören demnach:

- Starke Rückenschmerzen nach beschwerdefreiem Intervall
- Fieber
- Anstieg entzündlicher Laborparameter

Diese Symptome können nach dem ersten postoperativen Tag, aber auch erst nach 10–14 Tagen auftreten. Spätinfektionen auf hämatogenem Weg durch sekundäres Eindringen von Erregern von einer oberflächlichen Wundinfektion in den Zwischenwirbelraum können auch noch nach Monaten auftreten. Als sensibler Laborwert hat sich der CRP-Wert erwiesen: das C-reaktive Protein zeigt eine leichte Erhöhung nach jeder lumbalen Nervendekompression auch ohne Infektion. Es erreicht einen Höhepunkt von ungefähr 30 mg/l am zweiten postoperativen Tag und kehrt innerhalb der ersten Woche nach der Operation zum Normalwert zurück. Bei Patienten mit Spondylodiszitis zeigt das CRP einen kontinuierlichen Anstieg.

Unter den bildgebenden Verfahren hat das MRT die größte Bedeutung für die Frühdiagnose. Es zeigt sich zunächst eine Abnahme der Signalintensität der betroffenen Bandscheibe und der angrenzenden Wirbelkörper in den T1-gewichteten Sequenzen und eine erhöhte Signalintensität dieser Strukturen auf den T2-gewichteten Bildern.

Röntgenübersichtsaufnahmen, Röntgenschichtaufnahmen und auch Computertomographien zeigen erst eindeutige Veränderungen, wenn der Knochen betroffen ist. Dann sieht man einen oder multiple osteomyelitische Herde in den angrenzenden Deck- und Bodenplatten der Wirbelkörper.

Gesichert wird die Diagnose Spondylodiszitis durch die Punktion mit Erregernachweis. Auf der anderen Seite schließt eine negative Punktionsanalyse die Diagnose Diszitis nicht aus. Entscheidend für Diagnose und Therapie sind die klinischen Symptome.

Therapie

Die Behandlung der postoperativen Spondylodiszitis ist zunächst konservativ und besteht in der hochdosierten i.v.-Gabe von Antibiotika. Wünschenswert ist ein Erregernachweis durch Punktion mit gezielter Therapie nach Antibiogramm. In den ersten 10–20 Tagen führt die Ruhigstellung, d. h. strenge Bettruhe, nicht nur zur Schmerzlinderung, sondern sie verhindert auch das weitere Fortschreiten der Entzündung. Anschließend ist die Versorgung mit einem Korsett indiziert.

Die operative Sanierung (ausräumen, spülen, drainieren) ist erforderlich, wenn eine (progrediente) neurologische Symptomatik mit mono- oder polyradikulärem Defizit bis hin zum Kaudasyndrom vorliegt – in der Regel als Zeichen der intraspinalen Raumforderung durch einen epiduralen Abszess. Das frühzeitige Débridement des infektiösen Prozesses im Zwischenwirbelraum verkürzt den Heilungsverlauf (Haaker 2004). Gegebenenfalls kann ein perkutaner Eingriff mit dem Instrumentarium, das auch zur Behandlung von Bandscheibenprotrusionen verwendet wird (APLD = automatisierte perkutane lumbale Diskektomy), durchgeführt werden. Hierdurch gewinnt man zumindest ausreichend Material für eine Erregerbestimmung mit Antibiogramm.

Die Prognose der postoperativen Spondylodiszitis hängt davon ab, wie frühzeitig eine effektive Therapie einsetzt. Wenn der entzündliche Prozess auf den Zwischenwirbelraum beschränkt bleibt und nicht auf den Spinalkanal übergreift, besteht die Möglichkeit einer vollständigen Restitution mit dem Vorteil eines weitgehend fibrosierten und unter Umständen durchbauten Zwischenwirbelraums.

Kasuistik

79-jähriger Patient mit Spinalkanalstenose in den Segmenten L3/4 und L4/5. Beidseitige 2-segmentale Dekompression. Intraoperativ mäßige Blutungen, die mittels Elektrokoagulation gestillt werden konnten. Redondrainage wegen der Knochenresektion. Unmittelbar postoperativ bis auf eine leichte Fußheberschwäche links unauffälliger Befund. In der darauf folgenden Nacht beginnende Kaudasymptomatik mit Fußheberparese beidseits. Das CT zeigt eine Durakompression über 2 Etagen durch ein großes Hämatom.

Bei der Revision findet sich die Blutungsquelle an der Wirbelgelenkkapsel L4/5. Das ausgedehnte Hämatom hatte den Duralsack im operierten Bereich komplett verlegt. Der stationäre Aufenthalt verzögerte sich um 6 Wochen durch die Infektion mit einem Methicillin-resistenten Staphylococcus aureus (MRSA). Trotz weiterer z. T. starker Beschwerden wurde wegen der MRSA-Gefahr nicht noch mal operiert.

Kommentar: Nach Entfernen des Retraktors vor dem Wundverschluss muss der Zugang nach etwaigen Blutungen überprüft werden. Trotzdem können sich partiell koagulierte und durch den Retraktor komprimierte Gefäße nach Wundverschluss durch Steigerung des arteriellen Drucks wieder öffnen und ein arterielles Hämatom hervorrufen. Multipel resistente Krankenhauskeime führen trotz aller Hygienemaßnahmen immer wieder zu Wundinfektionen, insbesondere bei Reoperationen. Patienten mit MRSA-Infektion in der Vorgeschichte werden in vielen peripheren Krankenhäusern abgewiesen oder an zentrale Einrichtungen weiterverwiesen. Tiefe Wundheilungsstörung durch Infektion bedeutet für den Patienten verlängerter Krankenhausaufenthalt mit Schmerzen, täglichen Verbandswechseln, Isolierung und Verlegung auf eine andere Station. Gegebenenfalls folgen weitere Operationen.

Der behandelnde Arzt muss Vorkehrungen schaffen und Verbandwechsel und Visiten so legen, dass keine Keimübertragung auf andere Patienten erfolgt. Vor der Operation müssen derartige Abläufe abgeklärt werden. Die Behandlungskosten steigen.

Behandlungsergebnisse

10.1 Einleitung

Das Thema Behandlung der lumbalen Spinalkanalstenose beherrscht in den letzten Jahren die Fachzeitschriften und Wirbelsäulenkongresse. Der Grund liegt u. a. darin, dass es sich um eine relativ neu erkannte Erkrankung handelt, welche die rasch zunehmende Bevölkerungsgruppe der älteren Menschen betrifft. Mit den neuen bildgebenden Verfahren CT und MRT gelang eine genaue Darstellung der Raumverhältnisse im Wirbelkanal. Außerdem entwickelte sich ein großes Interesse der implantatherstellenden Industrie, ihre Produkte für die operative Behandlung der LSS zu präsentieren. Es überwiegen deswegen Berichte über Operationsergebnisse. Grundlagenforschung, Diagnostik und Arbeiten zur konservativen Behandlung der LSS gibt es kaum. Bei den Berichten unterscheidet man:

- Nicht randomisierte Studien, retrospektiv und prospektiv
- Prospektive randomisierte Studien

10.2 Nicht randomisierte Studien

Diese Studien werden meistens als Nachuntersuchungen oder Anwendungsbeobachtungen neuer Produkte mit kurz- bzw. mittelfristigen Ergebnissen des eigenen Materials durchgeführt, sie finden sich in nicht gelisteten Zeitschriften und in Posterpräsentationen von Kongressen. Nur **Langzeitbeobachtungen**, Multicenterstudien, technische Neuheiten und vergleichende Studien haben auch als nicht randomisierte Studien Chancen anerkannt zu werden.

In ◻ Tab. 10.1 sind solche Arbeiten aufgeführt. Bemerkenswert ist die prospektive Multicenterlangzeitstudie von Atlas in der Maine Lumbar Spine Study. Nach 4 Jahren ging es den operierten Patienten noch besser als den Nichtoperierten (Atlas et al. 2005). Der Unterschied wurde im Laufe der Jahre immer geringer. Nach 10 Jahren waren die Ergebnisse beider Gruppen gleich.

10.3 Randomisierte kontrollierte Studien

Bei den randomisierten kontrollierten Studien (RCT = »randomized controled trials«) handelt es sich um die aussagekräftigsten Studien, weil Patienten nach dem Zufallsprinzip (»random«) den Test- und Kontrollgruppen zugeordnet werden. Das Problem besteht in der Aufklärung und der Einwilligung der Patienten und vor allem mit der zuständigen Ethikkommission. Die Basisdaten sind gleich.

Große Zahlen kommen nicht zusammen, denn sobald sich schon während der Studie abzeichnet, dass eine getestete Methode gut oder schlechter gegenüber der Kontrollgruppe ist oder sich unerwartete Nebenwirkungen einstellen, muss man mit der Studie aufhören. Außerdem fallen viele Patienten aus der konservativen Gruppe heraus, wenn sie im Lauf der Beobachtung dennoch operiert werden, oder OP-Patienten entschließen sich, doch nicht operiert zu werden (»cross over«).

Daher ist die Zahl der prospektiv randomisierten Studien insgesamt gering. Verglichen werden Operationen untereinander, operative und konservative Behandlung und unterschiedliche Patientengruppen.

Die immer wieder zitierten Originalarbeiten und Multicenterstudien der letzten Jahre, u. a. von Amundsen et al. (2000), Malmivaara et al. (2007) und vor allem die SPORT(Spinal Patient Outcomes Research Trial)-Studie mit Einzelarbeiten u. a. von Abdu et al. (2009), Weinstein et al. (2009, 2010) und Pearson et al. (2010), berichten über bessere Ergebnisse bei den operierten gegenüber den nicht operierten LSS-Patienten. Es handelt sich um mittelfristige Ergebnisse und Ergebnisse über maximal 4 Jahre, um spezielle Krankheitsbilder der LSS mit und ohne degenerative Spondylolisthese sowie um verschiedene Operationsmethoden.

Die RCT-Studien von Amundsen (2000) und Malmivaara (2007) beruhen auf kleinen Zahlen und gemischten Diagnosen. Die SPORT-Studie ist die umfangreichste ihrer Art, weil sie randomisierte kontrollierte Untersuchungen enthält und reine Spinalkanalstenosen und Spinalkanalstenosen mit zusätzlicher degenerativer Spondylolisthese getrennt analysiert. Es handelt sich um

Tab. 10.1 Retrospektive Studien zu den Behandlungsergebnissen bei LSS

Jahr	Autor	n	Studiendesign	Op.-Methode	Komplikationen	Fazit
2002	Fredmann	122	Besonders alte Patienten (75–89 Jahre, ∅ 78,8 Jahre)	Dekompression	Urinretention 11,4 % Harnprobleme 9 % Wundheilungsstörungen 3,2 % postop. Delirium 1,6 % Thoraxschmerzen 1,6 %	Bemerkenswert erhöhte Komplikationsrate bei besonders alten Patienten
2002	Delank	85	Prospektiv kontrolliert	»Untercutting decompression« vs. Laminektomie	In beiden Gruppen gleich	Das Dekompressionsausmaß bei LSS ohne manifeste Instabilität beeinflusst das Therapieergebnis nicht
2005	Atlas	148	Vergleich konservativ/operativ bei LSS	Dekompression und Fusion	23 % Reoperationen in der operierten Gruppe in 10 Jahren	Nach 4 Jahren Ergebnisse in der operierten Gruppe besser, nach 10 Jahren beide Gruppen gleich
2007	Martin	Review über 13 Arbeiten	Retrospektive Arbeit, randomisiert und kontrolliert ausgewertet	Vergleich Dekompression und Fusion vs. alleinige Dekompression und instrumentierte vs. nicht instrumentierte Fusion bei deg. Spondylolisthese	Komplikationsrate zwischen den Gruppen nicht verglichen	Dekompression mit Fusion führt zu besseren Ergebnissen als Dekompression alleine. Eine solide Fusion erreicht man eher mit Instrumentierung als ohne
2007	Anjarwalla	84	Prospektive Kohortenstudie, Langzeituntersuchung (5 Jahre)	Gemischt Dekompression/ Fusion	Nicht beschrieben	Besserung der Beschwerden bei Nachuntersuchungen (Rücklaufquote 66 %)
2007	Best	1377	Stationär vs. ambulant	Dekompression	Komplikationen stationär 3,4 %, ambulant 2,7 %	Ausgewählte Patienten kann man auch ambulant operieren (Dekompression) ohne erhöhtes Risiko
2008	Shan	152	Prospektive Vergleichsstudie, Langzeitbeobachtung	Interlaminäre Dekompression vs. Laminektomie	Weniger Komplikationen und geringere Kosten bei interlaminärer Dekompression	Die interlaminäre Dekompression ist der Laminektomie überlegen
2009	Dumke	69	Konservative Langzeitbehandlung (4 Jahre)	–	Keine gravierenden Komplikationen	Beschwerden meist gebessert oder gleich, man kann mit der LSS auch ohne OP zurechtkommen

Tab. 10.2 Randomisierte kontrollierte Studien (RCT) zu den Behandlungsergebnissen bei lumbaler Spinalkanalstenose und degenerativer Spondylolisthese

Jahr	Autor	n	Studiendesign	OP-Methode	Konservative Methode	Komplikation	Fazit
2000	Amundsen	100	Konservativ versus operativ	Dekompression	Unzureichend beschrieben	1 Re-OP bei 13 OP-Patienten	Bessere Ergebnisse bei OP-Patienten
2007	Malmivaara	94	50 OP, 44 kons.	Dekompression plus einige Fusionen	Gut beschrieben	In der OP-Gruppe 7 Duraläsionen, 1 Pedikelschraubenfehlposition, 1 neurale Dysfunktion, 1 Hämatom (Re-OP), 1 falsche Etage operiert	Ergebnisse der OP-Patienten bis 2 Jahre besser
2008	Pearson	222	Konservativ vs. operativ bei deg. Spondylolisthese, RCT und Kohortenstudie	Laminektomie plus Fusion	Rückenschule 88 %, Physiotherapie 41 %, epidurale Injektion 36 %	Keine Angaben	OP-Patienten mit besseren Nachuntersuchungsergebnissen als Nichtoperierte
2009	Abdu	607	Vergleich der Fusionsmethoden bei LSS, RCT und Kohortenstudie, 4-Jahres-Ergebnisse	–	PLF, PPS, 360 ° »interbody fusion«	Bluttransfusion 13–26 %, Duraläsionen 2–12 %	Nach 4 Jahren gleiche Ergebnisse bei den Fusionsmethoden
2009	Weinstein	607	Konservativ vs. operativ bei deg. Spondylolisthese, RCT und Kohortenstudie, 4-Jahres-Ergebnisse	Dekompression plus Fusion	»Usual care«	Duraläsionen 11 %, Re-OP 15 %	OP-Patienten mit besserem Ergebnis als Nichtoperierte
2010	Weinstein	544	Konservativ vs. operativ bei LSS, RCT und Kohortenstudie, 4-Jahres-Ergebnisse	Dekompression plus Fusion	»Usual care«	Duraläsionen 9 %, Infektion 2 %, Re-OP-Rate nach 4 Jahren 13 %	OP-Patienten nach 4 Jahren mit besserem Ergebnis als Nichtoperierte

RCT randomisierte kontrollierte Studien, *PLF* posterolaterale Fusion, *PPS* posterolaterale Fusion mit Pedikelschrauben

eine Multicenterstudie aus 13 Wirbelsäulenzentren in 11 Staaten der USA mit insgesamt 607 Fällen. Es gibt kurz-, mittelfristige und inzwischen 4-Jahres-Ergebnisse aus dieser Studie (Weinstein 2009, 2010). Die 4-Jahres-Ergebnisse sind eindeutig: Operierte LSS-Patienten mit und ohne degenerative Spondylolisthese haben auch nach 4 Jahren bessere Ergebnisse als Nichtoperierte. Damit ist noch nicht der 10-Jahres-Zeitraum der (nicht randomisierten) Main-Studie (Atlas 2005) erreicht, in der sich die Resultate beider Gruppen allmählich anglichen. Es bleibt abzuwarten, wie sich die Ergebnisse der SPORT-Studie weiterentwickeln.

10.4 Nil nocere – do no harm

Behandlungsmethoden in der Medizin werden nicht nur nach ihrer Wirksamkeit, sondern auch nach Invasivität, Komplikation und Kosten beurteilt. Bei der operativen Behandlung lebensbedrohlicher Erkrankungen oder fortschreitender gravierender Behinderungen nimmt man auch schwerwiegende Komplikationen in Kauf. Dies gilt nicht für die operative Behandlung der lumbalen Spinalkanalstenose. Bei gutartigem Spontanverlauf und effektiven konservativen Alternativbehandlungen muss man nicht unbedingt operieren. Operationen dürfen vor allem kein allzugroßes Risiko aufweisen.

In Heft 35 (2010) der Zeitschrift Spine, das den Komplikationen der LSS-Chirurgie gewidmet ist, beginnt G. Anderson sein Editorial mit dem Ausspruch »Do no harm«. Leider ist in den letzten Jahren eher eine Zunahme der nicht harmlosen komplexen Fusionsoperationen für die LSS mit erhöhter Komplikationsrate zu verzeichnen (Deyo et al. 2010). Bei allen vergleichenden Statistiken zwischen operativer und konservativer Behandlung mit zum Teil sehr positiven Berichten über kurz- und mittelfristige Operationsergebnisse werden Operationsindikationen, alternative konservative Behandlungsmethoden und Komplikationen nur am Rande erwähnt und finden in der Schlussbetrachtung wenig Berücksichtigung. Zu den Operationsindikationen gibt es oft nur die Aussage »Operationskandidaten« ohne konkrete Aussage über Schweregrad, Art und Dauer der konservativen Vorbehandlung. Gleiches gilt für die Behandlungsmethoden bei den nicht operierten Kontrollgruppen. Für sie steht meist nur der Hinweis »care as usual«.

Neben den Ergebnissen sind beim Vergleich zwischen operativer und konservativer Behandlung der LSS Ziel und Schweregrad von Komplikationen von Bedeutung. Diese Informationen fehlen fast bei allen Berichten.

Während in der nicht operativen Gruppe bei Weinstein et al. (2010) keine Komplikationen erwähnt wurden, waren es bei den operierten Patienten immerhin 9 % Duraläsionen bei einer Reoperationsrate von 13 %. Abschließend erfolgte nur der Hinweis, dass aufgrund der Literaturangaben mit zunehmendem Alter mehr Komorbiditäten und damit mehr Komplikationen auftreten. Die Aussage »there was little evidence of harm from either treatment in our study« ist nicht ausreichend. Bei der hohen Anzahl zugegebener Duraläsionen und Reoperationen wird es auch Komplikationen gegeben haben, wie sie in ► Abschn. 9.8 beschrieben sind.

In persönlichen Rücksprachen bei ISSLS- und SSE-Mitgliedern erfuhren wir auch von Fällen, die nach wiederholten Operationen mit einem Rollstuhlleben für den Patienten endeten. Es ist sicher schwierig, Informationen über Zahl und Schweregrad der Fehlschläge im Rahmen der statistischen Auswertung bei einer nicht anonymisierten Umfrage aus renommierten Wirbelsäulenzentren zu erhalten. Auch in Zukunft wird es schwierig sein, bei Ergebnisstudien genaue Auskünfte über Komplikationen zu erhalten. Es kann nur angenommen werden, dass immer mit einer gewissen Anzahl leichter und schwerer Komplikationen für die einzelnen Operationsverfahren zu rechnen ist. Melloh et al. (2010) ermittelte mithilfe des International Spine Registry Spine Tango der Spine Society of Europe (SSE) in 6000 Datensätzen aus 25 Zentren eine Komplikationsrate von unter 10 % für die posteriore Dekompressionschirurgie.

10.5 Das Wirk-e-Prinzip

Die angenommenen leichten und schweren Komplikationen bei den Operationen im Gegensatz zur geringeren Komplikationsrate bei der nicht operativen Behandlung sind beim Vergleich beider Gruppen zu berücksichtigen. Diagnostik und Therapie in der Medizin sollten wenig invasiv, riskant und kostspielig, aber effektiv sein. Englisch less invasive, risk, cost but effective (Wirk-e-Prinzip, englisch Lirk-e principle, Krämer 1995). Für die Diagnostik sind hier z. B. Sonographie und MRT zu nennen. Bei der Therapie der LSS ergibt sich eine Zuordnung, wie sie in ◘ Tab. 10.3 vorgeschlagen wird.

Konservative Behandlungen mit Physiotherapie, Verhaltenstraining und Medikamenten sind nicht invasiv, etwas kostspielig und etwas riskant aufgrund der Medikamentennebenwirkungen. Die

Tab. 10.3 Das Wirk-e-Prinzip bei der Therapie der lumbalen Spinalkanalstenose

	Konservativ	Minimalinvasiv, Injektionen	Interspinöse Implantate	Dekompressions-operation	Fusion
Invasiv	–	+	++	+++	+++++
Risiko (Komplikationen)	+	++	++	+++	+++++
Kosten	+	+	+++	+	+++++
Effektivität	+++	+++++	+++	+++++	++
Fazit	+1	+1	–4	–1	–13

minimalinvasive Therapie hat ihre Effektivität durch die epiduralen Injektionen, ist aber auch mit einigen Kosten und Risiken durch die Infektionsmöglichkeiten verbunden.

Interspinöse Implantate (Spacer) als alleiniger Eingriff sind wenig invasiv und riskant, weil Wirbelkanal und Bandscheiben unangetastet bleiben, verursachen aber einige Kosten durch die Implantate. Die Effektivität mit 3 Punkten ist durch die guten Frühergebnisse gegeben.

Die **Dekompressionsoperation** ist unter den Operationen am effektivsten. Hauptrisiko sind Duraläsionen, die bei interspinösen Implantationen als alleinigem Eingriff nicht vorkommen. Die Kosten sind niedrig, weil keine Implantate eingesetzt werden. Die Operation selbst erfordert keinen großen Aufwand. Insbesondere bei mikrochirurgischem Vorgehen sind Bluttransfusionen oder postoperative Intensivstation nicht erforderlich.

Am schlechtesten schneidet die **Fusion** mit hoher Invasivität, hohem Komplikationsrisiko und hohen Kosten ab. Bei den Kosten ist der Unterschied zwischen reiner Dekompression und Dekompression plus Fusion am größten. Deyo et al. (2010) ermittelten 4-mal so hohe Kosten für die Fusion gegenüber der Dekompression. Außerdem traten 3-mal mehr lebensbedrohliche Komplikationen bei den Fusionsoperationen als bei Dekompression auf. Dabei ist die Effektivität der Fusionsoperation nicht überzeugend. Trotz dieser Negativfaktoren ermittelten Deyo et al. (2010) eine Zunahme der Fusionsoperationen bei lumbaler Spinalkanalstenose mit und ohne degeneratives Wirbelgleiten in den USA von 1,3 % auf 19,9 % bei leicht rückläufiger Zahl reiner Dekompressionsoperationen. Carragee et al. (2010) weisen darauf hin, dass viel zu viele teure und aufwendige Fusionen durchgeführt werden, wenn bei gleicher Indikation bessere Methoden, z. B. mit der Dekompressionsoperation, zur Verfügung stehen. Welche Rolle die interspinösen Implantate spielen, bleibt so lange ungewiss, bis mehr Langzeit- und Vergleichsstudien vorliegen.

Angesichts der fehlenden Langzeitstudien mit Follow-up über 4 Jahre hinaus fordern die meisten Autoren mehr Zurückhaltung bei der Indikation zur operativen Behandlung der LSS (Bigos 2009, Deyo 2010, Niethard 2010).

Deyo et al. (2010) führen die enorme Zunahme der aufwendigen Fusionsoperationen bei der LSS u. a. auf folgende Faktoren zurück:
- Marketing der Implantate herstellenden Industrie
- Der Glaube vieler Operateure, dass größere Operationen fortschrittlich sind und mehr Erfolg versprechen
- Einfluss der Meinungsführer mit Hinweis auf bessere Operationsergebnisse im Vergleich zur konservativen Behandlung

10.6 Zusammenfassung und Beurteilung

10.6.1 Nicht operative Behandlung

Die Behandlung einer lumbalen Spinalkanalstenose ist nur dann erforderlich, wenn sie Beschwerden verursacht. Die meisten Wirbelkanaleinengungen werden zufällig in Röntgen, CT oder MRT entdeckt, ohne dass sie je Beschwerden verursacht haben oder welche entwickeln werden.

> **Man soll keine Bilder behandeln und schon gar nicht operieren.**

Wenn lumbale Spinalkanalstenosen symptomatisch werden, wird immer **erst konservativ** behandelt. Dafür steht eine Reihe wirksamer Mittel mit Bewegungsübungen, Haltungstraining, vorübergehendem Tragen von Flexionsorthesen, Gangschulung und psychologischer Beratung zur Verfügung. Gelegentlich kommen leichte Schmerzmittel zum Einsatz. Bei der nicht operativen Behandlung stehen Physio- und Psychotherapie im Vordergrund, um die Schmerzmedikation einzuschränken oder ganz auf sie zu verzichten.

Obwohl randomisierte Studien vorliegen, dass man auf Physiotherapeuten im Bewegungsprogramm verzichten kann, hat es sich doch als praktikabel erwiesen, sowohl im rein konservativen als auch im postoperativen Programm zunächst unter fachlicher Anleitung richtige Haltungen und Bewegungen einzuüben, bevor man die Patienten einem Eigenprogramm überlässt, das nur noch in größeren Abständen aufgefrischt wird.

95 % der Patienten mit symptomatischer lumbaler Spinalkanalstenose kann man mit dem konservativen Konzept zufriedenstellen. Bei 5 % der Betroffenen erreicht man das Ziel Schmerzreduktion und Verlängerung der schmerzfreien Wegstrecke nicht. Auch dann wird nicht gleich operiert, sondern das konservative Behandlungsprogramm ergänzt durch **minimalinvasive Maßnahmen mit wirbelsäulennahen Injektionen**, ggf. in einem multimodalen stationären Intensivprogramm. Hier hat sich die periradikuläre Infiltration epidural und foraminoartikulär besonders bewährt, die Effektivität ist in RCT-Studien bewiesen worden.

Die Indikation zur nicht operativen Behandlung der lumbalen Spinalkanalstenose sollte demnach nur noch in 98 % der Fälle gegeben sein (Schweregrad 1–2).

10.6.2 Operationskandidaten

Die restlichen 2 % betreffen Patienten mit **absoluter Operationsindikation** bei gravierender Symptomatik mit Wegstreckenbegrenzung unter 5 m und/oder unerträglichen Schmerzen (Schweregrad 3) oder Kaudasymptomatik. Anders als bei diskogenen Nervenwurzelkompressionen sind diese Fälle bei der LSS jedoch sehr selten. Dennoch werden zurzeit weit mehr als 2 % der Patienten mit LSS operiert. Dies sind die sog. Operationskandidaten, die in den Ergebnisstatistiken unter Operationsindikation aufgeführt werden.

Es handelt sich meistens um Patienten mit dem Schweregrad 2 einer Spinalkanalstenose mit relativer Operationsindikation. Sie haben meist eine erfolglose nicht operative Behandlung als »care as usual«, auch unter Einschluss epiduraler Injektionen, erhalten. In der Tat ist es angebracht, auch jüngere Spinalkanalstenosepatienten (unter 70 Jahre) zu operieren, wenn sie z. B. im Sport noch sehr aktiv sind, noch viel reisen wollen und ansonsten gesund sind, d. h. wenig Begleiterkrankungen aufweisen und sich durch die Schmerzen und Gehbehinderung in ihrer Lebensqualität stark eingeschränkt fühlen. In den RCT-Berichten gab es einige Patienten, die zur konservativen Gruppe randomisiert waren, aber dann doch in die OP-Gruppe wechselten (»cross over«). Sie waren meist jünger, verheiratet und insgesamt durch die zwar mäßigen, aber dauernden LSS-Beschwerden unzufrieden. Diese Patienten ohne absolute Operationsindikation, aber mit zwar tolerablen, aber dauernden Einschränkungen, sind mit einer professionellen Dekompressionsoperation zufriedenzustellen und in den Follow-ups unter den guten Ergebnissen anzutreffen.

Primär keine Operationskandidaten sind **sehr alte Patienten** mit gravierenden Begleiterkrankungen, die ein erhöhtes Risiko für Operationskomplikationen eingehen. Sie haben in der Regel auch weniger Ambitionen für größere Aktivitäten. In den kontrollierten Studien gab es einige ältere Patienten, die zur Operationsgruppe randomisiert wurden, sich aber dann doch für die konservative Behandlung entschieden, weil sie wegen des Operationsrisikos ihre Beschwerden eher in Kauf nehmen wollten. Der Preis war für sie zu hoch, mit dem Gewinn einer Schmerzreduktion und Wegstreckenverlängerung das Risiko eines verlängerten postoperativen Verlaufs durch Infektion oder Liquorfistel oder einer Verschlimmerung der

Altersdemenz durch ein Operationsdelirium einzugehen.

Primär keine Operationskandidaten sind auch Patienten mit **psychosozialen Auffälligkeiten** oder nur **leichten Beschwerden** mit dem Schweregrad 1, selbst bei eindrucksvollem Befund im MRT, das man ohnehin nicht als Kriterium für eine Operationsindikation heranziehen sollte. Die Patienten relativieren dann ihre prä- mit den postoperativen Beschwerden und sind meistens vom Operationsergebnis enttäuscht, erst recht, wenn Komplikationen auftreten.

10.6.3 Welche Operation für welchen Patienten?

Standardeingriff der Wahl ist die Dekompressionsoperation im Wirbelkanal. Dies gilt sowohl bei absoluter Indikation zur Operation als auch für Operationskandidaten mit relativer Indikation. Operateure sollten die Methode wählen – konventionell oder mikrochirurgisch – die sie am besten beherrschen. Die Dekompressionsoperation ist durch randomisierte kontrollierte Studien evaluiert und hat bei professioneller Durchführung wenig gravierende Komplikationen.

Die **Spacer-Operation** mit interspinösem Interponat wird noch zurückhaltend beurteilt. Sie ist zwar nur wenig invasiv und riskant, in ihrer nachhaltigen Wirkung jedoch noch nicht ausreichend erprobt. Die Indikation ist zurzeit noch eingegrenzt als Kurzeingriff bei erhöhtem Operationsrisiko und nach ausgiebiger Aufklärung als Versuch bei den Operationskandidaten mit relativer Indikation. Bei leichten Fällen sollte man auch diese Operation nicht durchführen, weil sie immerhin hohe Implantatkosten verursacht und mit einem – wenn auch minimalen – Operations- und Narkoserisiko verbunden ist.

Eine **Fusionsoperation** ist in der Regel bei der LSS überflüssig. Bis auf das degenerative Wirbelgleiten ist der Nachweis einer Instabilität problematisch. Das Operationsrisiko ist ungleich größer als bei einfacher Dekompression. Ein besseres Resultat ist nach den Ergebnisberichten bei der LSS durch die Fusion ebenfalls nicht nachzuweisen. Trotzdem ist es weltweit, vor allem in den USA, zu einer enormen Zunahme der Fusionsoperationen mit unterschiedlichen Implantaten bei der Spinalkanalstenose gekommen.

Bei gleicher Anzahl absoluter und geeigneter relativer Operationsindikationen für eine Spinalkanalstenose ist diese Entwicklung paradox. In den Erfolgsstatistiken, in denen Dekompressionen und Fusionen vermischt werden, gehen die Komplikationen meistens zu Lasten der aufwendigen Fusionen. Gravierende Operationskomplikationen werden in den Ergebnissen beim Vergleich zwischen nicht operativer und operativer Behandlung oft nicht berücksichtigt. So gehen Arzt und Patient ein unangemessenes Risiko ein.

Auf die Entwicklung bei der operativen Behandlung der lumbalen Spinalkanalstenose mit Zunahme aufwendiger riskanter und kostenträchtiger Operationen, obwohl geeignetere Methoden zur Verfügung stehen, wird vielfach in der neueren Literatur hingewiesen (Bigos 2009, Deyo 2010, Carragee 2010, Niethard 2010).

Besser nicht operativ: Wir würden in Übereinstimmung mit den Autoren gerne Studien sehen, die einen optimalen nicht operativen Ansatz für die Behandlung der LSS zeigen. LSS-Patienten, die auf bessere Weise nicht operativ gemanagt werden, würden bessere Ergebnisse erzielen und ungern zur OP-Gruppe wechseln (Bigos 2009). Bei insgesamt gutartigem Spontanverlauf und den vielen nicht operativen Behandlungsmöglichkeiten sollte im Zweifelsfall nicht operiert werden.

10

Literatur

Abdu WA, Lurie JD, Spratt KF, Weinstein JN et al. (2009) Degenerative Spondylolisthesis. Does Fusion Method Influence Outcome? Four-Year Results of the Spine Patient Outcomes Research Tiral. Spne 34 (21): 2351-2360

Airaksinen O, Brox JI, Cedraschi,C et al. (2006) Chapter 4. European guidelines for the management of chronic nonspecific low back pain. Eur Spine J 15 (Suppl 2): 192-300

Akkerveeken P (1989) Lateral stenosis of the lumbar spine. Libertas Drukwerkservice Utrecht

Ali A, Baraliakos AA, Kanawati B, Boudelal R, Teske W, Krämer J, Theodoridis Th (2010): Microsurgical nerve root decompression in scoliotic lumbar spines – the relatioship between important anatomical structures in correlation to imaging and implications for daily practice: anatomic cadaveric study. J Neurosurg Spine 13(1):123-32

Amundsen T, Weber H, Nordal H, Magnaes B, Abdelnoor M, Lilleas F (2000) Lumbar spinal stenosis: conservative or surgical management? A prospective 10-year study. Spine 1;25 (11): 424-435, discussion: 1435-1436

Anjarwalla NK, Brown LC, McGregor AM (2007) The outcome of Spinal decompression surgery 5 years on. Eur Spine 16: 1842-1847

Arizon Z, Adunsky A, Fidelman Z, Gepstein R (2004) Outcomes of decompression surgery for lumbar spinal stenosis in elderly diabetic patients. Eur Spine 13: 32-37

Arzneimittelkommission der deutschen Ärzteschaft (2009) Evidenzbasierte Therapieleitlinien: Kreuzschmerzen, 3. Aufl. Dscht Ärzteverlag, Köln

Athiviraham A, Yen D (2007) Is Spinal Stenosis Better Treated Surgically Or Nonsurgically? Clinical Orthopadics 458, 90-93

Atlas SJ, Deyo RA, Keller RB, Chapin AM, Patrick DL, Long JM, Singer DE (1996) The maine lumbar spine study, Part III: 1-Year outcome of lumbar spinal stenosis. Spine 21: 1787-1795

Atlas SJ, Keller RB, Robson D, Deyo RA, Singer DE (2000) Surgical and nonsurgical management of lumbar spinal stenosis – For Year outcome from the maine lumbar spine study. Spine 2: 556-562

Atlas SJ, Keller RB, Wu YA, Deyo RA, Singer DE (2005) Long-term outcomes of surgical and nonsurgical management of lumbar Spinal stenosis: 8 to 10 year results from the maine lumbar spine study. Spine 30: 936-943

Babin E, Capesius P, Maitrot D (1977) Signes radiologiques osseux des Variétés Morphologiques des canaux lombaires étroits. Ann Radiol 20: 491

Bauning C, William B, Thorell E, Leibrock L (2001) Patient outcome after resection lumbar juxta facet cysts. Spine 26:969-72

Becker P, Bretschneider W, Tuschel A, Ogon M (2010) Life Quality After Instrumented Lumbar Fusion in the Elderly. Spine 35: 15: 1478-1481

Bendix T (2006) Spondylolisthesis and Bracing: A Critical Literature Review in Gunzburg, R, Szpalski, M.: Spondylolysis Spondylolisthesis and Degenerative Spondylolisthesis. Lippincott, Philadelphia. p. 111-116

Benini A (1986) Ischias ohne Bandscheibenvorfall, 2. Aufl. Huber, Bern

Benini A (1993) Die lumbale Wirbelkanalstenose – ein Überblick 50 Jahre nach der ersten Beschreibung. Orthopäde 22: 257-266

Benini A (1997) Die Stenose des lumbalen Spinalkanals. Pathophysiologie, Klinik und Therapie. Orthopäde 26: 503-514

Benoist M, Gui P, Siress A (2000) The Natural Evolution of Degenerative Lumbar Spinal Stenosis. In: Guenzburg R, Szpalski M (eds.) Lumbar Spinal Stenosis. Lippincott Williams, Philadelphia

Best NM, Sasso RC (2007) Outpatient Lumbar Spine Decompression in 233 Patients 65 Years of Age or Older. Spine 32 (20): 1135-1139

Beyer HK, Niggemann P, Großkurth D (2009) Kinetisch-positionale Kernspintomographie der Wirbelsäule. Orthopädische Praxis 45 (2): 53-60

Bigos S (2009) Encouraging News about the Treatment Of Lumbar Spine Stenosis. Backletter 24 (8): 88

Boden SD, Davis DO, Dina TS, Patronas NJ, Wiesel SW (1990) Abnormal magnetic-resonance scans of the lumbar spine in asymptomatic subjects. A prospective investigation. J Bone Joint Surg Am 72: 403-8

Böhling U, Meinikheim M, Scholz J (2008) Einfluss interspinöser Implantate unter radiologischer und klinischer Bewertung. Orthopädische Praxis 44, 10

Borenstein D, Wiesel S, Boden S (2004) Physical Therapy and Exercises Lumbar Spine, Flexion Exercises, Chapter 19, 785-793

Bose K, Balasubramaniam P (1984) Nerve root canals of the lumbar spine. Spine 9: 16

Boudelal R (2009) Topographie der lumbalen Nervenwurzeln in Relation zu den Bandscheiben. Med Diss. Bochum

Bouhjar A (2011) Liquorhaltige Nervenwurzelaschen in den lumbalen Foramina intervertebralia. Med Diss Bochum (eingereicht)

Braunsfurth H (2009) Ergebnisse der mikrochirurgischen Dekompression bei lumbaler Spinalkanalstenose. Med Diss, Bochum

Carragee E (2010) Complications and costs in Lumbar Spine Stenosis Surgery. Backletter 25: 6

Carragee EJ (2010) The increasing morbidity of elective spinal stenosis Surgery: Is it necessary? JAMA 303: 1309-10

Cassinelli EH, Eubanks J, Vogt M, Furey C, Yoo J, Bohlmann HH (2007) Risk Factors for the Development of Perioperative Complications in Elderly Patients Undergoing Lumbar Decompression and Arthrodesis for Spinal Stenosis. Spine 32 (2): 230-235

Cauchoix J, Benoist M (1976) Degenerative Spondylolisthesis Clin Orthop 115: 122

Chaput C, Padon D, Rush J, Lenehan E, Rahm M (2007) The Significance of increased fluid signal on magnetic resonance imaging in lumbar facets in relationship to degenerative Spondylolisthesis. Spine 32 (17): 1883-1887

Chen A, Spivak J (2003) Degenerative lumbar stenosis: Option for aging backs. The physician and sportsmedicine 31

Cheng JS, Arnold PM, Anderson PA, Fischer D, Dettori JR (2010) Anticoagulation Risk in Spine Surgery. Spine 35 (9): 117-124

Cholewicki J, Juluru K, Panhabi M, McGill S (1998) Can lumbar spine Stability by augmented with an abdominal belt and/or increased intra- abdominal pressure? Abstr 82. Brüssel: ISSLS

Christophis P, Asamoto S, Kuchelmeister K, Schachenmayr (2007) »Juxtafacet cysts«, a misleading name for cystic formations of mobile spine (CYFMOS). Eur Spine J 16: 1499-1505

Chung SS, Lee CS, Kim SH (2000) Effect of low back posture on the morphology of the spinal canal. International Skeletal Society. Skeletal Radiol 29: 217-223

Ciol MA, Deyo RA, Howell E, Kreif S (1996) An assessment of surgery for spinal stenosis time trends, geographic variations, complications and reoperations. J Am Geriart Soc 44: 285-90

Cornefjord M, Byröd G, Brisby H, Rydevik B (2000) A long-term (4- to 12-Year) follow-up study of surgical treatment of lumbar spinal stenosis. Eur Spine 9: 563-570

Crock HV (1983) Practice of spinal surgery. Springer, Berlin

Crock HV, Yamagishi M, Crock MC (1986) The conus medullaris and cauda equina in man. An atlas of the arteries and veins. Springer, New York

Danielson B, Willen J (2001) Axially loaded magnetic resonance image of the lumbar spine in asymptomatic individuals. Spine 26: 2601-2606

Danielson BI, Willen J, Gaulitz A, Niklason T, Hansson TH (1998) Axial loading of the spine during CT and MR in patients with suspected lumbar spinal stenosis. Acta Radiol 39: 604-611

Dekutoski MB, Norwell DC, Dettori JR, Fehlings MG, Chapman JR (2010) Surgeons Perceptions and Reported Complications in Spine Surgery. Spine 35 (95): 9-21

Delank K, Eysel P, Drees P, Nafe B, Rompe JD (2002) Undercutting decompression vs. Laminektomie. Klinische und radiologische Ergebnisse einer prospektiv-kontrollierten Studie (2002). Orthopäde 31: 1048-1056

Delank K, Fürderer S, Eysel P (2004) Die lumbale Spinalkanalstenose. Z Orthop 142: 19-35

DeVine J, Chutkan N, Norvell DC, Dettori JR (2010) Avoiding Wrong Site Surgery. A Systematic Review. Spine 35 (95): 28-36

Deyo RA et al. (1991) Cost controversy, crisis: Low back pain and he health of the public. Annual reviewof public health 12: 141-56

Deyo RA et al. (2010) Trends, major medical complications, and charges associated with surgery for lumbar spinal stenosis in older adults. JAMA 303: 1259-65

Doyle AJ, Merrilees M (2004) Synovial cysts of the lumbar facet joints in a symptomatic population: prevalence on magnetic resonance imaging. Spine 29: 874-8

Dumke D (2009) Langzeitverlauf bei nicht behandelter degenerativer lumbaler Spinalkanalstenose. Med Diss, Bochum

Eisenstein S (1976) Measurements of the lumbar spinal canal. Clin Orthop 115: 4

Elgafy H, Bransford RJ, McGuire RA, Dettori JR, Fischer D (2010) Blood Loss in Major Spine Surgery. Spine 35 (95): 47-56

Epstein J, Epstein B, Levine L, Carras R, Rostenthal A (1976) Degenerative lumbar spondylolisthesis. J Neurosurg 44: 139

Epstein JA, Epstein BS, Senthal AD, Carras R, Lavine LS (1972) Sciatica caused by nerve root entrapment in the lateral recess: The superior facet syndrome. J Neurosurg 45: 584-589

Eubanks JD, Lee MJ, Cassinelli E, Ahn NU (2007) Prevalence of Lumbar Facet Arthrosis and Its Relationship to Age, Sex, and Race. An Anatomic Study of Cadaveric Specimens. Spine 32 (19): 2058-2062

Eysel P, Fürderer S (2004) Verletzungen der Wirbelsäule. In: Wirth CJ, Zichner L (Hrsg.) Orthopädie und Orthopädische Chirurgie, Bd. Wirbelsäule, Thorax. Thieme, Stuttgart

Fahim N (2011) Morbidität intrathekaler Spinalnervenverlauf bei lumbaler Spinalkanalstenose. Med Diss, Bochum (eingereicht)

Fairbank JCT, Pynsent PB (2000) The Ostwestry Disability Index. Spine 25 (22): 2940-2953

Farfan HF (1996) The sciatic syndrome. Thorofaret: Slack;

Ferreiro PA, Garcia E, Ayerbe et al. (2007) Evaluation of intervertebral disc herniation and hypermobile intersegmental instability in symptomatic adult patients undergoing recumbent and upright MRI of the cervical or lumbosacral spines. Eur J Radiol 62: 444-448

Flor J (2011) Retrospektive und prospektive Ergebnisse der Mikrodekompressionsoperation bei lumbaler Spinalkanalstenose. Med Diss Bochum (eingereicht)

Fourney DR, Dettori JR, Norvell DC, Dekutoski MB (2010) Does Minimal Access Tubular Assisted Spine Surgery Increase or Decrease Complications in Spinal Decompression or Fusion? Spine 35 (95): 557-565

Fredman B, Arizon Zeev, Zohar E, Shabat S, Jedeikin R, Fidelman ZG, Gepstein R (2002) Observations on the safety and efficacy of surgical decompression for lumbar spinal stenosis in geriatric patients. Eur Spine 11: 571-574

French FH et al. (2006) Superficial heat or cold for low back pain. Cochrane database systematic reviews 1000: CD CD004750

Fu YS, Zeng BF, Xu JG (2008) Long-term Outcomes of Two Different Decompressive Techniques for Lumbar Spinal Stenosis. Spine 33 (5): 514-518

Garfin SR, Glover M, Booth RE (1988) Laminectomy: A review of the Pennsylvania Hospital experience. J Spinal Dis 1: 116-33

Giera B (2010) Mittelfristige Ergebnisse der konservativ stationären Behandlung der lumbalen Spinalkanalstenose. Med Diss, Bochum

Giorcelli R, Hughes R, Wassel J, Hsiao H (2001) The effect of wearing a back belt on spine kinematics during asymmetric lifting of large and small boxes. Spine 26: 1794-8

Griffin MR, Piper JM, Daugherty JR et al. (1991) Nonsteroidal anti- inflammatory drug use and increased risk for peptic ulcer disease in elderly persons. Ann Intern Med 114: 257-263

Grifka J, Witte H, Schulze H et al. (1997) Das lumbale Ligamentum flavum. Anatomische Besonderheiten in Hinsicht auf die Mikrodiskotomie. Z Orthop 135: 328-34

Grob D, Lattig F, Porchet F, Kleinstueck F, Fekete T, Mutter U, Jeszenszky D, Mannion AF (2010) Comparison of patient and surgeon ratings of pain and function 12 months after spinal surgery for Degenerative disorders. ISSLS, Auckland, New Zealand, April 2010 Abstracts

Grobler L, Robertson P, Novotny J (1993) Etiology of spondylolisthesis. Assessment of the role played by of lumbar facet joint mophology. Spine 18: 80-91

Grotle M, Brox JI, Vollestad NK (2004) Functional Status and Disability Questionnaires: What Do They Assess? Spine 30 (1): 130-140

Gunne Pullter AF, Mohamed AS, Skolasky RL, van Laarhoven C, Cohen DB (2010) The Presentation, Incidence, Etiology, and Treatment of Surgical Site Infections After Spinal Surgery. Spine 35 (13): 1323-1328

Gunzburg R (2009) Laminarthrectomy. Eur Spine 18: 1993-1994

Gunzburg R, Szpalski M, Callary SA, Colloca CJ, Kosmopoulos V, Harrison D, Moore RJ (2009) Effect of a novel interspinus Implant on lumbar spinal range of motion. Eur Spine 18: 696-703

Haag H (2010) Topographie der aszendierenden Facette bei lumbaler Spinalkanalstenose. Med Diss. Bochum

Haak H (2011) Topographisch anatomische Untersuchungen zur Relation zwischen medialem Rand der lumbalen ascendierenden Facetten und Nervenwurzeln. Med Diss Bochum (eingereicht)

Haaker R (2004) Spodylodese. In: Wirth CJ, L Zichner (Hrsg.) Orthopädie und Orthopädische Chirurgie, Bd. Wirbelsäule und Thorax. Thieme, Stuttgart, S. 346-55

Haaker R, Eickhoff U, Schopphoff R, Steffen R, Jergas M, Krämer J (1997): Verification of the position of pedicle screws. Eur Spine J 6: 125-128

Haane A (2002) Ergebnis der Mikrodekompression bei degenerativer lumbaler Spinalkanalstenose. Med Diss Bochum

Haig A, Tong H, Yamakawa K (2005) The sensivity and specifity of electrodiagnostic testing for the clinical syndrome of lumbar spinal stenosis. Spine 30: 267-2676

Hansson T, Suzuki N, Hebelka H, Gaulitz A (2009) The narrowing of the lumbar spinal canal during loaded MRI: the effects of the disc and ligamentum flavum. Eur Spine J 18: 679-686

Hasenbring M (1992) Chronifizierung bandscheibenbedingter Schmerzen. Risikofaktoren und gesundheitsförderndes Verhalten. Schattauer, Stuttgart

Hasenbring M, Marienfeld G, Kuhlendahl D, Soyka D (1994) Risk factors of chronicity in lumbar disc patients. Spine 19: 2759-65

Havey R, Gavin T et al. (2000) A reliable and accurate method of measuring orthosis-wearing compliance. Abstr 56, Adelaide: ISSLS

Hawkes CH, Roberts GM (1980) Lumbar canal stenosis. Brit J Hosp Med 23: 498

Herkowitz H, Dvorak J, Bell G, Nordin M, Grob D (2004) The lumbar Spine, 3rd ed. Lippincott Williams& Wilkins

Herkowitz H, Kurz L (1991) Degenerative lumbar spondylolisthesis with spinal stenosis. J Bone Joint Surg Am 73: 802-8

Herno A, Airaksinen O, Saari T, Luukkonen M (1996) Lumbar spinal stenosis: a matched-pair study of operated and non-operated patients. Br J Neurosurg 10 (5): 461-465

Herno A, Airaksinen O, Saari T, Pitkänen M, Manninen H, Suomalainen O (1999a): Computed tomography findings 4 years after surgical management of lumbar spinal stenosis. No correlation with clinical outcome. Spine 24 (21): 2234-2239

Herno A, Saari T, Suomalainen O (1999b): The degree of decompressive relief and its relation to clinical outcome in patients undergoing surgery for lumbar spinal stenosis. Spine 24(10): 1010-1014

Hildebrandt J (2011) Rückenschmerz und Lendenwirbelsäule. Urban & Fischer in Elsevier, München

Hilibrand A, Rand N (1999) Degenerative lumbar stenosis: diagnosis and management . J Am Acad Orthop Surg 7: 239-49

Hochschuler SH (2006) Ice Massage therapy for back pain relief. www.spine-health.com/topics/conserrv/ice02.html

Hodges P, Cresswell A et al. (2000) Direct evidence for a mechanical effect of intraabdominal pressure on the human spine. Adelaide: ISSLS Abstr. 262

Höfer S, Siemsen CH (2008) Biomechnischer Wirkungsnachweis einer Lendenwirbelsäulen-Entlastungsorthese zur Kreuzschmerzbehandlung. Z Orthop Unfall 145: 439-443

Hoogmartens AS, Morelle P (1987) Epidural injection in the treatment of spinal stenosis. Acta Orthop Belg 53: 409-411

Hsu KY, Zucherman JF, Shea WJ, Jeffrey RA (1995) Lumbar intraspinal synovial and ganglion (facet cysts). Ten-year experience in evaluation and treatment. Spine 20: 80-9

Hurri H, Slätis P, Soini J, Tallroth K, Alaranta H, Laine T, Heliövaara M (1998) Lumbar spinal stenosis: assessment of long-term outcome 12 years after operative and conservative treatment. J Spinal Disord 11 (2): 110-115

Idler C, Zucherman JF et al. (2008) A Novel Technique of Intra-Spinous Process Injection of PMMA to Augment the Strength of an Inter-Spinous Process Device Such as the X STOP. Spine 33 (4): 452-456

Inufusa A, An HS, Lim TH, Hasegaw T, Haughton VM, Nowicki BH (1996) Anatomic changes of the spinal canal and intervertebral foramen associated with flexion-extension movement. Spine 21: 2412-2420

Jacobsen S, Sonne-Holm S, Rovsing H, Monrad H, Gebuhr P (2007) Degenerative Spondylolisthesis: An Epidemiological Perspective. Spine 32 (1): 120-125

Jerosch j, Steinleitner W (2009) Minimal-invasive Wirbelsäulen-Interventionen. Köln: Deutscher Ärzte-Verlag

Johnsson KE (1995) Lumbar spinal stenosis: A retrospective study of 163 cases in southern Sweden. Acata Orthop Sacand.66: 403-405

Johnsson KE, Rosén I, Udén A (1992) The natural course of lumbar spinal stenosis. Clin Orthop Relat Res 279: 82-86

Johnsson KE, Uden A, Rosen I (1991) The effect of decompression on the natural course of spinal stenosis. Comparison of surgical treated and untreated patients. Spine 16: 615-619

Jones AA, Stambough JL, Balderston RA, Rothman RH, Booth REJ (1989) Long-term results of lumbar spine surgery complicated by unintended incidental durotomy. Spine 14: 443-6

Jonsson B, Amnertz M, Sjöberg C (1997) A Prospective and Consecutive Study of Surgically Treated Lumbar Spinal Stenosis. Spine 22: 2938-41

Jonsson B, Tufvesson A, Stromqvist B (1999) Lumbar nerve root Compression by synovial cysts. Acta Orthop Scand 70: 203-6

Kahn AM, Girardi F (2006) Spinal lumbar synovial cysts. Diagnosis and Management challenge. Eur Spine 15: 1176-1182

Kalanithi PS, Patil CG, Boakye M (2009) National Complication Rates and Disposition After Posterior Lumbar Fusion for Acquired Spondylolisthesis. Spine 18: 1963-1969

Kalichman L, Suri P, Guermazi A, Li L, Hunter D (2009) Facet Orientation and Tropism: Associations with facet joint osteoarthritis and degenerative spondylolisthesis. Spine 34 (16): E579-E585

Kaneko K, Inone Y (2000) Haemorrhagic liumbar synovial cyst. Bone Joint Surg 82B: 583-4

Katz JN, Dalgas M, Stucki G et al. (1995) Diagnostic value of the history and physical examination. Arthritis Rheum. 38: 1236-1241

Khan MH, Rihn J, Stele G, Davis R, Donaldson WF, Kang JD, Lee JY (2006) Postoperative Management Protocol for Incidental Dural Tears During Degenerative Lumbar Spine Surgery. Spine 31 (22): 2609-2613

Kirkaldy-Willis WH, Wedge JH, Young-Hing K, Reilly J (1978) Pathology and pathogenesis of lumbar spondylosis and stenosis. Spine 3: 319-28

Krämer J (1973) Biomechanische Veränderungen im lumbalen Bewegungssegment. In: Junghanns H (Hrsg.) Die Wirbelsäule in Forschung und Praxis, Bd. LVIII. Stuttgart: HIppokrates

Krämer J (1995) A new classification of lumbar motion segments for Microdiscotomy. Europ. Spine J 4: 327-34

Krämer J (1995) Presidential address; natural course and prognosis of Intervertebral disc deseases. Spine 20: 635-639

Krämer J (1998) The Lirce-Principle: A risk-value score for the spine. Eur Spine 353-357

Krämer J (2006) Bandscheibenbedingte Erkrankungen, 5. Aufl. Thieme Stuttgart

Krämer J, Kuehnegger W (1989) Biomechanical Background of Low Back Pain, Sciatica and Flexion Therapy. In: Mayer HM, Brock M (eds.) Percutaneous Lumbar Discectomy. Springer, Heidelberg, S. 43-48

Krämer J, Ludwig J (2004) Spinalkanalstenose. In: Wirth C. J, Zichner L (Hrsg). Orthopädie und orthopädische Chirurgie. Band: Wirbelsäule und Thorax. Thieme, Stuttgart, S. 405-418

Krämer J, Nentwig C (1999) Orthopädische Schmerztherapie. Enke, Stuttgart

Krämer J, Kolditz D, Schleberger R (1984) Lumbosacral distraction spondylodesis with interspinal autologous bone graft together with posterolateral fusion. Arch Orthop traumatol Surg 103: 107

Krämer R, Wild A, Borowski S, Krauspe R (2002) The effect of limited interlaminar decompression versus complete laminectomy on intrathecal volume in degenerative lumbar spinal stenosis. Biomed Technik 47: 159-63

Krämer R, Wild A, Haak H, Herdmann J, Krauspe R, Krämer J (2003) Classification and management of early complications in open lumbar microdiscectomy. Eur Spine J 12: 23946

Krämer R, Wild A, Haak H, Herdmann J, Krämer J (2004) Microscopic lumbar discectomy. In: Herkowitz H (ed.) The lumbar spine. Lippincott, Philadelphia, p. 453-63

Krämer R, Herdmann J, Krämer J (2004) Mikrochirurgie der Wirbelsäule. Thieme, Stuttgart

Krämer R, Herdmann J, Krämer J (2005) Mikrochirurgie der Lendenwirbelsäule. Thieme, Stuttgart

Krämer J, Blettner M, Hammer P (2008) Bildgesteuerte Injektionstherapie an der Lendenwirbelsäule. Dtsch Ärzteblatt 105: 34-35, 596-598

Krämer U, Kneisel P, Drumm J, Pitzen T (2009) The microsurgical Decompression for lumbar spinal stenosis results in a significant enlargement of the thecal sac. Eur Spine 18: 1713-1826

Krause P, Simons P, Werner D, Godde G, Huyer G, Mark P (2007) Deutsche Multicemter-Erfahrungen mit der interspinalen Abwinkelung (X-STOP) in der Behandlung von neurogener Claudicatio durch lumbale Spinalkanalstenose. Orthopädische Praxis 43: 1

Krismer M et al. (1996) The contributuion of anulus fibers torque resistance. Spine 21: 2551-7

Kubik S, Romer M (1986) Anatomische Grundlage. In: Benini A (Hrsg.) Ischias ohne Bandscheibenvorfall: Die Stenose des lumbalen Wirbelkanals, 2. Aufl. Huber, Bern

Lang J (1984) Morphologie und funktionelle Anatomie der Lendenwirbelsäule und des benachbarten Nervensystems. In: Hohmann D, Kügelgen B, Liebig K, Schirmer M (Hrsg.) Neuroorthopädie 2. Springer, Heidelberg, S. 1-55

Larson AM, Polson J, Fontana R et al. (2005) Acetaminophen-induced acute liver failure: results of a United States multicenter, prospective study. Hepatology 42: 1364-1372

Lee JK, Park YS (2010) Delirium After Spinal Surgery in Korean Population. Spine 35 (18) : 1729-1732

Lee LA, Newman NJ, Wagner TA, Dettori JR, Dettori NJ (2010) Postoperative Ischemic Optic Neuropathy. Spine 35 (9): 105-116

Lee SG, Kim IC Yoo CJ, Kim WK, Park CW (2006) Late complications of the single level 'interspinous u' in lumbar spinal stenosis with mild segmental instability. Eur Spine 15: 514

Lemish W, Apsimon T, Chakera T (1989) Lumbar intraspinal synovial cysts. Recognition and CT diagnosis. Spine 14: 1378-83

Li G, Patil CG, Lad SP, Ho C, Tian W, Boakye M (2008) Effects of Age and Comorbidities on Complication Rates and Adverse Outcomes After Lumbar Laminectomy in Elderly Patients. Spine 33 (11): 1250-1255

Ludwig J (2004) Topographisch anatomische Untersuchungen des lumbalen Wirbelkanals. Habilitationsschrift Bochum

Madsen R, Jensen TS, Pope M, Sorensen JS, Bendix T (2008) The effect of body position and axial load on spinal canal morphology: an MRI study of central spinal stenosis. Spine 33: 61-67

Malcolm N, Sun Y, Craig N, Douglas W (2009) Incidence of thromboembolic complications in lumbar spinal surgery in 1,111 patients. Eur Spine J 18: 1548-1552

Malmivaara A, Slätis P, Heliövaara et al. (2007) Surgical or Nonoperative Treatment for Lumbar Spinal Stenosis? A Randomized Controlled Trial. Spine 32 (1): 1-8

Malmivaara S, Hakkinen U, Aro T et al. (1995) The treatment of acute low back pain – bed rest, exercises or normal activity? N Eng J Med 332: 351-5

Mannion AF, Denzler R, Dvorak J (2010) Five-year outcome of surgical Decompression of the lumbar spine without fusion. Eur Spine 19: 1883-1891

Mannion AF, Denzler R, Dvorak J, Müntener M, Grob D (2007) A randomized controlled trial of post-operative rehabilitation after surgical decompression of the lumbar spine. Eur Spine 16: 1101-1117

Marchand S et al. (1993) Is TENS purely placebo effect? Controlled study on chronic low back pain. Pain 54: 99-106

Martin CR, Gruszcynski AT, Braunsfurth HA, Fallatah SM, O'Neil J, Wai EK (2007) The Surgical Management of Degenerative Lumbar Spondylolisthesis. A Systematic Review. Spine 32 (16) : 1791-1798

Martinelli TA, Wiesel W (1992) Epidemiology of spinal stenosis. Instr. Course Lect 41: 179-181

Mayer HM, List J, Korge A, Wiechert K (2003) Mikrochirurgie bei Degenerativer lumbaler Spinalkanalstenose. Orthopäde 32: 889-895

Mayoux-Benhamou MA, Revel M, Aaaron C, Chomette G, Amor B (1984) A morphometric study of the lumbar foramen influence of flexion-extension movements and of isolated disc collapse. Surg Radiol Anat 11: 97-103

McCulloch J, Young P (1998) Essentials of spinal microsurgery. Lippincott- Raven, New York

Meier S, Neubauer E, Schiltenwolf M (2009) Messung von Behandlungserfolg bei chronischen Rückenschmerzen. Schmerz 1 (23): 54-58

Melloh M, Roeder C, Zweig T, Barz T, Theis JC (2010) Benchmarking in Spinal Surgery – an analysis from the international spine registry Spine Tango. JBJS Br Proceedings 92-B: 613

Miyamoto M, Genbum Y, Ito H (2002) Diagnosis and treatment of lumbar spinal canal stenosis. J Nippon Med Sch 69: 583-587

Molinari RW, Bridwell KH, Lenke LG, Baldus C (2002) Anterior column support in surgery for high-grade, isthmic spondylolisthesis. Clin Orthop Relat Res 394: 109-120

Mossaad M (2004) Degenerative Spondylolisthesis with Spinal Stenosis. In: Herkowitz H, Dvorak J, Bell G, Nordin M, Grob D (ed.) The Lumbar Spine, Lippincott Williams, Philadelphia, p. 514-523

Mulholland RC (2000) Cages: outcome and complications. Eur Spine 9: 110- 113

Nellensteijn J, Ostelo R, Bartels R, Peul W, van Royen B, van Tulder M (2010) Transforaminal endoscopic surgery for lumbar stenosis: a systematic review. Eur Spine 19: 879-886

Ng L, Chaudery N, Sell P (2005) The efficiary of corticosteriods in periradicular infiltration for chronic radicular pain. Spine 30: 857-862

Ng L, Tafazal S, Sell P (2007) The effect of duration of symptoms on standard outcome measures in the surgical treatment of spinal stenosis. Eur Spine 16: 199-206

Niethard F (2010) Starker Anstieg der Wirbelsäulenoperationen. Orthopädie Mitteilungen, S. 106-107

Nordin M (2006) Rehabilitation. In: Gunzburg R, Szpalski M (Hrgs.) Spondylolysis, Spondylolisthesis and Degenerative Spondylolisthesis. Lippincott, Philadelphia 117-121

Onel D, Sari H, Donmez C (1993) Lumbar spinal stenosis: clinical/radiologic therapeutic evaluation in 145 patients. Conservative treatment or surgical intervention? Spine 18: 291-298

Ooi Y, Mita F, Satoh Y (1990) Myeloscopic Study on Lumbar Spinal Canal Stenosis with Special References to Intermittent Claudication. Spine 6: 544-49

Ozgiray E, Zileli M, Cagli S (2006) Cerebrospinal fluid leakage after spine surgery: its incidence and rate of complications in 411 consecutice spine surgery. Eur Spine 15: 503-543

Pao JL, Chen WC, Chen PQ (2009) Clinical outcomes of microendoscopic decompressive laminotomy for degenerative lumbar spinal stenosis. Eur Spine 18: 672-678

Park DK, An HS, Lurie JD, Zhao W, Tosteson A, Tosteson TD, Herkowitz H, Errico T, Weinstein JN (2010) Does Multilevel Lumbar Stenosis Lead to Poorer Outcomes? Spine 35 (4): 439-446

Pateder DB, Kostuik JP (2005) Lumbar Nerve Root Palsy After Adult Spinal Deformity Surgery. Spine 39 (14): 1632-1636

Pearson A, Blood M, Lurie E, Tosteson J, Abdu WA, Hillibrand A, Bridwell K, Weinstein J (2010) Degenerative spondylolisthesis versus spinal stenosis: does a slip matter? Comparison of baseline characteristics and outcomes (SPORT). Spine 35 (3): 298-305

Pearson AM, Lurie JD, Blood EA, Weinstein JN et al. (2008) Spine Patient Outcomes Research Trial. Spine 33 (25): 2759-2766

Pheasant H (1986) zitiert nach: Benini A. Ischias ohne Bandscheibenvorfall. Die Stenose des lumbalen Wirbelkanals, 2. Aufl. Huber, Bern

Podnar S (2010) Cauda equina lesions as a complication of spinal surgery. Eur Spine 19: 451-457

Pope M, Rosen G, Wilder D, Frymoyer J (1980) Biomechanical factors in Patients with low back pain. Spine 5: 173

Poppel van M, Looze de M, Koes B, Smid T, Bouter L (2000) Mechanism of action of lumbar supports – a systematic review. Spine 25: 2103-13

Portal A (1803) Cours d'anatomie medicale on elements de l'anatomie de l'home. Vol. Boudovin, Paris, 299

Porter RW (1996) Spinal stenosis and neurogenic claudication. Spine 21 (17): 2046-2052

Porter RW (2000) Vascular compression therapy in spinal stenosis. In: Guenzburg R, Szpalski AM (Hrag.) Lumbar spinal stenosis. Lippincott, Philadelphia

Porter RW, Hibbert C, Evans C (1984) The natural history of root entrapment syndrome. Spine 9: 418-421
Postacchini F (1989) Lumbar spinal stenosis. Springer, Heidelberg
Postacchini F, Pezzeri G, Montanaro A, Natali G (1980) Computerized tomography in lumbar stenosis. A preliminary report. J Bone and Joint Surg 62-B: 78
Putz R (1976) Morphology and mechanics of rotation of the small joint in the lumbar vertebrae (author's trans). Z Orthop Ihre Grenzgeb 114: 902-912
Rahman K, Nowak D, Gelb D, Poelstra KA, Ludwig SC (2008) Lumbar spinal stenosis. Current Orthop Practice 19: 4
Rauber A, Kopsch F (1987) Anatomie des Menschen. Thieme, Stuttgart
Rauschning W (1985) Detailed sectional anatomy of the lumbar spine. In: Rothman SLG, Glenn WV (eds.) Multiplanar CT of the spine. University Park Press, Baltimore
Richards PJ, George J, Metolko M, Brown M (2010) Spine Computed Tomography Doses and Cancer Induction. Spine 35 (4): 430-433
Richter M, Kluger P, Puhl W (1999) Diagnostik und Therapie der Spinalkanalstenose beim älteren Menschen. Z Orthop 137: 474-481
Risheng X, McGirt MJ, Parker SL, Bydon M, Olivi A, Wolinsky JP, Witham TF, Gokaslan ZL, Bydon A (2010) Factors Associated With Recurrent Back Pain and Cyst Recurrence After Surgical Resection of One Hundred Ninety-Five Spinal Synovial Cysts. Spine 0: 1044-1053
Roland M, Fairbank J (2000) The Roland-Morris Disability Questionnaire and the Oswestry Disability Questionaire. Spine 25 (24): 3115-3124
Röllinghoff M, Sobottke R, Koy T, Delank KS, Eysel P (2008) Minimalinvasive Operationen an der Lendenwirbelsäule, Teil 2. Z Orthop Unfall 146: 395-408
Rosomoff H, Rosomoff R (1987) Nonsurgical aggressive treatment of lumbar spinal stenosis. Spine, State of the Art Reviews 3, 383
Sasso RC, LeHuec JC, Shaffrey C (2005) Iliac crest bone graft donor site pain after anterior lumbar interbody fusion: a prospective patient satisfaction outcome assessment. J Spinal Disord Tech 18: 77-81
Saxler G, Krämer J, Barden B, Asik K, Pförtner J, Bernsmann K (2005) The Long-term Clinical Sequelae of Incidental Durotomy in Lumbar Disc Surgery. Spine 30 (20): 2298-2302
Schlegel J et al. (1996) Lumbar motion segment pathology and adjacent to the thoracolumbar, lumbar and lumbosacral fusion. Spine 21: 970-81
Schulitz KP, Assheuer J (1993) Facetitis in acute low back pain. 4th Annual meeting of the European Spine Society, Bochum (Abstracts)
Schulte T, Bullmann V, Lerner T, Schneider M, Marquardr B, Liljenquist V, Pietlä T, Hackenberg L (2006) Lumbale Spinalkanalstenose. Orthopäde 35: 675-694
Schulte T, Schubert T, Winter C, Brandes M, Hackenberg L, Wassmann H, Liem D, Rosenbaum D, Bullmann V (2010) Step activity monitoring in lumbar stenosis stenosis patients undergoing decompressive surgery. Eur Spine 19: 1885-1864
Schumacher M (1986) Die Belastungsmyelographie. ROFO 245: 642-648
Schuster JM, Rechtine G, Norvell DC, Dettori J R (2010) The Influence of Perioperative Risk Factors and Therapeutic Interventions on Infection Rates After Spine Surgery. Spine 35 (95): 5125-5137
Schwert M (2009) In vitro intrathekale Volumenmessungen bei Flexion und Extension. Med Diss, Bochum
Shan Fu BF, Zeng Xu JG (2008) Long-term Outcomes of Two Different Decompressive Techniques for Lumbar Spinal Stenosis. Spine 33 (5): 514-518
Sheehan J, Shaffrey C, Jane J (2001) Degenerative lumbar stenosis: the neurosurgical perspective. Clin Orthop Relat Res 384: 61-74
Simotas JM, Dorey F, Hansraj KK, Cammisa F (2000) Nonoperative treatment for lumbar spinal stenosis: Clinical and outcome results and a 3-year Survivorship Analysis. Spine 25 (2): 197-204
Sinikallio S et al. (2011) Depression is Associated with a Poorer Outcome of Lumbar Spinal Stenosis Surgery. Spine 16 (8): 677-687
Sinikallio S, Aaalto T, Airaksinen O, Herno A, Kröger H, Savolainen S, Turunen V, Viinamäki H (2007b) Depression is associated with poorer Outcome of lumbar spinal stenosis surgery. Eur Spine 16: 905-912
Sinikallio S, Aalto T, Airaksinen O, Herno A, Kröger H, Savalainen S, Turunen V, Viinamäki H (2007a) Somatic comorbidity and younger age are associated with life dissatisfaction among patients with lumbar spinal stenosis before surgical treatment. Eur Spine 16: 857-864
Sobottke R, Kaulhausen T, Röllinghoff M, Yagdiran A, Zweig T, Aghayev E, Delank S, Eysel P (2008) Results of a minimally invasive »stand alone« interspinous spacer and of microsurgical decompression for treatment of lumbar spinal stenosis (LSS). Eur Spine 17: 1540-1633
Sobottke R, Schlüter Brust K, Kaulhausen T, Röllinghoff M, Joswig B, Stützer H, Eysel P, Simons P, Kuchta J (2009) Interspinous implants (X, Wallis, Diam) fort he treatment of LSS: is there a correlation between radiological parameters and clinical outcome? Eur Spine 18: 1494-1503
Sobottke R, Zweig T, Röder C, Eysel P, Delank KS, Aghayev (2009) Spinal surgery in the elderly: Risk of operative therapy for lumbar spinal Stenosis (LSS) relative to patient age. Eur Spine 18: 1713-1826
Spratt K. F, Keller T. S, Szpalski M, Vandeputte K, Gunzburg R (2004) A predictive model for outcome after conservative decompression Surgery for lumbar spinal stenosis. Eur Spine 13: 14-21
Stehr-Zirngibl S (2006) Konzepte einer multimodalen medikamentösen Begleittherapie. In: Theodoridis Th, Krämer J (Hrsg.) Injektionstherapie an der Wirbelsäule. Thieme, Stuttgart, S. 40-54
Strömqvist F, Jönsson B, Strömqvist B (2010) Dural lesions in lumbar disc herniation surgery: incidence, risk factors, and outcome. Eur Spine J 19: 439-442
Sumita M (1910) Beitrag zur Lehre von der Chondrodystrophia foetalis und osteogenesis imperfekta mit besonde-

rer Berücksichtigung der anatomischen und klinischen differential Diagnose. Deutsch Z Chir 107: 1-110

Szpalski M, Hayez U (1992) How many days of bed rest for acute back pain? Objective assessment of trunk function. Eur Spine J 1: 29-31

Tajima u. Kawano (1986) zitiert nach Postacchini F. Lumbar spinal stenosis. Springer, Berlin 1989

Takahashi K, Miyazaki T, Takino T, Matsui T, Tomita K (1995) Epidural Pressure Measurements. Relationship between Epidural Pressure and Posture in Patients with Lumbar Spinal Stenosis. Spine 6: 650-653

Tanne J (2006) Paracetamol causes most liver failure in UK and US. BM 332: 628

Tenhula J, Lenke LG, Bridwell KH, Gupta P, Riew D (2000) Prospective functional evaluation of the surgical treatment of neurogenic claudication in patients with lumbar spinal stenosis. J Spinal Disord 13: 276-282

Teske W, Zirke S, Nottenkämper J, Lichtinger T, Theodoridis T, Krämer J, Schmidt K (2011) Anatomical and surgical study of volume determination of the anterolateral epidural space nerve root L5/S1 under the aspect of epidural perineural injection in minimal invasive treatment of lumbar nerve root compression. Eur Spine J 20 (4): 537-41

Teske W, Zirke S, Trippe C, Krämer J, Willburger RE, Theodoridis Th, Beer AM, Molsberger A (2009) Epidural injection therapy with local anaesthetics versus cortisone in the lumbar spine syndrome: a prospective study. Z Orthop Unfall 147 (2): 199-204

Theodoridis T (2007) Injection therapy of the spine without imaging. Orthopäde 36(1):73-85

Theodoridis T, Krämer J (2007) Injektionstherapie an der Wirbelsäule. Thieme, Stuttgart 2. Aufl.

Theodoridis T, Krämer J (2009) Spinal injection Techniques. Thieme, Stuttgart

Theodoridis T, Krämer J, Kleinert H (2008) Konservative Behandlung der lumbalen Spinalkanalstenose. Z Orthop Unfallchir 146: 75-79

Theodoridis T, Mamarvar R, Krämer J, Wiese M, Teske W (2009) Angle of needle position for the epidural-perineural injection at the lumbar spine. Z Ortho Unfall 147 (1): 65-8

Tischer T, Aktas T, Milz S, Putz RV (2006) Detailed pathological changes of human lumbar facet joints L1-L5 in elderly individuals. Eur Spine J 15: 308-315

Todokoro K, Miyamoto H, Sumi M, Shimomurs T (2005) The Prognosis of Conservative Treatments for Lumbar Spinal Stenosis. Analysis of Patients Over 70 Years of Age. Spine 21: 2458-2463

Toyone T, Ozawa T, Kamikawa K, Watanabe A, Matsuki K, Yamashita T, Wada Y (2009) Facet Joint Orientation Difference Between Cephalad and Caudad Portions. A Possible Cause of Degenerative Spondylolisthesis. Spine 34 (21): 2259-2262

Toyone T, Tanaka T, Kato D (2005) Patients expectations and satisfaction in lumbar spine surgery. Spine 30: 2689-2694

Tramer MR, Moore RA, Reynolds DJ, McQuay HJ (2000) Quantitative estimation of rare adverse events which follow a biological progression: a new model applied to chronic NSAID use. Pain 85: 169-182

Trudelle-Jackson E, Fleisher LA, Borman N, Morrow JR, Frierson GM (2010) Lumbar Spine Flexion and Extension Extremes of Motion In Women in Different Age and Racial Groups. The WIN Study. Spine 35 (16): 1539-1544

Tsuji H, Tamaki T, Tatsuo I, Yamada H, Motoe T, Tatezaki S, Noguchi T, Takano H (1985) Redudant nerve roots in patients with degenerative lumbar spinal stenosis. Spine 10: 72

Tuli SK, Yerby SA, Katz JN (2006) Methodological Approaches to Developing Criteria for Improvement in Lumbar Spinal Stenosis Surgery. Spine 31 (11): 1276-1280

Tuschel A, Chavanne A, Meissl M, Becker S, Ogon M (2008) Predictive Factors for Failure and Survivorship Analysis after X STOP Implantation. Eur Spine 17: 1559

van Akkerveeken PF (2000) Classification of Canal and Lateral Stenosis of the Lumbar Spine In: Gunzburg R, Szpalski (eds.) Lumbar Spine Stenosis. Lippincott Williams & Wilkins, Philadelphia

van Tulder MW, Koes BW, Bouter LM (1997) Conservative treatment of acute and chronic nonspecific low back pain. A systematic review of randomized controlled trials of the most common interventions. Spine 22: 2128-2156

van Tulder MW, Scholten RJ, Koes BW, Deyo RA (2005) Nonsteroidal anti-inflammatory drugs of low back pain. Cochrane Database Syst Rev; CD000396

Veeravagu A, Patil CG, Lad SP, Boakye M (2009) Risk Factors for Postoperative Spinal Wound Infections After Spinal Decompression and Fusion Surgeries. Spine 34 (17): 1869-1872

Verbiest H (1973) Neurogenic intermittent claudication in cases with absolute and relative stenosis of the lumbar vertebral canal (ASLC and RSLC), in cases with narrow lumbar intervertebral foramina, and in cases with both entities. Clin Neurosurg 20: 204

Verbiest H (1975) Pathomorphologic aspects of developmental lumbar stenosis. Orthop Clin North Am 6: 177

Verbiest H (1976) Fallacies of the present definition, nomenclature, and classification of the stenosis of the lumbar vertebral canal. Spine 1: 217

Verbiest H (1977) Results of surgical treatment of the idiopathic developmental stenosis of the vertebral canal. A review of twenty-seven years experience. J Boin Surg 59 B: 181-188

Vogt MT, Rubin D, Valentin RS et al. (1998) Lumbar olisthesis and lower back symptoms in elderly white women. The Study of Osteoporotic Fractures. Spine 23: 2640-7

Vogt MT, Rubin D, Valentin RS, Palermo L, Donaldson WF, Nevitt M, Cauley JA (1998) Lumbar Olisthesis and Lower Back Symptoms in Elderly White Women. The Study of Osteoporotic Fractures. Spine 23: 2640-2647

Wadell G (2004) The back pain revolution, 2nd ed. Churchill Livingstone, Philadelphia

Walick KS, Kragh JE, Ward JA, Crawford JJ (2007) Changes in Intraocular Pressure due to Surgical Positioning. Spine 32 (23) : 2591-2595

Wang ZL, Yu S, Haughton VM (1989) Age-related changes in the lumbar facet joints. Clinical Anantomy 2: 55-62

Wardlaw D, MacNab I (1983) The natural history of spinal stenosis. Orthop Trans 7: 463
Wei F, Alanay A, Abitbol J, Wang J (2008) The different effect of flexion and extension on the lumbar canal diameter in normal and stenotic canals: A kinetic MRJ study. Geneva, Eurospine abstracts SP 29: 119
Weinstein J et al. (2009) Surgical Compared with Nonoperative Treatment for Lumbar Degenerative Spondylolisthesis. Four-Year Results in the Spine Patient Outcomes Research Trial (SPORT) Randomized and Observational Cohorts. J Bone Joint Surg Am 91: 1295-1304
Weinstein J et al. (2010) Surgical Versus Nonoperative Treatment for Lumbar Spinal Stenosis Four-Year Results of the Spine Patient Outcomes Research Trial. Spine 35 (14): 1329-1338
White A, Panjabi M (1978) Clinical Biomechanics of the Spine. Lippincott, Philadelphia
Whitman JM, Flynn TW, Childs JD, Wainner RS, Gill HE, Ryder MG, Garber MB, Bennett AC, Fritz MG (2006) A Comparison Between Two Physical Therapy Treatment Programs for Patients With Lumbar Spinal Stenosis. A Randomized Clinical Trial. Spine 22: 2541-2549
Wiesel S (2010) Complications and costs in Lumbar Spine Stenosis Surgery. Backletter 25: 6
Wilby MJ, Fraser RD, Vernon-Roberts B, Moore RJ (2009) The Prevalence and Pathogenesis of Synovial Cysts Within the Ligamentum Flavum in Patients With Lumbar Spinal Stenosis and Radiculopathy. Spine 23: 2518-2524
Wilke HJ, Drumm J, Häussler K, Mack C, Steudel I, Kettler A (2008) Biomechanical effect of different lumbar interspinous implants on Flexibility and intradiscal pressure. Eur Spine 17: 1049-1056
Wilke HJ, Heuer F, Schmidt H (2008) Prospective Design Delineation and Subsequent In Vitro Evaluation of a New Posterior Dynamic Stabilization System. Spine 34 (3): 255-261
Wilke HJ, Heuer F, Schmidt H (2009) Prospective Design Delineation and Subsequent In Vitro Evaluation of a New Posterior Dynamic Stabilization System. Spine 34: 255-261
Wilkinson M (1995) Does 48 hours bedrest influence the outcome of low back pain? Br J Gen Pract 45: 481-4
Willburger RE, Krämer J, Wiese M (2005) Chirurgische Anatomie der Lendenwirbelsäule. Orthopäde 34: 970-5
Willen J, Danielson B (2001) The diagnostic effect from axial loading of the lumbar spine during computed tomography and magnetic resonance imaging in patients with degenerative disorders. Spine 26: 2607-2614
Willen J, Danielson B, Gaulitz A, Niklason T, Schonstrom N, Hansson T (1997) Dynamic effects on the lumbar spinal canal: axially loaded CT- myelography and MRI in patients with sciatica and/or neurogenic Claudiacation. Spine 22: 2968-2976
Wiltse LL (1975) Spondylolisthesis. West J Med 122: 152-153
Wiltse LL, Newman PH, MacNab I (1976) Classification of spondylolysis and spüondylolisthesis. Clin Orthop Rel Res 117: 23-29
Wiltse LL, Rothmann SLG (1989) Spondylolisthesis: Classification, Diagnosis and natural history. Semin Spine Surg 1: 78-81
Wiltse LL, Winter R (1983) Terminology and measurement of Spondylolisthesis. J Bone Joint Surg AM 65: 762-8
Wittenberg RH, Krämer J (1993) Die implantatfreie dorsale lumbosakrale Distraktionsspondylodese. Orthop Traumatol 5: 77-90
Wittenberg RH, Möller J, Krämer J (1990) Ergebnisse nach dorsaler lumbosakraler Distraktionsspondylodese ohne Implantat beim voroperierten Rückenpatienten. Z Orthop 128: 27-31
Wünschmann B, Sigl T, Ewert T, Stucki G (2003) Physikalisch-medizinisches Behandlungskonzept beim Syndrom des engen Spinalkanals. Orthopäde 32: 865-868
Yang KH, King AI (1984) Mechanism of facet load transmission as a hypothesis for low-back pain. Spine 9: 557-565
Yukawa Y, Lenke LG, Tenhula J, Bridwell KH, Riew KD, Blanke K (2002) A comprehensive study of patients with surgically treated lumbar spinal stenosis with neurogenetic claudication. J Bone Joint Surg Am 84 (11): 1954-1959
Zeitfang F, Abel R, Schiltenwolf M (2003) Möglichkeiten konservativer Behandlungsmethoden bei Patienten mit Claudicatio spinalis. Orthopäde 32: 906-910
Zilkens G, Röllinghoff M, Sobottke R, Eysel P, Delank KS (2009) Cage-assistierte Fusionsoperationen an der Wirbelsäule. Z Orthop Unfall 147: 751-762
Zucherman JF et al. (2004) A prospective randomized multicenter study for the treatment of lumbar spinal stenosis with the X STOP interspinous implant: 1-year results. Eur Spine 13: 22-31
Zweig T, Dietrich D, Diel P, Aghayev E, Melloh M, Sobottke R, Domanja S, Röder C (2008) A detailled exemplary analysis of duralesions in 7 clinics. Quality control and benchmarking in spinal surgery – A real task! Eur Spine 17: 1540-1633

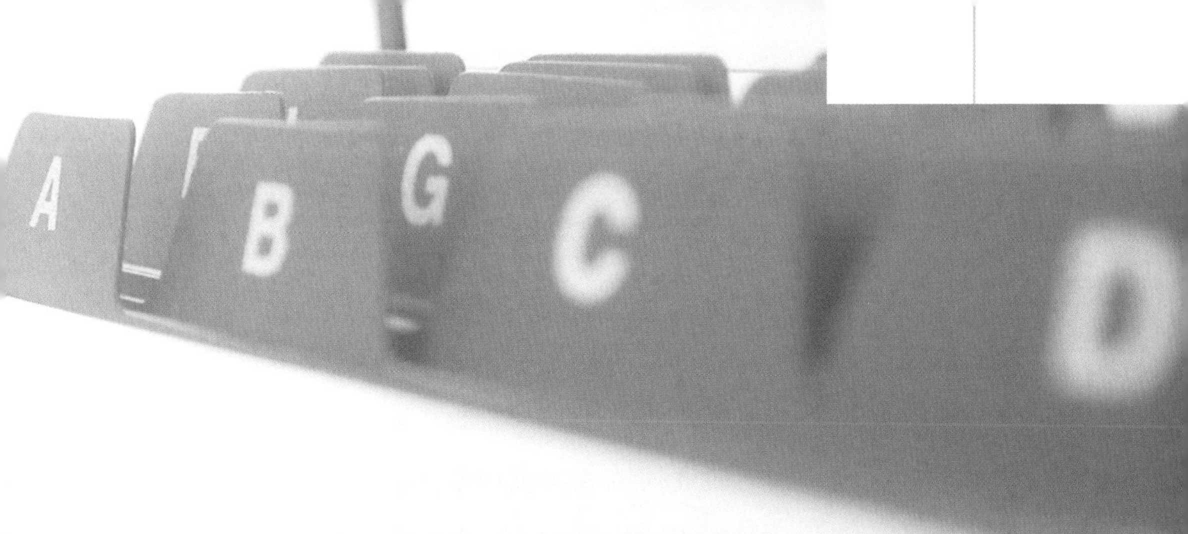

Stichwortverzeichnis

A

B

C

D

E

F

G

H

I

Printing: Ten Brink, Meppel, The Netherlands
Binding: Stürtz, Würzburg, Germany